小眼睛 大健康

谢立科 ◎ 主编

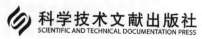

科学技术文献出版社
SCIENTIFIC AND TECHNICAL DOCUMENTATION PRESS

·北京·

图书在版编目（CIP）数据

小眼睛　大健康/谢立科主编. —北京：科学技术文献出版社，2024.9
ISBN 978-7-5189-9790-9

Ⅰ.①小… Ⅱ.①谢… Ⅲ.①眼—保健—中老年读物 Ⅳ.①R77-49

中国版本图书馆 CIP 数据核字（2022）第 212796 号

小眼睛　大健康

策划编辑：邓晓旭	责任编辑：胡 丹 邓晓旭	责任校对：张永霞	责任出版：张志平

出　版　者　科学技术文献出版社
地　　　址　北京市复兴路 15 号　邮编　100038
编　务　部　（010）58882938，58882087（传真）
发　行　部　（010）58882868，58882870（传真）
邮　购　部　（010）58882873
官 方 网 址　www.stdp.com.cn
发　行　者　科学技术文献出版社发行　全国各地新华书店经销
印　刷　者　北京虎彩文化传播有限公司
版　　　次　2024 年 9 月第 1 版　2024 年 9 月第 1 次印刷
开　　　本　710×1000　1/16
字　　　数　268 千
印　　　张　22.5
书　　　号　ISBN 978-7-5189-9790-9
定　　　价　78.00 元

编委会

主编简介

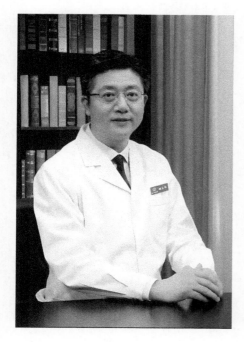

谢立科，中国中医科学院眼科医院副院长，主任医师，博士研究生导师，博士后合作导师，学科带头人，首都名中医，享受国务院政府特殊津贴。国家卫生健康委、北京市卫生健康委健康科普专家，2016 年"人民好医生客户端特聘专家"，2021 年人民日报健康号"2000＋名医名院计划"入驻专家。荣获新华社、环球时报、生命时报"中华医药贡献奖"，百度健康"致敬医者"年度权威贡献专家称号，人民日报社、人民日报健康客户端、人民日报健康时报第五届"人民名医卓越建树奖"。先后两次获中华中医药学会"全国优秀中医健康信使""全国科普金话筒奖"。经常在中央电视台、中央人民广播电台、中国国际广播电台、人民网、腾讯网等众多网站做科普讲座。2022 年 1 月份，在央视网所做的"黑暗中看手机可能会诱发黄斑病变和青光眼"采访视频，获 200 余家媒体转载，成为热搜第 1 名，总浏览量 5 亿多的。

随着公共卫生条件的改善和国民生活方式的改变，人口老龄化明显加速，致盲的主要原因已由感染性和营养不良性眼病变为年龄相关性眼病（亦称老年性眼病）。2020 年《中国眼健康白皮书》发布，指出老年性白内障、老年性黄斑变性、老视、青光眼等年龄相关性眼病目前已成为严重影响我国老年眼健康的主要眼病，甚至成为导致老年眼盲的主要眼病。视觉损害不仅增加了老人意外事故的风险，影响了老人的独立生活能力，严重妨碍老年人的生存质量，还造成包括医疗费用、照顾费用在内的巨大视觉损害成本。根据预测数据，二三十年后，我国老年人口将会上升至 4 亿以上，如何保护老年人的眼健康成为迫在眉睫的重大公共卫生问题，关注老龄化眼病、关心老年人的眼健康亟须全社会高度重视。

眼睛作为心灵的窗户，对眼睛的认识和保健、对眼病的预防等正日益受到人们的重视。视觉信息成为人们获取信息中 80% 以上的信息来源。为此，我们组建以中国中医科学院眼科医院的眼科专家为主的编写组，编写了这本集知识性、科普性、权威性于一体的老年眼病的科普读物，所有成员均为硕士研究生以上学历，其中博士研究生导师 3 名，硕士研究生导师 4 名。本书从临床实践出发，结合医疗工作中患者提出的问题进行编写，内容包括老年人如何保护眼睛、眼病的诊断治疗以及预防护理等。本书突出了以下特点：①力求科普化。趣味性讲述医学知识，深入浅出接地气，读起来有亲切感。②内容有条理。按照疾病是什么、形成原因和症状表现及如何治疗、预后、饮食调护等相关顺序，逐一写明，层层递进。③中西医并存。内容以西医为主，并辅以中医药治疗及养生调护。

期望本书的出版能真正起到科学普及老年眼科知识的作用，推动我国中西医结合老年眼科事业的发展与创新，为老年朋友眼健康做出我们的贡献。

祝愿老年朋友心明眼亮、健康快乐！

2024 年 9 月于北京

目录

各论 / 47

第三章　眼眶疾病 / 49

第四章　眼睑、结膜及泪器疾病 / 54

第一节　眼睑疾病 / 54

睑缘炎 / 54

第七章　玻璃体疾病 / 133

第一节　飞蚊症 / 133

第二节　玻璃体积血 / 135

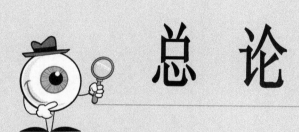

总 论

第一章　眼病症状

视觉与人们的生活关系密切，人类所获得的信息 80% 是通过视觉来实现的。

在儿童青少年时期，视力障碍主要是屈光的问题，比如说近视，是引起视觉障碍的主要问题。还有一些儿童常见眼病，如弱视，还有先天性的眼病，如先天性白内障、先天性青光眼、视网膜色素变性等。因此，对于儿童青少年阶段，眼病主要是弱视、近视、斜视以及发病率不是很高的先天性疾病。

随着年龄的增长，人体的器官也会发生一些改变。到了一定的年龄，眼部疾病的发生率有很大的不同。中年人群眼病发病率相对比较低，最多的眼病往往是一些眼外伤和用眼过度引起的问题。进入老年阶段以后，就会逐渐出现很多疾病，这种疾病与衰老有很大关系。国内致盲的首要原因就是老年性白内障，目前全国还有几百万人等待治疗，但老年性白内障是可以通过手术治疗复明的眼病。还有一些其他的疾病，比如青光眼、老年性的眼底问题等，如果不早期积极的治疗，容易导致视力低下甚至失明。

还有一些其他的病，比如角膜病，特别是角膜外伤，务农时植物划伤角膜的感染发生率还是比较高，尤其是老年农民，而反复的角膜发炎会引起角膜白斑，进一步发展会引起失明，这几类眼病是老年人比较常见的致盲性疾病，这些疾病有的通过治疗可以复明，有的可能无法治愈，但可以采取一些预防措施。因此，要关注视觉健康，有病治病、无病防病。

作为一名临床医生，长期与患者接触，患者求医的主要原因，是眼睛某个地方不舒服，或者有哪些症状，为此，我们将临床患者询问的眼病问题整理如下。

1　看东西不清楚的原因是什么？

眼功能包括形觉、色觉和光觉。视力是比较精确地表示形觉的功能，可分为中心视力和周边视力，中心视力是通过眼底黄斑感知获得的，周边视力指黄斑以外的视网膜获得的视觉。故视力是视功能的具体表现之一。视力发生障碍，看东西就不清楚，即便很轻微，也说明视力功能受到了影响。引起视力障碍的病变所在部位较为广泛，因而造成视力障碍的原因也多种多样。如炎症、屈光不正、斜弱视、眼外伤、青光眼、各种眼病所致之后遗症、全身循环障碍和代谢障碍以及遗传性疾病所致各种眼病变、视网膜血管疾病和视网膜脱离、视神经疾病、视网膜变性、眼底肿瘤等，很多疾病属于老年人易患疾病或者老年状态下视觉功能降低为主要表现。总之，视觉通路任何部位病变，都会表现视力障碍。

2　眼睛红是怎么回事？

眼睛红主要是原发性或继发性的结膜血管的异常，表现为出血、充血，甚至水肿。结膜一般包括睑结膜和球结膜，睑结膜是指覆盖在上、下眼睑内一层黏膜，而球结膜是指覆盖在白眼珠前面的一层黏膜。

常见原因和现象有以下几方面：

（1）过敏性反应：各种物质接触眼睛都有可能造成眼部的过敏。城市的粉尘、汽车的尾气、春秋季的花粉及杂草种子、冬季的雾霾及霉菌、宠物皮毛等都是造成眼部过敏的常见原因。过敏性结膜炎主要表现为眼痒、眼红，严重者也可以出现眼睑的红、肿、痒，此外常伴有鼻子痒、打喷嚏等过敏性鼻炎的表现。这个时候如果用抗生素滴眼剂治疗往往没有效果。如果每年固定季节发生眼痒、鼻子痒、打喷嚏，极有可能是花粉之类出现在特定时间的过敏源造成的过敏性结膜炎，可预防性的使用抗过敏的滴眼剂如奥洛他定、氮卓斯汀等进行治疗。

（2）睑结膜网状充血：睑结膜可见个别扩张的血管纵横交叉成网状，充血的结膜仍透明。此为单纯充血，无组织变化，一般提示炎症较轻或病程较短。

（3）睑结膜弥漫性充血：睑结膜均匀一致地发红，血管模糊不清，结膜增厚并有肥大乳头。乳头肥大使结膜表面粗糙不平，暗淡无光呈丝绒状。此类充血表示炎症较严重或持续时间持久；可能伴有组织的浸润、水肿、增殖或变性。

（4）结膜充血：为结膜后动脉（及静脉）充盈扩张。其特征为近穹窿部球结膜充血明显，越近角膜缘越轻，血管鲜红呈树枝状，推动结膜时血管随之移动。球结膜充血常见于急性或慢性结膜炎。

（5）睫状充血：为结膜前动脉（及静脉）充血。充血带围绕角膜，为3～4毫米宽，充血带外缘逐渐消失，呈现正常巩膜色泽。血管分深浅两层，故有两种不同外观。浅层血管充血呈鲜红色，可随结膜移动，提示角膜浅层病变。深层血管充血呈玫瑰红色，不随结膜移动，提示角膜深层病变、虹膜睫状体炎、青光眼。重症患者可两层同时充血。

（6）混合充血：为结膜充血及睫状体充血同时存在的表现。严重结膜炎充血可扩展至角膜缘而呈现轻度睫状体充血。同样，虹膜睫状体炎或角膜基质炎等，除有明显睫状体充血外可伴结膜充血。

（7）结膜下出血：为结膜下血管破裂或球旁、球后出血流入结膜囊所致，呈现片状均一红色，看不到血管纹路。可见于急性结膜炎、全身血管性疾病、全身血液病、眼外伤、眶壁或颅底骨折、头部静脉回流受阻、局部血管异常、急性热病引起的斑点状出血及月经期等。该种眼部症状是老年人最常见的眼病疾病之一，一般不影响视力，无眼痛眼酸胀等不适，多见于冬季，饮酒或洗热水澡后容易出现，有些老年人由于长期服用抗凝血药（如阿司匹林或氢氯吡格雷类药物）容易结膜出血。老年人结膜血管破损后若不能很好修复，容易同一部位反复出血。

3　眼皮经常水肿是什么原因？

眼皮即指我们的眼睑，眼睑是全身皮肤皮下组织较疏松的部分，故容易出现组织液的积存，引起水肿。双眼眼睑水肿多由全身免疫、炎症等原因引起。

习惯在睡前大量喝水的人、经常久坐不动的人、平常饮食习惯口味重的人、经常熬夜的人以及天生体质代谢差的人容易眼皮水肿。究其原因一般是血液循环系统功能变差，来不及将体内多余的废水排出体外，水分潴留在微血管内，甚至会渗到皮肤中，便产生了膨胀水肿现象。

眼睑水肿原因与饮食习惯和不良的生活作息密不可分。盐分会使水分潴留，引起淋巴循环趋于缓慢，所以长期食用高盐分或辛辣食物的人，毒素很可能无法有效排出体外，长期聚集自然出现难看的水肿。睡前喝太多水、睡觉姿势不当、枕头过低，睡觉时体液一直被聚集在眼部，便会因为体内水分倒流而形成眼睛水肿。

性生活时，由于高度兴奋导致局部血管收缩，也会使眼部供血减少而加重视疲劳；性生活后眼周发黑和眼睑水肿。视疲劳不适，则是提醒要节制性欲的信号。

急、慢性肾炎均可引起眼睑水肿。

4　眼睛疼痛的原因是什么？

很多眼部疾病都可引起疼痛感。

（1）眼睛表面出现的刺痛：眼睛表面有刺痛感时，可能是结膜炎或眼睑炎。结膜炎除了常见细菌、病毒感染之外，还可能因为化妆品或药品的刺激、性行为感染等而引起。眼睛表面突然出现刺痛，可能是结膜炎。结膜炎有各种不同的分类，一般是急性结膜炎。常见是由于病毒感染等致使结膜发炎引起，眼睛肿胀、眼红痛、有分泌物等。一般传染性强的流行性角结膜炎，多数会出现比较剧烈症状的结膜炎，对角膜会造成影响，导致视力减退。突然眼红痛、怕光或分泌物增加，两眼出现较大片出血，则是急性出血性结膜炎，眼睛出现灼痛、大量分泌物和流泪。不管是哪种情况，只要出现眼红、眼痛或者眼分泌物多，要尽早去看眼科。

（2）眼睛有异物感的疼痛：眼睛出现异物感可能是角膜炎，或是佩戴接触镜（隐形眼镜）出现的问题或糖尿病、过敏反应等引起的。此外，睫毛倒长时，眼睛也会有异物感。若同时眼转动时也感觉疼痛，可能是角膜炎，特征是突然疼痛。角膜炎是角膜出现发炎症状的总称，由单纯性疱疹病毒所引起的，则是疱疹性角膜炎。由于泪液的分泌减少而引起的，则是干性角结膜炎。角膜损伤或是引起发炎时，会非常痛，且眼睛会有异物感。角膜表层损伤通常称之为角膜糜烂。其他原因还有戴接触镜所致的角膜损伤，或是糖尿病引起角膜并发症、长期使用滴眼剂的毒性等造成。

（3）眼球痛：伴随头痛、眼球痛时，可能是视疲劳。如果出现恶心或呕吐时，可能有青光眼的危险性。眼红、眼痛、干涩、酸胀、伴有肩膀酸痛等症状，可能是视疲劳症状。视疲劳时，会出现眼痛、眼的压迫感、头痛、肩膀酸痛、恶心、想吐、发痒、眼睛容易疲劳、不易张开、容易流泪、眼白充血、看东西时感觉怕光等症状。视疲劳并不是需要紧急处理的疾病，像长期使用电脑，就容易造成视疲劳。只要静养即可，保证足够的睡眠很重要，有时可以服用 B 族维生素等。虽然同样是眼球疼痛，但是有一些是必须要注意的危险疾病。从头痛开始，然后眼睛深处出现胀痛、头和眼睛深处出现好像绞紧的剧痛，且伴随恶心、呕吐的现象，接着出现眼痛等剧烈症状时，则可能是青光眼。青光眼的初期症状是头痛和呕吐，因此很可能会被视为眼睛以外的身体疾病，而去看神经外科或内科。

（4）发炎引起眼睛疼痛：眼睛疼痛、眼红，怕光的症状，可能是葡萄膜炎引起。除了常见虹膜炎或虹睫炎之外，还有小柳原田病、白塞病等，总之这里疾病比较难治，容易反复，要尽早去看专科医生。眼睛疼痛、头痛、耳鸣，出现好像青光眼的症状，可能是葡萄膜炎。葡萄膜聚集了很多血管和神经，对眼睛而言是非常重要的部分，所以一旦发炎就表现为眼红眼痛。葡萄膜炎与结膜炎和角膜炎非常类似，但特征是不会有眼分泌物。多数与免疫疾病相关。若同时出现视力减退，眼前好像有黑点在移动，则可能是视网膜脉络膜炎（后葡萄膜炎）。

（5）突然眼痛，且头部出现绞紧痛：突然眼痛与头痛、视力急速减退，可能是青光眼。如果没有立刻进行适当的治疗，有失明的危险。家族中如有发病者，一定要注意。尤其老年人在晚上发生，同时伴有剧烈的头痛、恶心、呕吐等现象，应该考虑是急性青光眼。青光眼是因为各种原因使眼压升高，而压迫到视神经的疾病。如果不进行适当治疗，可能会失明。眼压升高时，会使角膜水肿、瞳孔看起来是绿色的，中医又称为绿风内障。青光眼的治疗方法为，立即降低眼压，如 20% 甘露醇快速静脉输液，口服甘油或醋甲唑胺，点缩瞳药或其他降眼压眼药，或进行激光甚至要动手术控制眼压。

（6）眼睑痛：眼睑痛的疾病包括睑腺炎、眼部带状疱疹、眼睑炎等，不要触摸，要尽早去看眼科。眼睑既痛又痒，然后出现肿胀、出现眼分泌物、流泪，并伴随疼痛的疾病，称为睑腺炎，也叫麦粒肿，俗称"针眼"。这种疾病是在眼睑的汗腺或脂腺因为细菌感染而引起化脓性炎症。通常只要滴眼药自然排脓后就能够治好。若较长时间不好需要找眼科医生接受治疗。严重时就要切开、排脓。疼痛严重，可进行冷敷，不要随意进行热敷以防炎症扩散。睑腺炎通常是因为用肮脏的手揉眼睛而发病的，但是如果经常出现睑腺炎的人，可能有罹患糖尿病的危险性。这些人要去看眼科，同时也要接受内科的检查。眼睑出现好像球一般的硬块，如果疼痛不是很明显，则可能是睑板腺囊肿。这是眼睑的分泌腺（睑板腺）阻塞，由汗或脂肪块形成而引起发炎的疾病。高龄者可能是恶性睑板腺囊肿，因此要特别注意，需要手术扩大范围切除。眼睑或眼部疼痛持续 1～2 周，眼睑会发疹，形成水疱，这时就可能是眼部带状疱疹，容易出现在老年人，尤其抵抗力低下时，若感冒、腹泻、失眠、劳累、情绪波动等情况下。在睫毛根部出现化脓性的炎症，眼睑边缘又痛又痒，就是眼睑炎。依炎症所产生部位的不同，可分为眼睑缘炎与眼睑皮肤炎。一定要保持眼睛的清洁，到眼科接受治疗。

5 眼部疼痛伴随头部疼痛是什么病？

主要分为眼部疾病和颅脑疾病两大部分。

（1）头痛：①眼睛屈光及调节异常引起的头痛。正常人较长时间看书或阅读，观看电视、电影，或者在流动的车厢内看书之后，常有头痛、眼胀、眼痛等视觉疲劳症状产生，一般只要休息数分钟或数十分钟之后，头痛症状即很快消失。同样，远视、散光、睫状肌痉挛等屈光及调节异常的患者，常常有程度不同的头痛。②眼肌平衡失调引起的头痛。某些先天患有隐性斜视或集合不全的患者，由于一条或几条眼外肌无力，造成眼肌平衡失调。为了看清物质不至于出现复视，需要眼外肌不断地进行调节活动，久而久之，造成眼外肌疲劳，引起头痛，也多见于老年人易患的麻痹性斜视。③青光眼引起的头痛。青光眼是眼科的常见病，主要是由于房水循环障碍，导致眼压急剧上升而引起头痛。而且头痛性质十分剧烈，伴有恶心、呕吐、瞳孔不对称、病侧结膜充血等。青光眼所致的头痛开始为前额、眼眶部，可发展到额部、三叉神经第一支分布范围的隐痛和胀痛。④急性视神经炎。根据病变的部位，又分为视盘炎和球后视神经炎。而产生视神经炎的原因很多，可能与眼部邻近组织或全身的感染、脱髓鞘疾病、中毒等有关。⑤痛性眼肌麻痹。又称 Tolosa-Hunt 综合征，为脑内动脉的非特异性炎症，也涉及邻近的海绵窦壁。主要为一侧眶后的持续性钻痛。数日后，偶然与疼痛同时发生该侧眼肌瘫痪。动眼神经最常受累，其次为滑车、外展、三叉神经第一支。⑥三叉神经眼支带状疱疹。带状疱疹系水痘–带状疱疹病毒感染所致，病变除可以侵及皮肤、黏膜和内脏外，神经系统也常累及，尤其头面部带状疱疹均能产生头痛。而在头面部，三叉神经眼支带状疱疹引起该侧的头痛最常见。⑦其他眼部疾病引起的头痛。眼部表浅炎症如结膜炎、泪囊炎、睑板腺炎、睑腺炎、角膜炎与巩膜炎中，通常都有眼睛局部的疼痛，而头痛轻微或者不明显。另外，眼眶蜂窝织炎或眼眶肿瘤等均能引起眼部疼痛和局部头痛，并有眼球突出或转动眼球时疼痛加重等症状。

（2）眼眶部疼痛：可单独存在或伴随头颞部疼痛，见于眶上神经痛、青光眼、球后视神经炎、急性虹膜睫状体炎、屈光不正、炎性假瘤、眼眶部肿物和眶骨骨膜炎等。

（3）眼球疼痛：可单独存在，也可与眼眶部、头颞部疼痛同时发生，见于眼睑内翻倒睫、急性结膜炎、结膜结石、屈光不正、角膜炎、角膜或结膜异物、巩膜炎、急性虹膜睫状体炎、青光眼、眼内炎、全眼球炎、眼球外伤等眼病。

（4）眼球后部疼痛：发生于急性球后视神经炎、眼眶部炎症或肿瘤和副鼻窦炎等。老年人需要注意肿瘤或者因抵抗力低下引起的真菌感染。

6 医生，我为什么常常感觉眼睛有干燥、刺痒、异物感以及烧灼感？

眼睛感觉发干、发涩、发痒、发热和有异物摩擦感。这些症状大多同时存在，亦统称为眼表症状，多因眼睑、结膜或部分角膜等眼部浅表组织的疾病所引起，如各种睑缘炎、眼睑内翻倒睫、眼睑皮肤过敏，急性或慢性结膜炎、沙眼、结膜结石、角膜或结膜异物和屈光不正等。老年人以干眼，或合并慢性结膜炎多见。

以难以忍受的奇痒为突出症状为过敏性结膜炎所特有，尤其是春季卡他性结膜炎。

7 总是流眼泪，有哪些原因呢？

（1）生理性反射：由于感情冲动、呕吐、咳嗽、打哈欠可出现泪液过多的现象。老年人冬秋季节特别容易出现迎风流泪，中医认为肾精亏虚，化生阴血不足，肝气渐弱，液道不固引起。

（2）神经性反射：由于结膜或角膜受到化学性或物理性刺激，如灰尘样异物、刺激性气体、冷、热、强光等刺激都可引起神经反射性流泪。再如鼻腔、鼻窦、口腔黏膜各方面受到腐蚀性气体及机械性因素等刺激，都可以通过三叉神经引起反射性流泪。

（3）药物性反应：由于应用强烈的副交感神经兴奋药如卡巴胆碱（氨甲酰胆碱）、新斯的明和有机磷农药等化学制剂引起药物性流泪反应。

（4）泪腺本身的病变：如泪腺囊肿、泪腺肿瘤及米库利兹综合征的早期都有流泪现象，但患泪腺炎时并不一定流泪。

（5）中枢性反射：过度精神兴奋，如癔症患者流泪多属此类。

（6）症状性流泪：一些全身性疾病，如脊髓痨时结膜充血流泪（可能是面神经核病变或三叉神经受刺激之故），甲状腺功能亢进的早期流泪也属于这类性质。

8 为什么我看东西是弯曲的？

视物变形，就是所看到的景物失真，直线看成不规则的曲线，所看的东西形象模糊、扭曲走形，往往伴有视物变小、变远和变暗。屈光介质中任何部位有问题都有可能引起视物变形，但多发生于视网膜病变，特别是黄斑病变者。病变区的水肿、出血或渗出以及隆起的改变均可使落在视网膜上的物像发生变形，引起视物变形的症状，发生于中心性浆液性视网膜病变、黄斑部出血、变性、裂孔、肿物、血管瘤和寄生虫以及累及黄斑部的视网膜脱离等疾病。此外，屈光不正，尤其散光，亦可有不甚明显的视物变形的症状。老年人多见于因黄斑变性、视网膜静脉堵塞、黄斑裂孔等因素引起的黄斑问题。

9 看东西眼前有一块黑色挡着，看不到了是怎么回事？

眼前黑影是指患者眼前的视野范围中出现点状、线状、网状、片状、环状、半环状、絮块状或不规则的、大小不一的黑影，呈飘动、沉浮或相对固定，患者可明确地形容黑影的形状，如像飞着的蚊子或苍蝇一样。暗点或视野缺损则为患者自觉的视野中固定的暗区，或呈条形，或某一方位中有一片范围看不见。老年人由于晶状体和玻璃体逐渐老化变性，容易出现视物不清（晶状体混浊），或黑影飘动（玻璃体混浊）的现象。

（1）眼前黑影：眼屈光系统中某一介质若有混浊，在光线射入眼内的路径中便投下阴影于视网膜上，犹如洗菜时菜叶子漂在洗菜盆的水面上，在盆底上便投下菜叶子的影子，其中，以位于眼球中、后部的玻璃体内的混浊较容易出现眼前黑影的症状。①固定性黑影：暗影的位置及形状比较固定，少有变化，暗影的位置随眼球的转动而稍有变动，眼球停止转动，暗影亦随之不动，此多见于角膜和晶体的混浊。②飘浮性黑影：暗影随眼球的转动而呈较明显的沉浮飘动和改变位置，当眼球停止转动以后，暗影的飘浮随之逐渐停止而不是随即停止，最后，静止固定于原始的位置，此常见于玻璃体内的混浊或未能查及混浊的飞蚊症。出现自发性形状改变的飘动性暗影为玻璃体内猪囊尾蚴病的典型症状，随着虫体的蠕动变形，暗影的形状亦随之改变。若玻璃体出现后脱离，可有眼前环状物，相对固定在眼前。

（2）暗点或视野缺损：①暗点。为视野中发暗、视物不清的暗区，暗点中央部更暗、更为致密，出现在眼前中央的暗点多见于视网膜疾病，尤其是黄斑部的病变，病变活动期，还可伴有视物变形、变小和变远等症状；黄斑部以外的视网膜病变引起的暗点的位置与视网膜病变的部位正好呈相反的倒置关系，如病变在上方，暗点出现在对应的下方。②视野缺损。为视野范围的大小有缩小、缺失不全的症状，缺失的范围、形状和大小各不相同，可呈部分性、周边性、向心性、偏盲性或环形等，见于青光眼、视网膜脱离、视网膜色素变性、视神经病变、视网膜循环障碍、中毒性视网膜病变和脑内病变等。

10　为什么我看手机会感觉特别疲劳?

视疲劳是一种眼科常见病,它所引起的眼干、眼涩、眼酸胀,视物不清甚至视力下降直接影响着人的工作与生活。当平时全神贯注看电脑屏幕时,眼睛眨眼次数减少,造成眼泪分泌相应减少,同时闪烁荧光屏强烈刺激眼睛而引起的。当然长时间用眼可以引起眼内肌过度紧张,引起疲劳症状以及调节功能下降。也会由于长时间固定姿势,导致人的颈、肩等相应部位出现疼痛,还会引发和加重各种眼病。

(1)眼睛屈光异常:当患有远视、近视、散光、花眼时,看远看近时眼睛都需要动用很大的调节力,使眼睛过分劳累。

(2)眼睛过度集合:近视眼未得到矫正时,由于阅读距离太近而引起过度集合,过度集合又可伴随过度调节,使近视程度增加,阅读距离更近。如此发生恶性循环,以致产生视疲劳。不断变换焦点,散光症状下,成像无法在一个点上的时候就需要发挥眼内睫状肌的调节作用,不断地变换焦点,过度地运用调节,睫状肌与头部神经也相关,久而久之,睫状肌的疲惫会导致相应的神经疼痛。

(3)眼睛疾病:患有角膜薄翳、晶状体混浊以及其他眼疾引起的视物不清,也易引起视疲劳。

(4)眼发育异常:如两眼瞳孔距离较大,导致集合困难,较正常人易产生视疲劳。

(5)体质及生活因素:比如缺乏锻炼、营养不良、经常失眠、生活没有规律、烟酒过度、不注意眼部卫生等,均容易发生视疲劳。

(7)年龄因素:40岁以上的人,眼睛开始老化,调节力减弱,长时间用眼或/和未及时配合适老花镜,容易发生视疲劳。

(8)环境因素:工作或学习场所照明不足或者过度;读写的字迹或工作物过小;目标与背景光线差别不鲜明;读写与工作时间太长;视距不固定(如在行走的车船上读写和工作)等,可以造成眼睛紧张和过多使用调节力，眼睛超负荷地工作，不仅容易发生视疲劳，而且还会引起近视和其他疾病，头晕头胀等改变。

11 别人说我眼睛是斜的，这是什么情况？

眼斜，就是斜视，指的是双侧眼球位置互不平行，看上去，一只眼在注视目标，另一只眼看在别的地方，不能同时注视同一目标。若眼外肌没有发生麻痹，眼球转动功能正常，所发生的斜视称为共同性斜视，其中又以内、外斜视为常见，双眼的眼球转动正常，转动时都能到达正常的位置。多见于儿童青少年阶段，与先天发育异常有关；反之，由于眼外肌的麻痹导致的眼球转动功能障碍引起的斜视，为麻痹性斜视，除可致内、外斜视以外，还较多地发生上、下斜视，两眼的视轴互不平行，不能同时注视同一目标，往往还有头晕不适等症状。多见于老年人，可能与全身心脑血管疾病如糖尿病、高血压病、中风等疾病有关。

12 看明亮的灯泡时会自带光圈，这是什么原因？

这就是眼科所谓的虹视，是指在眼睛注视灯光时，在灯光的周围出现七色多彩的光环，犹如夏日雨过天晴架在天空的彩虹那样，周围光线越暗淡这种现象越明显，所以夜间容易出现这种彩色光环。眼前出现虹视，这是由于眼球屈光度的改变而产生了分光作用，将前方射来的白色光线（其实我们所见的白色光线就是一种混合光），根据其所包含的各种光波长的不同而分解成多种颜色成分，从而就出现了典型的彩色光环。虹视是老年人眼疾中一个常见的症状，经常是下列几种眼疾的病兆。

（1）青光眼：眼压升高时，角膜过度伸展，使角膜水肿，患者看到白炽光周围出现彩色晕轮像雨后彩虹，呈现内绿外红的排列顺序，称为虹视。虹视可作为青光眼急性发作诊断的重要主观指征之一，称为真性虹视。因为晶状体混浊、角膜薄翳、丁卡因点眼后角膜表层混浊，慢性结膜炎或睑板腺分泌旺盛时，其分泌物呈薄膜样蒙在角膜上，引起屈折作用等因素造成的虹视，与青光眼眼压高造成的虹视有着本质的不同，称为假性虹视。对于急性闭角型青光眼的老人来说，出现虹视、眼胀、头疼时一定要注意可能是青光眼发作，需要紧急就医处理，以免因拖延治疗引起视力严重受损。

（2）结膜炎：由于黏液性分泌物涂布于角膜表面，这时可出现虹视，在擦去分泌物之后，虹视即可消失。如果结膜囊内有血液、脓液、小气泡等，也可出现虹视。

（3）角膜炎：因角膜上皮损伤及角膜水肿，也可导致虹视。

（4）葡萄膜炎：因累及角膜内皮细胞，破坏了角膜水化作用，引起角膜内皮和上皮水肿，甚至出现黑眼珠大疱样或小疱样改变时，葡萄膜炎即可有虹视症状。

（5）白内障：由于放射状排列的晶体纤维吸水、肿胀，产生分光作用而导致看东西五颜六色。

13　晚上看不清东西，夜晚不敢出门，这是怎么了?

人视网膜的结构极其精细，视网膜上有两种特殊的感光细胞，一种叫作视锥细胞，另一种叫做视杆细胞，这两种细胞分工不一，各司其职。视锥细胞分布在视网膜黄斑部的、感受明亮光线，视杆细胞主要分布在视网膜黄斑部以外，其功能为感受暗弱的光线，其视力敏感度明显低于锥细胞，不具有色觉功能。然而，由于视杆细胞的功能，才具有视野的范围和暗弱光线下的视觉，假如视网膜黄斑部以外的周边部发生相当范围的病变，便会发生明显的视野缩小和夜间视物困难，即使视力能够达到1.0的良好水平，依然属于盲的状态，生活难以自理。

日间，在光线明亮的情况下，视力并无异常，然而，到了黄昏、暗弱光线下，暗视力极差，视物不清或不能在没有星月的黑夜走路，称为夜盲。夜盲发生的原因有眼病性与全身性两个方面，前者又有先天性与后天性之分。先天性眼病见于视网膜色素变性、结晶性视网膜变性和白点状视网膜变性，属遗传性眼病；后天性眼病发生于晚期青光眼、视神经萎缩和弥散性脉络膜视网膜炎等。全身性疾病为营养不良、肝疾病或消化道疾病引起的维生素 A 缺乏可出现夜盲的症状，由此引起的夜盲症状是可逆的，全身情况改善，补充足够的维生素 A，夜盲症状便可消失，这种情况多见于营养不良或者不正常节食之人。

14　别人说我最近眼睛有点外突，这是怎么了？

眼眶容纳着眼球，眼眶是骨质结构，坚实可靠地保护眼球，但是，只是容纳和保护大部分而不是全部，眼球前部暴露于眼眶外，角膜顶端与眶外缘间的距离为眼球的突出度，正常突出度为 12～14 毫米，双眼大致相等。眼球突出为眼球突出度超过正常范围。眼球突出多为眼球向正前方突出，常可伴有其他方向的眼球偏移。眼球突出是由多方面的原因造成的。老年人常见的原因有甲状腺相关眼病，眼眶内肿瘤或炎症等。

（1）眼眶内占位性病变：包括眼眶内肿物以及眼眶邻近部位的肿物向眼眶内的侵入，眼球被迫让位，向前突出。

（2）眼眶炎症：见于眼眶蜂窝织炎、眼球筋膜炎、眼眶骨膜炎、眶内慢性炎症和海绵窦栓塞等，狭小的眼眶其他东西占领了，从而眼球外突。

（3）全身性疾病：如甲状腺或垂体功能亢进的内分泌性疾病，也表现为眼球外突，此种情况多为双侧性，不过双眼外突的程度可以不一致。

（4）其他：颈动脉海绵窦瘘、眼眶内静脉曲张和眼眶骨折等。高度近视的眼球前后轴长增加，也呈突眼状而非真正的眼球突出。

15　我总是有黑眼圈，这是什么原因？

黑眼圈是由于眼部皮肤组织供氧不足，静脉血管中二氧化碳及代谢废物积累过多，形成慢性缺氧，血液较暗并形成滞留以及造成眼部色素沉着所导致的。由于衰老因素，老年人出现黑眼圈的比例相对较高。

16　眼圈都有哪些分类?

（1）血液循环不畅

眼周血流不畅致使血液淤积，会让眼周呈现青黑色，也就是青眼圈。因其微血管内血液流速缓慢，缺氧而代偿血红素增加，所以睡眠不足、过度劳累、压力过大、贫血等因素，都会造成黑色素代谢不完全，随之而来的还有眼纹和凹陷下垂等问题。

（2）皮肤松弛

由于年龄和骨骼造成皮肤松弛，眼周的肌肉衰退，同时脂肪下垂，肌肤失去弹性，使得眼睛下方形成阴影，这就是黑眼圈。而眼纹、眼袋、泪沟都可以造成视觉性的黑眼圈。

（3）黑色素沉淀

棕眼圈的成因和年龄增长（衰老）息息相关，长期日晒造成眼周色素沉淀，包括揉眼睛等物理刺激，久而久之就会形成挥之不去的黑眼圈，这是色斑的一种。另外，肌肤过度干燥，也会导致棕色黑眼圈的形成。

17　我没哭但就是一直流眼泪，是什么原因呢?

明明没哭，却泪流不止，主要的原因是泪道阻塞，使眼泪"夺眶而出"。泪道病是眼科最常见的一类老年性疾病，主要包括泪道炎症、外伤、异物、肿瘤、寄生虫和先天异常等，以慢性泪囊炎是最为常见。

泪道病主要是指泪道发生阻塞，包括上下泪小管、泪总管、鼻泪管的阻塞，慢性泪囊炎等。

（1）急性泪囊炎

大多由慢性泪囊炎引起。泪囊区皮肤红肿、痛和压痛，重者可有全身不适、发热等症状。脓肿成熟后，可由皮肤面穿破，形成瘘管。

（2）慢性泪囊炎

由于鼻泪管阻塞，细菌和泪液积聚在被阻塞的泪囊内，并经常刺激泪囊壁黏膜，而产生的慢性炎症。流泪是突出的症状。

（3）泪道堵塞

是临床最常见的眼病之一，以流泪为特征，多见于 45 岁以上年龄的患者。

（4）泪小点和泪小管病

泪小点外翻：各种原因引起的下眼睑外翻，必然伴有泪小点的外翻，使泪小点不能与眼球表面紧密接触，泪液不能进入泪小管而外溢。泪小点和泪小管狭窄式闭塞，慢性结膜炎、沙眼、睑缘炎、外伤性疤痕形成等，都可引起泪小点和泪小管的狭窄或闭塞。

18　眼前总有黑影飘，是怎么回事？

随着年纪变大，眼睛开始渐渐变得不受控制，比如，眼前突然出现个黑影在飘。这种小黑点到底是什么呢？为什么有小黑点？眼前出现小黑点其实就是飞蚊症的一种表现，飞蚊症其实是眼睛里面的玻璃体出现混浊的一种表现。

玻璃体，正常情况表现为透明凝胶状，位于晶状体和视网膜的中间，是眼内体积最大的一个组织，大约占眼内容积的 4/5。由于某些原因，玻璃体里的水分和胶原纤维会逐渐分开，出现一些不均匀的液体或混浊物。这时光线进入眼内，混浊物的阴影会投射到视网膜，就形成了我们看到的飞蚊。

19　哪些人容易得飞蚊症？

①老年人：年龄引起的退变是最常见的原因，由于岁数渐长，玻璃体营养不足，长时间的光照又可引起玻璃体腔氧自由基含量的增多，从而引起透明质酸钠降解，使玻璃体内的胶原纤维贴附在一起，引起玻璃体胶原的坍塌和玻璃体的液化。

②高度近视：中国是一个近视大国，现在越来越多的年轻人近视度数

非常高，近视进一步发展，导致眼球拉长，玻璃体营养不足，从而产生类似老年性玻璃体退变的疾病，出现玻璃体混浊。

③高血压病：高血压患者易出现眼底血管的病变，如中央静脉阻塞引起的玻璃体积血，高血压性视网膜病变等。

④糖尿病：目前糖尿病发病率越来越高，尤以老年患者多见，糖尿病患病时间越长，产生眼底微血管病变的可能性越大，常表现为眼底出血等改变，血液进入玻璃体就导致了玻璃体不同程度混浊。

20 飞蚊症会导致失明吗？

病理性飞蚊症因为存在原发病，有些可能会引起失明，因此，要及时针对原发病进行治疗。

通常生理性的飞蚊症是不太可能引起失明，大家可以不用太多担心，但是如果眼前的黑影突然变得非常多，就要小心，有可能是由于发生视网膜脱离、玻璃体炎症或者眼底出血进入玻璃体腔等改变引起。

21 眼睛结膜炎有哪些呢？

结膜炎通常是按照发病的时间来说有急性和慢性结膜炎之分，急性结膜炎就是我们常说的"红眼病"，常会感觉眼部有异物感、烧灼感、眼屎多、发痒和流泪等。

急性大家都知道，突然的眼睛红了，结膜为主要特征，那么结膜红，眼睛不舒服，这种往往就是说有细菌感染病毒感染的可能是非常大的。多数情况下容易传染，广大朋友需要非常注意。因为在生活当中我们的周围随时都可能有病毒的存在，通常潜伏期是一个星期左右，若接触活病毒后揉眼睛，可能就出现这些病症。最近全球出现的新冠肺炎，有部分患者也表现为结膜炎的改变。

还有一种结膜炎，叫做过敏性结膜炎。突出表现为眼痒，医生检查发现除了眼结膜充血外，还有部分患者白眼珠蜡黄色改变，缺少光泽，有乳头增生，结膜刮片显微镜下可见嗜酸性细胞等改变。

22　眼睛里经常有一些分泌物，这是正常的吗?

眼部分泌物，其实是眼健康的晴雨表。

正常人在晨起或早晨洗脸时，会发现在眼角处有很少量的分泌物存在，这与夜间睡觉时眼睑运动减少，泪液分泌减少，排出迟缓有关。正常人的眼分泌物主要来自泪腺、睑板腺、眼表细胞分泌的黏液及脱落的眼表上皮细胞等。

它虽然会影响我们的形象，却是眼睛健康的晴雨表。一般来说，正常的眼分泌物是干燥的小颗粒状，量少，不粘，也不会引起眼部不适。如果哪一天早上醒来，发现分泌物糊满双眼，眼皮用力也睁不开，应该是眼睛感染了。

眼睛分泌物不正常，特别是连续眼分泌物异常，再伴有眼红、不适等症状，要注意这些眼病:

（1）过敏性结膜炎

常常因为季节性，或接触花粉、尘螨、眼外伤真菌感染引起的。其症状包括眼睛痒、畏光、流泪、有灼热感、分泌物增加等症状。

对于过敏性结膜炎一定要及时到院检查过敏史和过敏源，严格遵照医嘱，进行相关药物治疗。此外，注重个人卫生习惯，如勤换枕头、被单，避免接触花粉等易引发过敏的过敏源等也是非常重要的。

（2）细菌性结膜炎

如果平常不注意眼部卫生、个人卫生;常用指甲、脏的纸巾等接触眼部，特别是老年人抵抗力差，很容易导致眼部细菌感染。此时眼部分泌物明显增多、拉丝、多为黄色，甚至还会出现脓性分泌物现象，并伴有眼角痒、眼睑红肿等症状。

细菌性结膜炎只要保证眼部的日常清洁与卫生，通过含抗生素的滴眼液或口服抗生素治疗，几日内症状就会缓解、减轻。经常洗手，别用脏手揉眼睛是预防细菌性结膜炎的重要措施。

（3）病毒性结膜炎

病毒性结膜炎可由多种病毒感染引发的如腺病毒、柯萨奇病毒、单纯疱疹病毒等，具有较强的传染性。除了眼分泌物呈水样，白色，还会伴有明显的眼部红血丝。有些病毒可以引起血性分泌物，明显的畏光反应和眼部异物感，对于病毒性结膜炎，要及时就医，对症治疗，还要注意与其他人隔离，一般2~3周才能康复。如果治疗不及时或者治疗不当，有可能波及角膜引起角膜炎。

（4）泪囊炎

泪囊炎是鼻泪管堵塞，泪液和细菌潴留在泪囊，导致细菌繁殖，引起继发性感染所致。患者表现为眼屎多，主要集中在内眼角，可伴眼睛不由自主地流泪，另外一个关键特征是挤压泪囊区（内眼角与鼻梁之间稍偏下）往往有脓性分泌物自内眼角流出。老年人也是泪囊炎发病的主要群体。

泪囊炎患者若长时间得不到有效治疗，可引起角膜炎，进而视力明显下降或造成弱视，还有可能引起泪囊周围组织发炎，或形成泪囊瘘，另外，内眼手术前必须排除泪囊炎。因此，眼部出现不适需及时就医检查和治疗。

（5）倒睫

有些人因为年老而皮肤松弛，引起眼部肌肉痉挛性内翻，出现倒睫现象。倒睫发生时，睫毛刺激眼球很难受，表现为眼屎增多，呈黏液状。

因此，应到医院用电解毛囊法破坏倒睫处的毛囊，如果倒睫多，或者同时有眼睑内翻，应通过矫正手术治疗。

23　眼睛干痒为什么会有红血丝，需要去医院治疗吗？

红血丝是眼睛疾病的警报器，因为睡眠不好，劳累过度，感染等，引起眼睛里的毛细血管充血，眼睛里的血丝就会比平时看起来更红更粗，于是就出现了红血丝。

（1）用眼过度

这应该是最常见的原因了，有些老年人长期看手机，一看就停不下来，长时间的近距离用眼，眼睛得不到休息，会造成眼睛过度劳累，从而引起红血丝。

对策：老年人平常要减少近距离用眼的时间，看手机时多眨眨眼，在用眼半小时之后，闭眼休息或眺望远方 10 ~ 15 分钟。

（2）隐形眼镜佩戴不当

隐形眼镜与角膜直接接触，长时间佩戴容易造成眼睛角膜缺氧，导致结膜血管的扩张，使眼睛出现红血丝。此外，如果平时不注意护理和清洁，也可能会导致眼部感染，出现红血丝的现象。

对策：每日佩戴隐形眼镜时间不宜超过 8 小时，切勿使用劣质或不符合国家相关标准的隐形眼镜，并做好隐形眼镜的日常清洁保养。除了常见的软性隐形眼镜，还可以到正规眼科医院验配透氧性更好的硬性隐形眼镜。最好不要长期戴隐形眼镜，长期戴首选框架眼镜。

（3）眼表疾病

如果眼球表面受到细菌或者病毒的入侵会造成眼睛的局部感染，出现红血丝症状。如常见的结膜炎、角膜炎、麦粒肿、虹膜睫状体炎等。

对策：眼部出现感染性疾病时，要及时去检查治疗，平时千万不要用手揉眼睛，否则会加重眼睛感染。

（4）干眼症

我们的眼睛表面有一层泪膜，如果泪膜异常，如泪液的质差或量不足，就不能起到润滑眼表的作用，会引起眼睛不适，也就是干眼症。

干眼症常见的症状包括眼睛干涩、发痒、红血丝、异物感、痛灼热感、畏光等。严重的可能会影响视力。

对策：平时多眨眼睛，注意用眼习惯，可以采用热敷或点人工泪液缓解。眼睛干涩比较严重时可以到干眼门诊专业处理。

（5）眼部血管破裂

打喷嚏、严重呕吐或者用力揉眼睛等可能造成眼睛下方的微小血管破裂，溢出的血液被困在眼球内，外表看起来则呈现红色。老年人由于血管硬化等原因，在秋冬季时容易出现。

对策：一般这种情况下，除了眼睛发痒和可见明显的积血区域之外，眼睛的正常功能不会受损，症状会自然消失。平时不要憋喷嚏、不要使劲揉眼就可以。老年人应该注意出血后少揉眼；忌饮酒及辛辣刺激食物；避免洗热水澡；尽量少用阿司匹林或硫酸氢氯吡格雷等抗凝血药物。

（6）化妆品使用不当

女性在化妆过程中，一些粉末状的化妆品，很容易落入眼部，造成感染。有戴假睫毛、画眼线、戴美瞳的朋友更要注意眼部刺激引发红血丝。

对策：选用正规的化妆产品，掌握正确的化妆方法，尽量少化眼妆，尽量不要让化妆品进入眼睛里。

24　眼睛总是晃个不停，是眼睛的问题还是全身的问题？

正常人的眼球看上去是稳定的，而有些人的眼球却一点"不老实"总是不自觉地摆动，这可不是简单的坏习惯，很有可能是一种名为"眼球震颤"的眼部疾病导致的。

引起眼球震颤的原因有很多，正常人的眼球看上去是不动的、稳定的，而患有眼球震颤的眼球是在进行一种不自主、有节律性、往返摆动的眼球运动。方向分为水平型、垂直型、旋转型等，以水平型为常见。

眼球震颤不一定是眼睛的问题，有些也可由其他疾病引发，如脑中风、前庭性偏头痛也可能会出现眼球震颤。因此面对眼球震颤患者，眼科医生要先判断是什么原因引起的，再考虑如何应对。

25　眼睛为什么也要保暖？眼中风是什么？

人全身上下，唯独眼睛不怕冷。但是冬天到了，眼睛真的不需要保暖吗？眼科医生告诉您：不对，眼睛还是要保暖的！尤其老年人的眼睛冬季必须要保暖。

老年人由于血管硬化，末梢循环相对较差，寒潮来袭时血管易收缩异常，患者不仅可出现"脑中风"或"心梗"，还可能因眼底血管阻塞引发"眼中风"。

有动脉硬化、高血压病、糖尿病、胆固醇过高、吸烟的人要格外小心。眼中风是突发且无痛的，如果遇到视物模糊，甚至单眼视力突然丧失，必须尽快找眼科专业医师检查。因为 90 分钟是抢救视网膜中央动脉阻塞患者的黄金时间。超过 90 分钟，视网膜神经组织常常会发生不可逆性损伤。

26　寒冷季节需要警惕哪些眼病呢？

（1）干眼症

秋冬季天气干燥，风大持续时间长，是干眼症高发的季节。干眼症常常被当作结膜炎误诊，眼睛干涩的时候有时会出现、泛红、酸涩、异物感、刺痛等症状。还有一些人会出现易流泪的症状，实际上是由于眼泪蒸发速度较快，使角膜暴露在外，引起泪腺的刺激反应。所以秋冬季节更应注意护眼，适量补充人工泪液，注意眼部保湿。

（2）青光眼

青光眼是一种十分常见的眼科疾病，主要表现为眼内压力升高、视神经血流灌注不良、合并视功能障碍的一种眼病。青光眼的可怕之处在于其对视力的损伤不可逆转。

除了先天性青光眼外，原发性青光眼和继发性青光眼均以冬季发病率最高，尤其是在强冷空气过境后 24 小时内最容易诱发，这是因为气候的影响，容易造成眼压波动所致。

在秋冬季，中老年人一旦发现眼部不适伴头痛脑涨，反复出现视力模糊、虹视（看灯周围有彩圈）等症状时，就应及时去医院检查。

（3）结膜下出血

这种疾病的症状看起来有些可怕，眼睛好像"受了重伤"一般——通常结膜下出血不痛不痒，但眼睛突然充血、眼白部分出现血块。

导致出现这样症状的原因是天气变冷时血管会收缩，血压跟着升高。若血管弹性差，则容易破裂造成结膜下出血。

通常患有高血压病、糖尿病等全身性疾病或容易出现血管损伤等疾病的患者需注意。

27 寒冷冬季应如何为眼睛"保暖"？

①给眼睛按摩，可以使眼睛放松，具体做法：起床后，先将双手互相摩擦，待手搓热用手掌熨帖双眼（闭着眼睛），反复三次以后，用食指、中指、无名指的指端轻轻地旋转揉眼球 20 秒。

②可用毛巾热敷，改善眼疲劳，缓解眼干眼涩症状。

（编者：杨永升 祁怡馨 陈子扬）

第二章　老年眼病的检查

　　眼睛是心灵的窗户，也是直接可见看到血管的唯一器官。可以评估高血压病、糖尿病等一些全身病对全身血管及眼睛的影响，所以眼科每年的健康检查十分重要。眼科医生通过借助专门的检查仪器：如视力表、裂隙灯显微镜、检眼镜、眼压计、视野计、眼底照相机及各种眼科精密仪器等等，可以判断我们是否患了眼病、患了什么眼病、眼病发展到哪种程度等等，进而指导临床用药及治疗，同时可以为预后提供依据。所以，眼科检查是了解我们眼睛有无疾病及部分全身相关系统性疾病的发病、预后及疾病转归的重要环节。

第一节　常用检查

◎ 视功能

　　提到眼部检查，首当其冲是检查视力。视力是眼科最基础的检查，经验丰富的眼科医生通过视力就可以大致评估眼部疾病的严重程度。儿童看是否有远视、近视、弱视，年轻人看是否有近视，老年人看是否有花眼或眼底病，这些都是最基础的视力检查的范畴，但是视功能检查远不及如此简单。完整的视功能检查包括视力、光感、光定位、视野、色觉、视觉电生理等，其中视力检查是最基础的检查。我们将重点叙述老年视功能检查。

眼科检查都有特有的顺序。一般遵循先右眼后左眼。如果遇到有传染性眼病时，应先查健眼，后查患眼，避免交叉传染。同时检查时应有系统性，从眼表至眼内，两眼要互相做比较，不要遗漏重要征象，以免漏诊、误诊。

28　视力是什么，为什么有些人可以看清远处的山，有些人只能看清近处的街道？

眼科体检时，最先做的就是视力，即我们裸眼或戴镜看视力表后所得的视力。医学上的视力即我们对外界物体两点间最小距离的分辨能力，它主要反映的是黄斑区的视功能，又称为中心视力。中心视力包括近视力及远视力。近视力即阅读视力（看书、看报等）。远视力即看远的视力：一般 5 米以外距离的视力（如开车、远处的山等）。最佳视力都是指矫正后的视力，即验光、配戴眼镜后的视力。以最佳矫正视力≥1.0 的视力为标准视力。周边视力即视野，是我们正视前方时所看到的范围，我们在后面将详叙。

29　平常可用什么检查视力？

视力检查用视力表进行，主要有三种：国际标准视力表、对数视力表、兰氏环视力表。视力表是根据视角的原理制定的。检查视力一般分为远视力和近视力两类，最常用远视力表多采用国际标准视力表，此表由 14 行大小不同、开口方向各异的"E"字母所组成；测量视力范围从 0.1～2.0（或从 4.0～5.3），每行有相应的标号。检查时，患者要在光线充足的环境下，遮盖一眼，先右后左，距离视力表 5 米，平视前方读取字母，最终辨认的最小字母相应的一行的标号即所得视力。如果同一行的字母部分可读取，可以记录为相应行的视力后 -1、-2、-3 或 +1、+2、+3 等，如 0.6^{-2}，代表 0.6 那一行有两个字母无法辨认。国际标准视力表用 E 字母作为视标表示，共 12 行。对数视力表用 E 或 C 字形视标，共 14 行。兰氏环形视力表是 7.5 mm 正方形中有 1.5 mm 宽度的环，环上有 1.5 mm 宽的缺口，呈 C 字形。

30 远视力检查和近视力检查分别该怎么做？

远视力检查：在充足光线照明的环境下，两眼分别进行，先右后左，用专用遮挡小板完全遮盖另一眼，注意切勿不能压迫眼球。检查远视力的距离为 5 米。每个字母辨认时间不能大于 3 秒，否则认为该字母的读取视为无效。如果在 5 米处最大视标（即第一行字母）不能识别，就向视力表前走，直到能看清最大视标为止，得出的视力结果为（实际距离/5 m × 0.1）。如果走至 1 米处仍不能识别最大视标，则检查患者能否看见眼前指数。指数检查从被检查者正前方 1 米处开始，逐渐向被检查者移近，直到相应距离内看清伸出的手指数。直接记录能够看清的距离，比如"指数/xx 厘米"。如果至被检查者眼前 5 厘米处仍看不清指数，则检查眼前手动，即能否看清眼前有手掌在晃动。如果眼前手动仍不能识别，则检查光感，即能否在黑暗的环境内感受到手电筒的光亮。光感的检查要检查九方位，即正前方、上、下、左、右、左上、左下、右上、右下。

近视力检查法：常用近视力表有耶格（Jaeger）近视力表和标准视力表。耶格（Jaeger）近视力表上由大小不同、开口方向各异的 8 行"E"字母组成，每行字的侧面有号数，标准视力表式样同远视力表（国际视力表）。检查时应光源充足，一般小手电筒等光源直接照射近视力，避免反光，在 30 cm 处让被检者手持近视力表或将视力表拿近或远离，直到找出能看到的最小"E"字母。其对应的视力即为近视力。记录时以厘米为检查单位，例如 J1/10 cm 或 1.0/10 cm。近视力检查主要是了解眼睛的调节能力，常与远视力检查一起，来初步诊断是否有屈光不正（如近视、远视），或是否其他有器质性病变，是否需要进一步检查眼底等。

31 刚 40 多岁，报纸、手机都慢慢看不清了，这是怎么回事？

如果既往视力好，逐渐出现这种情况，排除眼底没问题后，首先考虑的是眼睛是否老花了，就是我们俗称的"老花眼"。"老花眼"是指随着年龄的增长逐渐产生近距离阅读、近距离精细工作困难的情况。这是人体自然衰老变化的一种表现，是由于年龄增加、晶状体调节力减弱而发生的近点远移，发生近距离视物困难的情况。绝大多数的人在 40～45 岁时，眼睛会慢慢出现"老花"，最先感到的是近距离看字迹模糊不清，必须将书本拿远或戴老花镜（放大镜）才能看清上面的字迹。老花眼随着晶状体的调节能力下降而出现，并且会出现逐年增长的趋势，所以一旦发现佩戴现有的花镜再次出现视近困难，视近疲劳时需要再次验光定期更换花镜。不过出现花眼也不要焦虑，老花眼只是人体生理上的一种正常现象。若以前就存在屈光不正需要去医院做医学验光后佩戴合适度数的"老花镜"。

32 如果有近视是不是就不会"老花"了呢?

不是的。"老花"即老视，是眼睛随着年龄增长，晶状体调节功能减弱，而导致的视近物困难。这种晶状体的调节变化是生理性的老化表现，每个人都会出现。近视的患者晶状体的调节下降是不可避免的，随着年龄的增长都会不同程度地出现。部分近视患者看近时也出现老花现象，可能需要摘掉近视镜或者戴一个低 150～200 度的近视镜更清楚，是由于老花带来的调节能力下降需要戴 100～300 度的远视镜度数，可以中和近视患者一部分近视的度数造成。但是否需要佩戴老花镜，主要取决于眼睛的屈光状态及生活的需要。每个人的老花镜度数及每年的增长都是不同的，所以需要到医院检查自己具体的度数。生活中很多人随意购买度数不确定的眼镜，结果因为不合适度数的眼镜的使用，导致视疲劳，出现头晕、恶心等症状。

33 青光眼患者为什么要做视野检查呢?

青光眼是一种损害视神经及其视觉通路，最终导致视觉功能损害的疾病，主要与病理性眼压增高有关。视野是评估视神经损伤的主要指标。视神经损伤从而导致视物范围的改变，即视野往往受到伤害，但是有些患者视力影响小，视野的损害容易被忽视，所以需要做视野检查以此判断青光眼的分期及视神经受损程度。晚期视神经损伤导致视野严重缺损的，只有中心视野存在，我们称管状视野，就像我们通过一个小管看外面的世界，只能看到正前方的一部分的范围。所以管状视野的患者看不见周边的物体。相对于中心视力而言，视野反映的是周边视力，是我们头部固定，面向前方所看到的范围。它对于我们的工作及生活也有很大影响，视野狭小的人不能从事驾车或较大范围活动的工作。世界卫生组织规定，视野小于10°者，即使视力为 1.0 或以上都属于盲。

34　这双袜子明明是红色的，为什么有人说是绿色的？

色觉是人类视网膜锥细胞的特殊感觉功能，是辨别物体颜色的能力。缺乏色觉或色觉不正常，称为色盲或色弱。红绿色觉异常是我们最常见的色觉异常，色盲大多数由遗传决定，无特效疗法。生活中红绿色盲最常见，常常无法分辨红、绿颜色，就像小明这种袜子的真实颜色无法辨别。过马路时的红绿交通灯，人体组织流动的血液、外面的各种景观等都需要用到色觉。色觉异常的人不能从事美术、化学、医学和交通运输等工作。色觉检查现在作为升学、就业、服兵役体检的常规项目越来越普及。老年人常见病黄斑病变或者视神经萎缩常常容易出现色觉异常，因此，检查色觉也是诊断眼病的一种常见检查方法。

35　去看 3D 电影，为什么觉得和 2D 电影差不多？

3D 电影给人立体感，感觉画面层次分明，凹凸有致，而 2D 是平面的，就像一幅画一样。上述情况，是因为没有立体视。立体视觉是双眼观察景物能够分辨物体远近形态的能力。物体通过屈光介质是在双眼视网膜上分别成像，是两个图像，称为双眼单视。但是通过大脑视觉中枢融合、形成一个融合图像，即立体视觉。立体视觉是双眼单视的深度觉，可以感知物体的立体形状、不同物体之间远近关系的能力。许多职业，如驾驶员、绘画、机械零件精细加工等要求有良好的立体视觉。立体视觉的检查方法有同视机、随机点立体图、障碍阅读法等，临床上常用的是同视机检查。立体视觉异常可有眼球震动，斜视，没有立体感，眼手协调差。一般幼儿时期逐渐形成立体视，斜弱视的患者一旦立体视受影响，成年后很难恢复。

36　眼睛不小心磕伤了，除了眼皮有点青紫，眼睛也不红不肿，可是却看不见了，这是为什么？

这种眼睛没有明显器质性损伤但视力明显下降的情况，特别有外伤史，我们一定要考虑是否是视网膜、视神经等的损伤。外界的物体经角膜、晶状体等屈光介质至视网膜成像经光电转换以神经冲动的生物电形式经由视路（视神经、视束、视交叉等）传到视皮层，形成视觉。这个过程中产生的微小的电位、电流等电活动，就是视觉电生理，常用的视觉电生理检查包括眼电图（EOG）、视网膜电图（ERG）、图形 ERG、多焦 ERG、视觉诱发电位（VEP）等。一旦视网膜、视神经等异常，电位可相应出现异常，可以评估视网膜、视神经其功能。一旦检测到视网膜、视神经异常应尽快就诊。

37　同样是 1.0 的视力，有些只能看到字母的大致轮廓，有些却能看得十分清晰，这两种 1.0 的视力有区别吗？

这种情况在生活中常常可以见到。就好像两个人同时说可以看远处的一棵仙人掌，前者只能看轮廓，后者却能看清仙人掌上的细刺。虽然他们都知道远处是仙人掌，但是后者明显比前者看得更清楚，图像的质量更高。我们将这两者的区别体现的就是视觉质量的不同。而对比敏感度（CSF）是评估的主要指标。CSF 是光学理论中的调制传递函数在眼科中的应用，用其评价视觉功能比普通视力更灵敏。视觉对比敏感度测定方式分三类：①Arden 光栅图表。适用于普查，测定的最高 CSF 约 6c/d；②电视/示波器。正弦条纹，对比度连续可调，空间频率范围广，适于精确地测定全视觉系统；③氦－氖激光视网膜对比度干涉视标。不受屈光状态及间质混浊影响，直接测定视网膜－脑系统的视功能。

临床应用：①系统的形觉功能检查：用于多发性硬化、视神经病变、青光眼、黄斑部病变、弱视以及眼外伤等的视觉功能评价；②了解先天性白内障及白内障术后无晶状体眼的视功能，预测视功能的恢复情况；③有效地评估角膜屈光手术的疗效。

◎ 眼压

眼球内部的压力，简称为眼压。它是眼内容物对眼球壁的压力。正常人的眼压稳定在 10 ~ 21 mmHg（1.33 ~ 2.80 kPa）范围内，以维持眼球的正常形态及各屈光介质界面良好的屈光状态。

眼内容物中房水对眼压影响最大。房水的总量为 0.13 ~ 0.3 mL，它是由睫状体中睫状突产生后进入后房，经瞳孔流入前房，再经小梁网等通道排出循环。一般情况下，房水的产生和排出不断的保持着动态平衡。但是如果房水的排出通道受阻碍，或/和房水产生的量增加，都可导致房水的增加，失去原有的平衡，使眼压进一步升高。相反若房水产生的量过少，房水的蓄积减少，眼压则会过低。

38　眼压有什么作用？

眼压的主要作用就是维持眼球形态、保持眼部正常生理功能及屈光状态的正常。它有严格的限定范围。长期高眼压可导致眼部酸胀、视神经损伤的可能，长期低眼压可导致眼球萎缩等。因此眼压必须保持在相应范围内。正常眼压为 10 ~ 21 mmHg，两眼压 < 4 ~ 5 mmHg，昼夜波动差 < 8 mmHg。

39 以前总听说眼压不正常，可能是青光眼，真的是这样吗？

眼压是现在诊断青光眼的重要依据，且是唯一可以测量和控制的因素之一，但却不是唯一因素。青光眼是明确有视神经损伤的临床疾病。临床上有眼压一直在正常范围内，但是视野不断损伤直至失明的青光眼，称之为"正常眼压性青光眼"。考虑原因可能是因为其本身基础眼压就低，所以在正常人眼压波动范围内，也出现了视神经的损害。还有一种表现为眼压高于正常，但却没有青光眼的任何临床表现及视神经的破坏，称之为"高眼压症"。但是这类人有 10% 发展为青光眼。且对于眼压高于 30 mmHg 的高眼压患者，临床上认为发展为青光眼的可能性大，一般建议适当使用降眼压药水预防，并建议定期复查视野及视神经厚度。但是临床上大多数青光眼患者眼压高，所以眼压对青光眼的诊断是重要的依据，但却不是唯一根据。我们不能以眼压高低判定是否青光眼。

40 体检眼压为 25 mmHg 是青光眼吗？需要治疗吗？

生活中，部分人群眼压虽然 >21 mmHg，但长期观察并没有出现视神经损害，称之为高眼压症。所以眼压高并不等于是青光眼，他们只是眼压高于正常眼压。但是这部分人群随着时间增长有更高的风险导致视神经的损害，发展为青光眼。就眼压而言，没有绝对安全界限。所以眼压高只是造成青光眼的重要因素之一。所以眼压高的患者可以是正常的，但是必须长期进行眼部检查。

41 眼压正常就肯定不是青光眼吗？

绝大部分群眼压在正常范围内（10 ~ 21 mmHg），但是却有部分人群眼底发生了典型青光眼的改变，如眼底典型青光眼表现、视野缺损、视神经萎缩，称为正常眼压青光眼。由此可见眼压正常并不能排除青光眼。在日常生活中，如果发现眼前有固定眼前黑影出现，一定要进一步检查眼底，排除不可逆的眼部视功能损伤。

42 眼压如何测量？

眼压计测量分为压陷式和压平式两种。Schiotz 压陷式眼压计为临床常用，它是用一定重量的砝码压陷角膜中央部，来测量眼压。压平式眼压计则是以一定的重量压平角膜，然后根据所压平的角膜面积来测量眼压，或以可变的重量压平一定的角膜面积，根据所需的重量测定眼压。眼内压的大小与施加的外力成正比，与压平的角膜面积成反比。压平式眼压计有接触式与非接触眼压计。Goldmann 眼压计是临床最常使用的眼压计，它用过自带的塑料测量头在荧光素钠染色后去压平角膜中央直径约为 3.06 mm 的圆形区域，当测量头在角膜表面的压迹呈水平"S"时，测量的标度仪对应的数值即测量的眼压；而非接触眼压计则是通过瞬间气压脉冲冲击角膜时，角膜变形情况与时间的对应关系来测量眼压。一般需测量三次，取平均值增加准确性。

43 眼压测量的影响因素有哪些？

正常人一天内的正常眼压波动是 ≤5 mmHg，大部分是早上眼压偏高，下午可能偏低，晚上睡眠后增高。临床上常常通过 24 小时动态眼压测量，即一天要测 6 次或者 10 次眼压，看不同时间点眼压的波动。临床 24 小时眼压主要以 6 次测量为主，中华眼科学会定了 5、7、10、14、18、22 时 6 个时间点，如果一天内眼压波动在 5 mmHg 之内则是正常的，如果眼压波动 ≥8 mmHg，就认为是病理性眼压波动。除日夜波动外，影响眼压的因素还有体位，躺着和站着测量的眼压相差 2~3 mmHg，躺着偏高。另外肥胖体型尤其是颈部粗短者、挤压眼球，用力眨眼，颈部服装过紧都会暂时性的增大眼压，所以在测眼压的时候特别是非接触眼压计时一定要配合好。角膜的厚度对眼压也影响较大，角膜厚度越大，眼压越高，所以高眼压的患者一定要排除角膜偏厚的原因，透视行角膜切削手术的患者、麻醉的患

34

者眼压都是下降的，不管局麻、全身麻醉，眼压都会有影响。大量饮水，精神紧张也会导致眼压偏高。所以影响眼压的因素有很多，在眼压测量时应尽可能排除干扰因素。

44   没有眼压测量仪时如何大致测量眼压？

在没有眼压测量仪时，或者因角膜水肿、角膜损伤等原因眼压计无法测量时，临床上可以通过指测法来评估患者的大致眼压。测量时是令患者双眼自然向下看，检查者以两食指尖在上眼睑的睑板上缘上方、眉弓下方轻触眼球，两食指尖交替轻压，根据指尖的波动感，估计眼球压力的高低。医生常以轻触鼻尖的硬度的波动感相当于正常眼压，额部的硬度波动感为眼压偏高，唇部的硬度波动感为眼压偏低。正常眼压记录为 Tn，眼压高为 T + 1、+ 2、+ 3，眼压低为 T − 1、− 2、− 3。

45   引起眼压高的疾病有哪些？

眼压高主要见于各种急性、慢性原发性青光眼及继发性青光眼。其中继发性青光眼主要见于：外伤、虹膜炎、糖尿病视网膜病变、视网膜静脉阻塞、前部缺血综合征、白内障膨胀期、长期糖皮质激素的使用等疾病。

46   明明是呕吐、头痛，为什么检查出来却是眼压高？

眼压如果缓慢升高，没有明显的临床症状，部分可能有眼部酸涩感、疲劳、视力下降等，休息后可以缓解。这类眼压高的患者一般很难早期被发现，等出现明显视野缺损、视功能严重受损时往往才被发现，预后一般不佳。急性眼压升高可见明显眼红、眼痛、视力下降，严重者同时伴有同侧偏头痛、恶心、呕吐等症状，常常当作消化道疾病及神经内科疾病误诊，急性眼压升高如未经及时有效治疗，可于短期内视功能严重受损甚至失明。

47   对视功能损伤的高眼压怎么治疗？

在治疗原发疾病的基础上，根据视功能损伤的程度及眼压升高的缓急主要采用：①降眼压眼液及口服降眼压药物治疗，必要时在全身情况允许下可以使用甘露醇、异山梨酯等；②激光治疗；③抗青光眼手术治疗等。

第二节　特殊检查

眼球是我们的视觉系统，与我们生活息息相关。眼部组织结构十分精细、眼部疾病种类繁多并且许多病变十分复杂，尤其是眼部后节的许多病变，肉眼看不到，临床表现不典型，给疾病的诊断、治疗等方面带来了困难，也容易造成误诊、误治的可能。而许多相关眼病及并发症常常因为未及时、正确的诊断及治疗最终导致视功能严重损害甚至致盲，给患者及其家庭带来了痛苦，增加社会负担。随着现代科学技术迅猛发展，眼科各种新的、精密仪器设备不断创新发展，大大地提高了疾病诊断的正确及有效性。这些眼科特殊检查有哪些，有何意义？现将一一介绍。

眼内容物从前至后包括：结膜、巩膜、角膜、前房、虹膜、晶状体、睫状体、玻璃体、视网膜、视神经等。另外眼球外部结构还包括眼睑、泪腺、泪道、眼外肌、眼眶等。相应主要的检查仪器也十分繁多。以下将从外至内，从前至后来介绍临床常见检查。

48　双眼常常无风流泪是怎么回事？应该做什么检查？

常常在家里，无风吹的情况下双眼流泪，用眼的时候更明显，这种情况首先要考虑泪道疾病的情况。泪道疾病常常表现为泪点位置异常和是泪道阻塞、泪囊区急慢性炎症等。患病最常见表现是流泪，在屋内安静环境下，无风、光等刺激下的流泪。急性泪囊炎时，相应发病部位皮肤红肿，用手指轻轻挤压病变区观察有无触痛及波动感，有无脓液自泪点溢出或进入鼻腔，急性期禁忌泪道冲洗。慢性泪道疾病导致的流泪，可行泪道冲洗检查，自上下泪小点注入生理盐水，看是否能够流入鼻腔，根据冲洗的阻力，流入鼻腔的生理盐水量的大小，判断泪道是否通畅。

49 不小心磕伤左眼，出现眼睛红、痛、视力下降、双眼向下看时视物重影，该做什么检查？

眼睛红、痛，视力下降，视物重影，有明显眼外伤史。在这种情况下，我们应该进行系统性的检查。除矫正视力、眼压外，我们要检查眼眶是否有骨折，眼球运动、眼球位置是否异常，眼球是否完整，结膜、角膜是否有炎症、伤口，前房是否有积血，瞳孔对光反射，晶状体是否有破损及位置是否异常，视网膜是否有损伤，视神经是否有挫伤等。这些病变主要检查除前面讲的视力、眼压检查外，涉及的仪器有眼部平片、眼眶 CT 及眼部 MRI、眼部 B 超、裂隙灯检查、超声生物显微镜（UBM）检查、眼底镜或眼底照相、OCT、眼底荧光血管造影、视野检查、电生理检查等。

50 视物重影、明确磕伤眼睛，我们怎样排除眼眶骨折及眼眶异物呢？

排除眼眶骨折及眼眶异物，我们最常用的是眼眶 X 线检查或眼眶 CT。眼眶 X 线检查是现在眼科常用的检查诊断方法之一。多采用 Waters 位 X 线平片检查，可以避免颞骨岩部重叠于眼眶。视神经孔采用后前、前后斜位分侧投照检查。

临床上主要用于眼球突出、眼眶外伤、异物定位、泪道阻塞等诊断与鉴别诊断，尤其是用于眼内金属异物及高密度异物的定位。

CT 是以电子计算机辅助形成体层二维像。以电离射线为能源，用计算机的辅助来显示多个横断面影像的技术。成像面可分为分水平、冠状和矢状三个方向。每次扫描的层厚常为 3～5 mm，检查视神经则用 1.5 mm 厚度。CT 可用于观察骨性结构、体内气体、各种软组织。CT 扫描对眶壁和眶周疾病的评估优于 MRI。

临床应用：①眼外伤眶骨骨折、眶内气肿、眶内血肿、眼内及眶内异物的诊断和定位；②眼眶病变，包括肿瘤、眶内炎症（炎性假瘤）、眼型甲状腺相关眼病、眼眶蜂窝状炎、血管畸形（眶内静脉曲张、颈内动脉海绵窦瘘）等；③探查视神经挫伤等病变。

51　如果眼部提示 CT 无眼眶骨折，但是眼部软组织挫伤明显，为进一步确诊视神经等是否受损，需要进一步什么检查？

深层软组织的损伤，可结合 MRI 检查。MRI 用于眼眶内占位病变、炎症、外伤和视网膜病变的诊断。常规采取横断面，辅以冠状面、矢状面的 T1WI 和 T2WI，厚 2～5 mm。MRI 具有分辨细微解剖结构和显示组织学特性的能力。在发现病变，确定病变性质、位置及其与周围组织的关系方面，磁共振成像的灵敏度优于 CT。

临床应用：MRI 可消除骨质的干扰及伪影，特别适用于各段视神经病变的检测。但装有心电起搏器者、体内留有金属异物、早期妊娠（3 个月内）避免磁共振扫描。

52　如何初步判断眼球运动异常？

眼球运动的诊断眼位有 9 个，包括：第一眼位：头位端正，正前方眼位。第二眼位：上、下、右、左注视时的眼位。第三眼位：右上、右下、左上、左下注视时的眼位。检查时，9 眼位都要运动到位，还要观察双眼在各个眼位上是否运动协调。眼球水平内转时，瞳孔内缘到达上下泪点连线为内直肌功能正常。水平外转时，外侧角巩膜缘到达外眦角为外直肌功能正常。上转时，角膜下缘与内外眦连线在同一水平线上。下转时，角膜上缘与内外眦连线在同一水平线上。如果出现异常，应进一步治疗。

53　视物重影应该做哪些检查？

出现视物重影时，要注意区分重影的性质，是单眼视物重影还是双眼同时重影。若单眼视物重影，则需要进行裂隙灯、角膜地形图、眼底照相等检查排除屈光间质异常；若是双眼同时视物时重影，多考虑为眼外肌功能异常，需要进行"红镜片"检查。"红镜片"检查是在一眼前放置红色镜片，眼球向各个方向转动，根据看见的灯的颜色、灯的数目及灯的相对位置距离，判断异常眼外肌的检查。

54　外伤后出现眼红、眼痛，我们首先需要检查什么？

外伤后眼红、眼痛，需要进一步检查结膜、巩膜、角膜是否有异物、伤口、炎症等，前房是否有积血、晶状体是否异常这些病变时，最简单、基础的检查是裂隙灯检查。裂隙灯是眼科检查必不可少的重要仪器，由照明系统和双目显微镜组成，它可以通过倍率放大能使表浅的病变观察得十分清楚可以调节焦点和光源宽窄，做成"光学切面"，使深部组织的病变也能清楚显现。临床上结膜、角膜、巩膜、前房、瞳孔、晶状体可直接检查，借助各种间接眼底镜，在散瞳状态下可以观察玻璃体、视网膜等，用处十分广泛。

55　检查出玻璃体有积血，为进一步排除视网膜是否有脱离，我们需要做什么检查？

在没有仪器的情况下，如果玻璃体积血较少，可以利用眼底镜检查，眼底镜分为直接眼底镜及间接眼底镜。直接眼底镜是手持式，间接眼底镜需要配合裂隙灯或头戴式检眼镜检查，医生和患者面对面，直接通过光源看清视网膜上的血管以及视神经。可以快速有效地检查视网膜、视神经、黄斑等明显病变，是目前眼底检查的主要手段。

如果玻璃体积血明显，看不清眼底情况，想了解是否有视网膜脱离，最常用的是 B 型超声，包括黑白及彩色两种。通过扇形扫描，将界面反射回来的回声信号转变为大小不等、亮度不同的光点。众多光点构成一幅局部组织的二维声学图像。临床应用：①在屈光间质混浊和球后各种病变时，超声扫描是首选检查方法；②探查眼球、视神经、眼外肌、眶内大血管、眶脂肪以及这些结构的病变；③探查眼内异物；④各种术前例行检查，以评估眼底情况及预后；⑤视网膜脱离、玻璃体积血等诊断。

56　角膜损伤恢复后，散光情况明显增加了，用什么仪器检查？

在裂隙灯检查角膜的基本情况后，进一步明确角膜散光等情况。可以使用角膜曲率仪及 Pentacam 眼前节分析仪等。

角膜曲率仪：测定角膜前表面曲率了解角膜散光度，为验光提供参考依据。检查者通过目镜调整落在被检者角膜上的点图像，对准焦点直至图像清晰。临床应用：①判定有无散光及散光类型；②角膜术后的观察及指导角膜屈光手术；③评估角膜接触镜的佩戴效果；④定量分析角膜散光、圆锥角膜等；⑤与 A 超结合可以拟植入人工晶体度数的测算，人工晶状体植入术前准备。

Pentacam 眼前节分析仪：是使用 Scheimpflug 摄像原理，采用360°旋转的测量探头进行眼前节扫描，拍摄 25 ~ 100 张 Scheimpflug 图像，其高分辨率版本最多可获得 138 000 个高度点，最后根据测量所得数据运算得出准确的中央角膜曲率。此外还可以获得角膜的前/后表面高度的地形图、真实的屈光力图、轴向曲率图、切向曲率图、前房深度等诸多眼前节数据，这些数据可以同时评估角膜前、后表面形态，更有利于进行全面的角膜评估。临床应用：①更充分、准确地评价角膜曲率；②监测各种类型的眼部手术后角膜发生的变化；③指导角膜屈光手术的有效开展；④评估角膜接触镜的佩戴效果；⑤定量分析角膜散光、圆锥角膜等。

57　前房积血、眼压升高、晶状体部分破裂，怎么检查房角情况及悬韧带情况？

在处理眼压的情况下应该尽快排查房角、晶状体位置是否异常等情况，可以进行 UBM。UBM 属于 B 型超声波成像仪。主要用于眼前段检查。它可以在非侵入条件下，获得眼前段结构的二维图像，可以清晰地显示虹膜、睫状体、晶状体赤道部和悬韧带、后房、周边玻璃体及眼外肌止端等结构；可测量角膜直径、前房深度、晶状体厚度、相对晶状体位置、睫状突厚度、睫状体和晶状体距离、小梁网和睫状体距离、虹膜和悬韧带距离、虹膜和晶状体接触距离、房角开放距离、眼外肌厚度等。UBM 广泛应用于青光眼、眼外伤、葡萄膜疾病、晶状体疾病、角膜疾病、脉络膜等眼前节疾病。

58　看东西不清楚还变形，该行哪一项检查？

首先要排除的是黄斑病变。最常用到的检查是光学相干断层扫描仪（OCT）。它是一种高分辨率、非浸润性的生物组织成像技术。原理类似超声成像，不过是以光扫描形式获得的信息，以图形或数字形式显示，提供量化诊断指标。它以伪彩色或黑白表示组织截面，可用于解释眼部组织解剖上的改变；可以精确测量眼部组织的厚度，对某些疾病进行准确的诊断，可进行反复检查用于临床病例的观察及对手术的效果进行客观评价。分为视网膜 OCT 和眼前节 OCT。

视网膜 OCT 的临床应用：①最常用于各种黄斑疾病的诊断和观察；②视网膜神经纤维层厚度测量和视乳头立体结构的分析；③鉴别视网膜脱离和视网膜劈裂症等。

眼前节 OCT 可清晰地显示眼前段组织的病理改变，显示角膜厚度、前房深度、房角结构等。

59　如何测量视神经纤维的厚度？

测量视神经纤维厚度，除 OCT 外，还可以使用共焦激光眼底断层扫描仪（HRT）检查。HRT 可以对视盘及视神经纤维层各项参数进行测量，如视盘面积、视杯面积、盘沿面积、杯盘面积比、沿盘面积比、视网膜神经纤维层的平均厚度等定量检测，可以发现早期视网膜神经纤维层及视盘、视杯的改变。该检查准确性及可重复性较好，可以获取视盘的三维地形图，得到视盘及视网膜神经纤维层厚度的定量描述，用于地形图变化的定量分析。

　　临床应用：监测青光眼早期改变和视神经损害进展。

60　白内障手术前如何进行晶状体的测量？

　　各种类型的白内障手术，除了将混浊的晶状体取出，还要植入人工晶状体替代原来混浊晶状体的功能，不植入人工晶状体，术后将视物模糊，呈现高度远视的状态。晶状体的测量、人工晶状体度数的计算，主要是使用眼部 A 型超声检查及 IOL Master 检查。

　　A 型超声：声波探测检查，利用声学界面的回声，以波峰形式，按照时间顺序依次排列在基线上，构成与检测方向一致的一维图像。波峰的高度与回声的强度呈正比。具有测距精确、回声强弱量化的优点。临床应用：主要用于白内障手术前的眼球生物测量，特别是混浊明显的白内障。测量数据有：前房深度、晶体厚度、眼轴长度等数值。

　　IOL Master 是基于部分相干干涉测量的原理，类似 OCT 技术，利用光的干涉现象，应用具有短的相干长度的红外光线（波长 = 780 nm），被人为分成的两束独立的轴线光，沿视轴方向经角膜到达视网膜色素上皮层后反射，获得眼轴长度。一次测量可以获得眼轴长度、前房深度、角膜曲率和角膜直径等用于 IOL 计算所需的各种参数。临床应用：多用于白内障手术前的眼球生物测量。

　　Haag-Streit Lenstar LS900 基于光学低相干反射技术（optical low coherence reflectometry，OLCR）原理，采用 820 nm 波长光源发出纵向的扫描光线，对从角膜前表面及视网膜反射光的差异分析完成对眼轴长度的测量；通过测量角膜中央 1.65 mm 和 2.3 mm 的 32 个反光点来获取角膜曲率。Lenstar 可以在单次检查中一次性获得眼轴长度、前房深度、角膜曲率、角膜直径等基本数据，还可以完成角膜厚度、晶状体厚度、视网膜厚度和瞳孔大小等数据的测量。OLCR 对眼轴的测量的原理与超声测量类似，只不过它是通过光学而非声学完成的。

61 **白内障术前需要进行眼前节分析，有哪些分析仪？**

OculusPentacam 眼前节分析仪是基于 Scheimpflug 摄像原理的摄像分析系统。通过 360°摄像，拍摄 25～100 张不等的 Scheimpflug 图像，其高分辨率版本 Pentacam HR 最多可以获得 138000 个高度点，根据测量所得数据综合运算得出准确的中央角膜曲率。此外可以获取角膜的前、后表面高度地形图、真实的屈光力图、轴向曲率图、切向曲率图、厚度图、前房深度、房角图等诸多眼前节的数据，这些数据使得可以同时评估角膜前、后表面形态成为现实，更有利于进行屈光手术前、术后等评估。

CSO Sirius 眼前节分析仪是基于单 Scheimpflug 相机结合的 Placido 盘技术，它是能够显示角膜前后表面的地形图以及 12 mm 大小直径以内的角膜厚度。可以一次性测量及分析角膜的波前像差、前房深度、角膜曲率等眼前节的生物参数。Sirius 眼前节分析仪是将两种技术结合，用 Placido 盘和 Scheimpflug 技术共同获取角膜前表面数据，再用 Scheimpflug 技术获取角膜后表面数据，两者互补。

Ziemer Galilei 眼前节分析仪同 CSO Sirius 眼前节分析一样以 Scheimpflug 摄像原理结合 Placido 盘来进行数据采集，它配有双 Scheimpflug 摄像机，可以提供大于 122000 个数据点的采集，理论上它的准确性较单 Scheimpflug 摄像机准确性更高。

iTrace 像差检测仪是采用光束光路追踪技术来检查全眼像差，同时联合手持式角膜地形图仪，在基于角膜前表面上测量角膜参数，可以测量人眼的全眼像差及角膜前表面像差。

Nidek OPD-Scan III 角膜/屈光分析仪是集波前像差仪、Placido 环角膜地形图、自动验光仪、自动角膜曲率计、瞳孔计及瞳孔图仪五种功能于一体的测量仪。

62 **为什么许多手术前需要测量角膜内皮数量，有什么意义？**

角膜即人们俗称的黑眼仁的最表面组织，由五层结构构成。最内一层由角膜内皮构成。正常角膜内皮细胞为一单层扁平细胞，呈六角形、紧密镶嵌、大小均等、排列整齐，它对维持角膜透明和相对脱水状态有极为重要的作用。正常人的角膜内皮细胞密度（即每平方毫米的内皮细胞数量）是随年龄增长而减少。一般认为在 30 岁以前，角膜内皮的计数应该约在 3000～4000 个/mm？左右，50 岁的时候约在 2600～2800 个/mm？之间，大于 70 岁的老年人，正常的范围约在 2150～2400 个/mm？左右。许多疾病可以导致了角膜内皮受损，比如青光眼的高眼压状态、内眼手术（如白内障、青光眼、玻璃体切割术等）及术后的炎症、角膜内皮的自身炎症都会一定程度导致角膜内皮细胞的丢失。丢失如果比较严重，会引起角膜内皮失代偿，出现角膜持续性水肿、角膜大疱并发症，对视力影响很大，甚至严重的可能需要进行角膜移植。所以术前了解角膜内皮的功能状态机数量对提高手术安全性、筛选高危角膜患者都具有重要意义。

角膜内皮细胞计数仪是眼科常用仪器，角膜内皮显微镜通过对角膜进行拍摄照片可以一次性获得角膜内皮细胞的大小、形状、细胞密度及细胞的转变过程，同时对内皮细胞的形态改变也可以做深入的了解。

63　什么是眼底荧光血管造影检查？有什么意义？

荧光素眼底血管造影（fundus fluorescein angiography，FFA）是常用眼科检查手段。利用荧光素钠做为造影剂经前臂静脉快速注入，进入眼底血管，然后通过一组滤色片的眼底摄影机，连续拍摄眼底血管外染料轮回时接收激发光线发射出的荧光形态，以察看视网膜上的血管动态变化的过程，得到眼底血管的微细结构和微轮回的变化。

临床应用：用于眼底疾病，如视网膜动脉阻塞、视网膜静脉阻塞、糖尿病性视网膜病变、视神经病变及黄斑部病变等的诊断。用于了解视网膜循环的时间、充盈状态、视网膜内、外屏障有无损害、视网膜血管结构有无异常、视网膜色素上皮的损害以及进行视神经疾病的研究。

64　眼底荧光血管造影检查需要特殊准备吗?

荧光造影之前一定要详细询问是否有无过敏史,仔细检查全身及眼部情况。严重的心、肝、肾疾病、眼部屈光间质混浊者看不清眼底的不宜造影。检查前需要控制好血糖及血压。荧光造影需要散瞳检查,检查前询问有无青光眼病史,青光眼、浅前房的患者不建议散瞳检查。瞳孔过小,无法散开瞳孔的患者也无法进行荧光造影检查。荧光造影检查后会出现皮肤及小便黄色,这是正常现象,无须担心,多饮水,一般3天后可好转。

65　得了老年性黄斑病变,近期出现视力急剧下降、视物变形的情况,需要进行什么检查?

老年性黄斑病变是与年龄相关的致盲的眼病之一。在发达国家是65岁以上老年人致盲眼病中最常见的原因。引起急性视力下降的是渗出性黄斑病变,主要是脉络膜血管侵入视网膜下形成新生血管的病变。除了前面提到的 OCT 检查外,联合荧光造影是确诊的最主要检查手段。联合造影是指 FFA 联合吲哚菁绿造影(ICGA)。FFA 主要检查视网膜血管相关眼底改变,而 ICGA 主要针对脉络膜血管相关眼底改变。ICGA 检查包括高速照相、录像、激光和屏障滤光片、计算机处理和储存的多功能系统组成。激光滤光片需去除波长为 700 ~ 730 nm 的光线,使 805 nm 的激发光线通过,屏障滤光片能去除 850 ~ 1000 nm 的光线,使 835 nm 的光线通过,滤光片光谱重叠低于 0.5% 。摄像机进行实时录像并记录于录像带。ICGA 主要用于脉络膜、视网膜色素上皮、黄斑下新生血管膜、某些视网膜疾病的诊断和鉴别诊断。

66　吲哚菁绿血管造影与荧光素眼底血管造影能够替换吗?

由于色素上皮细胞内的色素、脉络膜色素本身对大分子物质屏障作用、脉络膜循环时间短暂、脉络膜血管从内向外分为大、中、小3层,荧光素钠会很快从开窗的脉络膜毛细血管渗漏出来，形成朦胧的背景荧光，所以对脉络膜疾病的观察不清楚。ICGA 由于吲哚菁绿与血浆蛋白的结合率高，几乎不从脉络膜开窗的毛细血管中漏出，对视网膜下新生血管膜的检查，与 FFA 相比较，具有更高的发现率，而且可以显示新生血管膜的全部大小、指导视网膜光凝、监测新生血管膜的复发，所以 ICGA 对脉络膜病变优于 FFA，但是对视网膜循环情况由于脉络膜背景荧光的影响，只能对视网膜大血管进行观察，其影像远不如 FFA 清晰，因此不能相互代替。所以对于脉络膜疾病，同时行 FFA 及 ICGA 可以互相弥补不足，在对疾病的诊断、治疗上具有更重要意义。

67　如果因为药物过敏或身体情况不能行眼底荧光血管造影检查，有什么检查可以替代？

血管造影对身体及眼部都有一定的要求，造影前需要控制好血压、血糖。严重肾功能不全、支气管哮喘的患者也不建议此项检查。所使用造影剂需要做皮试，如果因为药物过敏或身体原因不能行眼底血管造影检查，但是又需要进一步知道疾病的发病情况及治疗疗效，我们可以选用 OCTA。OCTA 即光学相干断层扫描血管成像，是一种非侵入性的新型眼底影像检查技术，可快速、有效的高分辨率识别视网膜及脉络膜血流运动信息，对活体组织的视网膜、脉络膜微血管循环进行成像。在正常视网膜、脉络膜血管改变及疾病的管理随访和治疗效果检测等方面具有独特优势。主要用于各种黄斑部病变、视神经病变的检查。具有高效、无创等特点，但是因为检查范围的局限性，不能用于检测周边视网膜。

（编者：杨永升　罗金花　陈子扬）

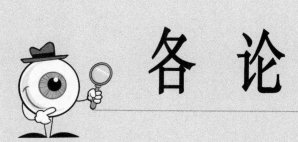

各论

第三章　眼眶疾病

眼睛是心灵的窗户，我们都知道眼睛的重要性。大脑中约有 80% 的知识都是通过眼睛获取的，读书写字、看图赏画、看人物、欣赏美景等都要用到眼睛。人的眼睛近似于球形，就位于我们的眼眶内。

68　眼眶是什么?

眼眶是一个向前开口的骨性深腔，眶的上方是颅前窝，内侧是鼻腔和筛窦，下方是上颌窦，外侧由后向前依次是颅中窝和颞窝。眼眶内有眼球及其相关的肌肉、神经和血管组织。眼眶也是神经和血管从颅内到面部的重要通路。

69　如果眼眶出现疾病，常见的症状有哪些?

眼眶疾病常见的症状有：红肿、突眼、刺痛。

眼眶病是眼科中比较严重的一种病，这种病变不仅发生在眼睛内，也会在眼睛以外的部位发病，有些疾病还与脑科、耳鼻喉科互通，有着密切的关系。

70　什么原因会引起眼眶疾病?

不同的病变部位和性质导致眼眶疾病的临床表现错综复杂，主要的发病原因有以下几方面。

（1）邻近部位尤其是副鼻窦炎引起炎症病变的蔓延。

（2）眼眶外伤或手术后感染等引起眼眶组织本身的感染。

（3）由败血症、菌血症、脓毒血症等全身感染所引起。

71　常见的眼眶疾病有哪些？

眼眶疾病有多种疾病表现，常见的分为五类：第一类是炎症性疾病，主要包括眶蜂窝织炎、炎性假瘤等；甲状腺疾病在眼眶部也可以表现出相关的特异性病变（即甲状腺相关眼病或 Graves 病）。第二类是血管性疾病，由于眶部血液循环非常丰富，所以病变会形成动静脉瘘，或者是静脉曲张等。第三类是眼眶肿瘤，此类发病率较低，但肿瘤的类型比较多，主要包括神经鞘瘤、海绵状血管瘤、皮样囊肿、脑膜瘤、横纹肌肉瘤等。第四类是外伤，外伤比较常见，包括眼眶的骨折、出血，眼眶内有异物等。第五类是先天性异常，主要包括眼的皮下囊肿和表皮囊肿。综上所述，眼眶的疾病是非常复杂的。

72　如果发生了眼眶疾病，需要做哪些检查呢？

发生眼眶疾病就诊时，医生会详细询问您的病史，包括发病急缓、病程长短及进展情况，是否患有甲状腺相关性免疫眼眶病或鼻窦病，有无外伤及其他全身疾病等。根据您的具体情况可能进行以下检查：

（1）检查眼球突出度、触诊、搏动和眶周等其他改变。

（2）影像学检查，包括眼眶及头颅 X 线检查、眶血管造影、颈内动脉造影、眼 B 超检查、CT 扫描及 MRI。

（3）组织病理学检查。

（4）化验检查，如甲状腺功能检查、癌胚抗原检查及血常规检查等。

73　一旦得了眼眶疾病，怎么治疗呢？

眼眶疾病如何治疗还要根据病变性质而定。一般来讲，炎症性的疾病主要用抗生素或糖皮质激素治疗。眼眶外伤早期主要是控制出血，预防感染，去除异物或死骨片等；后期遗留畸形者，可作矫形手术。眼眶肿瘤的治疗主要看它的性质，如果是良性肿瘤只做肿瘤摘除；但恶性肿瘤除了做较广泛的清除手术，术后还需酌情进行化疗和/或放疗。由全身疾病或邻近组织病变向眼眶蔓延而引起的病变，除了眼部对症处理外，重点应对原发疾病进行积极治疗。

总之，眼眶病的治疗要根据具体情况，灵活地给予治疗才能获得满意效果。

74　眼眶疾病需要做手术吗？

眼眶病如果出现以下情形，则需要进行手术治疗：

（1）眶蜂窝织炎，炎症化脓局限可以切开引流，但手术不宜过早。

（2）炎性假瘤药物和放疗不能控制或反复发作严重威胁视力者，可考虑手术切除。

（3）甲状腺相关性免疫眼眶病严重病例，行眼眶减压术。

（4）眼眶血管性病变保守治疗无效时可考虑手术切除。

75　什么是眼眶炎性假瘤？病因及临床表现又如何？

眼眶炎性假瘤是发生于眼眶组织的特发性、慢性增殖性、非特异性炎症病变，因其外观肿起看似肿瘤而得名，约占眼眶疾病的7%，也是眼球突出的常见原因。

本病病因假说主要包括创伤、感染以及自身免疫功能异常等，目前更倾向于自身免疫疾病，但真正的病因和发病机制尚不十分明确，可发生于任何年龄，40岁以上男性较为多见，可单眼或双眼发病。

从症状表现来讲，患者可出现不同程度的眼球突出、复视、眼睛红肿疼痛、眼球运动障碍等症状，若病变累及视神经，眶尖部视神经受压，血液循环障碍，则可引起视力减退甚至丧失，部分患者还可见上睑下垂。

76　如何治疗眼眶炎性假瘤？

目前眼眶炎性假瘤的治疗主要以糖皮质激素为主，但长期使用糖皮质激素不良反应较大，且易复发。此外还有联合或单用免疫抑制剂、生物治疗、放疗及手术等多种治疗方法，但疗效不一且各有其局限性。

中医将本病归属于"突起睛高""鹘眼凝睛"的范畴，早在宋元时期就有记载。相对于西医短期效果突出的特点，中医治疗本病则具有长期效果显著的优势，临床很多病例都是在西医反复糖皮质激素治疗不理想的情况下采用中医疗法治疗的。中医根据本病的发生发展特点，辨证用药治疗，再结合西医常用疗法，能有效减少糖皮质激素等药物的不良反应，提高患者机体免疫力，减少复发，有效控制病情进展，减轻患者痛苦。故采用中西医结合治疗眼眶炎性假瘤有优势！

77　中医如何治疗眼眶疾病？

中医根据辨证施治原则进行治疗：热毒盛者应清热解毒，方用五味消毒饮合黄连解毒汤加减（金银花、野菊花、蒲公英、紫花地丁、紫背天葵子、黄连、黄柏、栀子、黄芩）；虚寒者宜补虚散寒，方用阳和汤（熟地黄、鹿角胶、肉桂、麻黄、白芥子、姜炭、生甘草）；阴虚内热者宜滋阴清热，方用清骨散（银柴胡、胡黄连、秦艽、鳖甲、地骨皮、青蒿、知母、甘草）；气血两亏者宜补气养血，方用八珍汤（人参、白术、茯苓、当归、川芎、白芍、熟地黄、甘草）。另外，一些抗肿瘤中草药临床使用效果不错。

78　如何预防眼眶疾病？

（1）保护眼睛，避免发生眼眶外伤。

（2）注意面部卫生，纠正挖鼻孔、拔鼻毛等不良习惯。

（3）当鼻、唇、脸颊部发生疖肿时，切忌挤压或滥行手术。

（4）眼科体检时常规行眼 B 超检查，以便筛查普通眼科检查不能发现的眶内病变，提高早期发现率。

（5）伴有全身其他疾病，如败血症、脓毒血症等应积极治疗原发病。

（6）眼眶疾病预防的关键是早期发现、及时治疗，这样可以避免病变逐步发展对眼球功能造成不可逆性损害。

（编者：杨永升　祁怡馨　陈子扬）

第四章　眼睑、结膜及泪器疾病

随着年龄的增长，眼部会发生很多衰老变化，首先，从外观上最容易看到的是眼部皮肤松弛，眼睑下垂，眼袋增生，其次是会出现泪道肌肉松弛等改变，引起流泪等。此外，很多眼科疾病的发病率也增高，如眼睑黄色瘤、睑内翻和倒睫等。

第一节　眼睑疾病

眼睑是包裹保护眼球的最外层组织，同时有屏障保护作用、润滑作用和美观作用。老年人的眼睑松弛，容易有睑内翻、倒睫、沙眼、眼睑和结膜松弛、流泪等症状。并且由于老年人免疫力弱，容易引起感染和炎症。

◎ 睑缘炎

79　烂眼边是怎么回事？

睑缘炎俗称"烂眼边"，是老年人十分常见的眼睑疾病。老年人由于卫生习惯、免疫力异常等原因，好发此病。睑缘炎常由细菌、皮脂沉积和过敏反应所引起。睑缘炎影响的人体组织包括眼皮皮肤、睫毛、毛囊和眼结膜等结构。睑缘炎常为慢性炎症，长期不愈，或者反复发作。严重损害老年人的眼部健康。

80　什么体质的人容易患烂眼边?

烂眼边是老年人常见的眼病,过敏体质的人、卫生习惯不好、眼边周围感染螨虫的人、糖尿病、高龄、免疫力低下、体质虚弱的人,还有发生过敏反应和皮肤感染的患者,都容易得烂眼边。

老年人是烂眼边的好发人群,这就要求老年人更加要注意用眼卫生,避免过度用眼,均衡营养。

另外特别要注意外伤的患者。外伤患者皮肤涂碘酊或酒精消毒后,若消毒剂接触眼睑和内外眦部位,也容易发生睑缘炎。

81　睑缘炎分为几种类型?

睑缘炎分为鳞屑性睑缘炎、溃疡性睑缘炎、眦部睑缘炎三种。鳞屑性睑缘炎:眼皮部位覆盖大量碎屑样脱皮;溃疡性睑缘炎:是最严重的睑缘炎,容易留下后遗症,不易彻底治愈;眦部睑缘炎是常发生在眼角,是一种常见的睑缘炎。

82　眼皮出现皲裂脱皮的毛病是什么疾病?

这是鳞屑性睑缘炎的表现。鳞屑性睑缘炎是指眼睑皮脂腺及睑板腺分泌旺盛,以致皮脂溢出而发生轻度感染。顾名思义,就像是脱落的鳞片一样的形态,类似皮肤皲裂脱皮的样子,内分泌失调,吸烟酗酒、喜食辛辣油腻、血脂异常、环境污染、化妆品的使用、感染、屈光不正以及视疲劳等都会引起眼睑皮脂溢出,导致鳞屑性睑缘炎。

83　鳞屑性睑缘炎有哪些症状?

主观症状包括刺痛、干燥感、眼痒难忍等;医学检查可发现睫毛和眼皮上有大量像头皮屑一样的鳞屑,鳞屑脱落后暴露充血水肿的眼睑组织,但是没有溃疡和化脓等情况,睫毛容易脱落,但是脱落后还能够再生,所

小眼睛　大健康

以严重程度较轻。

84　鳞屑性睑缘炎如何治疗？

鳞屑性睑缘炎的治疗包括去除鳞屑为主，可以用棉签蘸抗生素眼药或温生理盐水去除鳞屑，去掉过剩的眼睑皮脂腺分泌物，疏通睑板腺开口，使睑板腺排泄通畅，然后睑缘涂红霉素眼膏。另外，还需要从根本上改善生活习惯，戒烟忌酒，保护皮肤，杀灭螨虫，避免一切刺激因素，佩戴眼镜矫正屈光不正，以避免视疲劳揉眼，并且要注意营养，提高身体免疫力。对于过敏体质的人群，不要在家里养小猫小狗等宠物，避免过敏及感染。

85　眼皮分泌物很多，结疤，痒痛，一擦还出血，是什么疾病？

这个症状可能是患了溃疡性睑缘炎。溃疡性睑缘炎比较严重，表现为睑缘皮脂腺分泌物较多，粘住睫毛，如同一束束毛笔一样的形态，常由一种叫作金黄色葡萄球菌的细菌感染引起。如果擦掉痂皮，可以看到深部皮肤流血破溃，伴有小坑样的溃疡和脓包。这个疾病比鳞屑性睑腺炎凶险，可损害皮脂腺及毛囊，导致睫毛脱落，不再生长，或引起睫毛乱生、倒睫，进而引发角膜炎，角膜白斑而影响视力。

86　溃疡性睑缘炎的治疗方法有哪些？

溃疡性睑缘炎治疗相对困难一些，需要每天去除痂皮，对于患病部位的睫毛需要及时拔除，然后清洁睫毛根部，涂抗生素眼膏，必要时联合使用含糖皮质激素抗炎眼膏防止感染。注意通风、锻炼，多喝水，避免辛辣刺激上火的食品，勤洗手，勿揉眼。

87　外眼角红肿痒痛可能是什么眼病？病因有哪些？

外眼角红肿痒痛可能是眼角部位发炎的疾病，多为眦部睑缘炎。由摩

－阿双杆菌感染和维生素 B_2 缺乏等因素综合引起。

88　眦部睑缘炎有哪些表现?

此病表现为眼角干燥刺痒、异物感、红肿,越揉越重,甚至皮肤充血糜烂,脱皮出血等疾病。

89　眦部睑缘炎如何治疗?

眦部睑缘炎的治疗首先需要改善眼部健康状况,提高自身免疫力,注意锻炼,勤洗手,注意卫生,杀灭螨虫。局部滴用抗生素眼药水及眼膏,必要时使用含糖皮质激素抗炎眼膏涂擦患病部位。

◎ 螨虫症

90　眼睛瘙痒不适,眼干眼红,睫毛上眼屎很多,是什么疾病?

这种情况可能是睫毛根部感染了螨虫。

很多老年朋友在生活中由于环境潮湿,床上用品清洁晾晒消毒不到位,滋生大量螨虫,称为"蠕形螨",这些螨虫可侵入眼睫毛根部皮肤下,引起睑缘炎。蠕形螨性睑缘炎不是单纯的睑缘炎和结膜炎,而是一种更加顽固、容易反复迁延不愈的疾病。

91　什么是蠕形螨睑缘炎?

蠕形螨睑缘炎的病原体是一种称为蠕形螨的螨虫。这种螨虫主要侵犯眼睑缘皮肤、睫毛毛囊、睑板腺和皮脂腺部位,引起反复发作的慢性炎症性眼病。

92　为什么会得蠕形螨睑缘炎?

蠕形螨中,毛囊蠕形螨和皮脂蠕形螨两种可寄生于人体。其中,毛囊蠕形螨一般寄生在睫毛的毛囊之中,常常多条群居,经常在一两根睫毛之中检测到多条蠕形螨，多者可达 10 ~ 20 条。而皮脂蠕形螨常常独居于皮脂腺和睑板腺之中。

正常人体皮肤毛囊中也可偶尔检测出蠕形螨，所以并不是有一条螨虫就惊慌。但如果多条螨虫集聚于睫毛根部，甚至引起反复眼睑红肿充血、分泌物增多，那可能是对螨虫过敏，这种情况就需要进行相应治疗。

93　蠕形螨睑缘炎可导致哪些症状?

蠕形螨睑缘炎多可导致两侧眼部反复发作的睫毛脱落和睑缘红肿症状。病程一般呈现慢性迁延不愈，睑缘红肿、眼干、眼痒和分泌物增多。最严重者可伴有反复睫毛脱落甚至引起角膜炎。

94　蠕形螨睑缘炎和沙眼是一回事吗?

蠕形螨睑缘炎不是沙眼。沙眼是一种由沙眼衣原体感染导致的眼睑疾病，常常引起倒睫、睑内翻、泪囊炎甚至睑球粘连。而蠕形螨睑缘炎则主要引起睑缘炎、结膜炎和过敏反应，两者的症状不同，治疗方案也不同。沙眼需要杀灭沙眼衣原体，并修复眼睑、结膜结构；而蠕形螨睑缘炎需要杀灭螨虫治疗。

95　蠕形螨会传染吗?

蠕形螨会传染，常常通过接触而传播，常见的传播途径是通过自身或家庭成员共用毛巾、床上用品等造成蠕形螨交叉感染。因此，为了杀灭蠕形螨，改进卫生条件，改善生活习惯和注意家居环境很重要。

96　蠕形螨睑缘炎如何治疗?

含有茶树油的婴儿香波是有效抑制蠕形螨的治疗方案，每天 2 次应用茶树油洗眼液清洗睫毛根部能够有效缓解蠕形螨睑缘炎，并且能够减轻炎症，一举两得。另外，市面上一些专业眼部清洁液也可以有效治疗螨虫。

中医中药，也对蠕形螨睑缘炎有很好的治疗效果。

◎ 眼睑结膜结石

97 眼皮磨痛不适是什么疾病?

这种情况可能是发生了结膜结石。结膜结石并不是异物或钙化引起，更不属于肿瘤，而是眼结膜上皮细胞和分泌物高度浓缩形成的结合物。结膜结石常见于中老年人，慢性结膜炎或沙眼的患者更加好发。

98 眼部结石需要做手术吗? 需要住院吗?

眼结膜的结石并不需要住院做手术。较小的深层结石，没有磨涩症状的话可不予处理，平时多做热敷疏通睑板腺开口，能够缓解眼干涩症状。如果结石较大，甚至摩擦眼角膜而引起角膜损伤的话，就需要进行一种小治疗，挑取眼结石。一般治疗在门诊即可完成，由有经验的护士来进行操作，并不需要住院进行手术。非常浅表的结石甚至不需要点表面麻醉药，如果是比较深层的或眼角部位神经末梢丰富的部位，可先点表面麻醉药再挑。

99 结石处理后还会复发吗?

由于结石是眼结膜组织缓慢凝聚形成的，因此即便进行挑出处理，也有可能再次复发，甚至需多次取出。需要注意的是，如果结石非常多，比如沙眼引起的结石就很多，这种情况一次处理可能不能完全取干净。一般一次治疗只取出表面直接摩擦眼角膜和结膜的结石，而深层不影响的结石暂不处理，这样过段时间可能需要多次挑出。两次取结石之间需要间隔一段时间，比如一个月到两个月，少数患者需要做两三次取结石。但结石并不像睫毛那样快速生长，所以不需要太频繁取，对于很严重的结石一般也只取 2~3 次，如果太频繁反复进行眼睑结膜的刮擦，有可能反而使眼睑结膜产生疤痕，加重磨眼症状。

100　结石和脂肪粒一样吗？

结石和脂肪粒都是由于皮脂腺分泌物积聚而形成的，而结石长在眼睑、结膜和眼角的部位，而脂肪粒则长在眼皮和皮肤外侧，脂肪粒常见于中青年皮脂分泌旺盛的群体，而眼睑结膜结石全年龄段都可发生，老年人更多一些。

101　眼角部位可以生结石吗？

眼角部位确实也可以生结石。这个部位医学上称为"泪阜"，类似动物三角形眼睑的第三条边，而人类的这个组织有所退化，所以这一部分完全可以长结石。老年人除了结石之外，还常见泪阜肥大，表现为眼角的皮肤黏膜组织肥厚，引起功能性溢泪。

102　如何预防眼结石？

首先需要治疗慢性结膜炎。对于老年人，慢性结膜炎常常合并睑缘炎、螨虫症等，所以需要全面注意个人卫生，清洗睑缘，杀灭螨虫，避免揉眼、反复使用卫生纸擦眼等不良习惯。一旦发生慢性结膜炎，需要至正规医院就医，切勿自行购买眼药水，如果点错眼药水，可能反而加重病情，损伤眼角膜，甚至失明。

◎ *睑腺炎*

103　眼皮上肿了个包，一碰还很疼，这是怎么回事？

这种情况最常见的原因就是睑腺炎，俗称"麦粒肿"或"针眼"，是眼睑组织的急性炎症，常由细菌引起。中医学中这个疾病和"火邪"有关。麦粒肿可逐渐增大，最严重者可转化为眼眶蜂窝织炎。

麦粒肿有内麦粒肿和外麦粒肿之分。内麦粒肿长在眼睑结膜位置，不太大的内麦粒肿外观难以发现，翻开眼皮后才能清楚发现。而外麦粒肿长在眼睑皮肤面，比较容易发现，是睫毛根部皮质腺体的细菌感染性炎症。

无论是内麦粒肿还是外麦粒肿，都有红、肿、热、痛等表现，严重者还会发生耳前淋巴结肿大、疼痛、怕冷和发热等症状，化验检查可发现血白细胞增高等改变。

104　为什么老年人容易患针眼?

因为随着年龄增长，身体的免疫机能、屏障功能和自我调节能力也下降，这样就更容易出现针眼的症状。再加上辛辣刺激的饮食，年轻人身体调节能力较强，容易适应，而对老年人则更容易引发身体剧烈的不适，而导致针眼。尤其是 70 岁以上，患糖尿病等慢性疾病的老年人，常常患有顽固性针眼。另外，如果溃疡反复不愈，要排除恶性肿瘤。

105　针眼如何治疗呢?

很多人在患针眼后立即热敷和按摩，结果病情越来越重。事实上，这种做法是不可取的。早期炎症扩散期建议做早晚各 5 分钟冷敷，这样能最大程度减轻炎症反应，防止炎症水肿扩散，更不应该用手挤压，这样能够使炎症范围更大，并且还有发生颅内感染转移的严重风险。

正确的治疗方式是早期先冷敷，3 ~ 4 天后进行热敷，患处涂抹抗生素眼药膏。如果炎症十分剧烈，则应至医院就诊，必要时可使用含糖皮质激素的眼膏，如妥布霉素地塞米松眼膏，快速遏制炎症，改善症状。但含糖皮质激素的眼药膏不建议自行购买使用，防止激素引起的青光眼、白内障等并发症。此外，中医疗法耳尖放血泻火也是十分有效的早期治疗措施。脓肿形成后，可至医院采取切开排脓等疗法，快速消除脓肿。切忌自己挤压。

106　针眼是否可以自愈?

一般抵抗力较强，感染不严重的老年人，针眼是可以自愈的，这是由于一般身体的免疫力战胜了外界的病菌。但伴有发热、寒战、血象升高的患者则难以自愈，甚至有感染扩散的风险，这种情况一定要到医院诊治。

107 针眼如何预防呢?

(1)针眼的预防,卫生是第一位。很多老年朋友喜欢用一块旧毛巾每天反复使用而不清洗消毒,这样是不可取的,还有一些人喜欢用淡盐水甚至口水洗眼,这也是不科学的做法,因为外界的细菌和病毒容易通过眼结膜而感染人体,而盐水的浓度和卫生情况都对眼部健康有很大隐患,口水就更加不卫生。

(2)饮食要营养健康,老年人注意补充一些瓜果蔬菜,对眼部和全身的抗病能力大有改善。有便秘的老年人需要解决大便不畅问题,解决后对针眼的治疗和预防有帮助。

◎ 霰粒肿

108 什么是霰粒肿?

霰粒肿是眼皮长的无痛性肿块,是一种常见的眼睑疾病,麦粒肿和霰粒肿都是眼皮的肿块,然而其发病机制差异很大,霰粒肿并不是炎症感染,而是由于睑板腺不够疏通,导致眼皮中该排出的腺体分泌物难以排出,进而引起囊肿形成,少数人会同时或先后双眼长很多个霰粒肿。

109 霰粒肿需要手术治疗吗?

霰粒肿是一种非感染性囊肿,这种疾病并不需要大量抗生素治疗,而是可以通过疏通睑板腺和热敷进行改善。如果改善有限或无效,则应考虑手术。老年人的霰粒肿比较特殊,反复发生的、局部充血明显的、伴有黑色素沉着的霰粒肿,需要在术中进行病理检验,以和恶性肿瘤鉴别。眼睑恶性肿瘤一定要早期行根治术,避免转移并威胁生命。

110 如果不手术,有其他治疗霰粒肿的方法吗?

一般不耐受手术或者没有手术意愿者可考虑保守治疗,保守治疗也是行之有效的治疗方法。霰粒肿保守治疗的方法一般通过中药热敷联合药膏外敷眼睑，配合局部按摩治疗，坚持治疗往往能够取得较好的疗效。另外，要注意均衡营养，避免大量摄入油脂，并且需要加强户外活动，增强新陈代谢能力，不仅对身体有好处，还能够预防和治疗霰粒肿。

◎ 眼眶蜂窝织炎

111　什么是眼眶蜂窝织炎？

眼眶蜂窝织炎，又称眼丹，是一种非常凶险危急的眼科急症。眼眶蜂窝织炎常常由于睑腺炎炎症扩散导致。眶蜂窝织炎的红肿范围比麦粒肿大得多，常常引起眼皮肿甚至整个脸肿。眼皮的浅层和深层中间有一层纤维板隔断，这层纤维板我们叫作眶隔。一般侵犯眼眶眶隔之前成为眶隔前眶蜂窝织炎，如果侵犯眶隔后则称为隔后蜂窝织炎。

112　眼眶蜂窝织炎如何治疗？

隔前蜂窝织炎相当于一个大面积的睑腺炎，治疗原则同睑腺炎。而隔后蜂窝织炎显然比隔前蜂窝织炎的危害大很多，因为眶隔之后临近眼睑海绵窦，血管丰富，细菌如果侵入海绵窦则很容易蔓延至脑内引起生命危险。尤其是老年人，由于身体免疫力较差，后果将比年轻人更加严重。因此，隔后蜂窝织炎需要立即应用全身敏感抗生素治疗，如果发生昏迷、脱水、高热等症状需要全身对症支持治疗。

113　眼眶蜂窝织炎如何进行中医调护？

眼眶蜂窝织炎是急性细菌性感染疾病，抗生素治疗是首先需要考虑的。在有效治疗的基础上可以加用中医治疗，增加疗效，缩短病程，减轻并发症。应用清热解毒中药和扶正祛邪中药，增强身体的免疫力，禁忌烟酒，忌食辛辣油腻。

◎ 眼睑肿瘤

114　眼睑肿瘤有哪些?

眼睑肿瘤有很多种，主要包括眼睑基底细胞瘤、鳞状细胞瘤、基底细胞癌、皮脂腺癌、鳞状细胞癌、转移癌等。

115　眼睑肿瘤是良性还是恶性?

眼睑肿瘤 80% 属良性，20% 属恶性，良性肿瘤以囊肿或基底细胞瘤较多见，恶性则基底细胞癌多见。老年人尤其需注意有恶性可能。眼睑肿瘤的形态对判断是否恶性意义很大。一般，乳头状生长，生长缓慢，肿瘤和正常组织之间有分界的以良性居多。而侵袭性生长、生长突然加快，出血、反复发生，快速蔓延的是恶性的表现。良性和恶性的鉴别十分重要，如果肿瘤逐渐生长，一定要到正规医院眼科就诊，必要时做切除活检，以免耽误治疗时机。

◎ 眼睑闭合不全

116　眼皮闭不牢是什么疾病?

眼睑又称眼皮，眼皮闭合不全，又称兔眼，是指闭眼时双眼眼睑留有缝隙的一种疾病。可先天发生，也可发生于甲状腺相关眼病、眼部肿瘤、炎症、手术、外伤及其他情况下。发生眼睑闭合不全对眼睛有很大影响，这主要是因为眼睑闭合不全导致角膜长时间暴露在空气中，从而导致角膜炎、角膜糜烂，甚至角膜白斑等。

117　眼皮闭不牢如何治疗?

眼皮闭合不全需要根据原发病来治疗。如果眼眶有肿瘤，需行手术治疗，如果是甲状腺相关眼病，可采取眼眶减压术或眼睑矫正术治疗，如果已经存在角膜炎症病变，则需要涂眼膏、抗炎等对症治疗。若比较严重也可以采用暂时性眼睑缝合治疗。

◎ 倒睫和睑内翻

118 什么是倒睫？

正常的上、下睑睫毛应充分伸展且指向前方，排列整齐，不与黑眼珠（角膜）接触，能阻挡灰尘、汗水等侵入眼内；当一部分或者全部睫毛向后摩擦角膜，则引起眼痛、流泪和异物感，严重者可导致结膜充血、角膜浅层混浊、角膜缘新生血管、角膜上皮角化，甚至可引起角膜溃疡。这种现象，西医称之为"乱睫"或"倒睫"，中医称之为"倒睫拳毛""倒睫拳挛"等。正如《眼科金镜》所言："倒睫拳毛之症，由弦紧皮松，故拳毛倒入刺睛，沙涩难开，扫成云翳，眼胞赤烂，痒而兼疼。"

119 引起倒睫的原因有哪些？

倒睫是指睫毛向后生长，乱睫是指睫毛不规则生长。引起倒睫的原因很多，最常见是沙眼，还有睑缘炎、睑腺炎、化学性损伤、睑内翻等。乱睫可由先天畸形引起。《证治准绳·七窍门上》云："倒睫拳毛，眼睫毛倒卷眼中央是也。"其病因多责于风热寒湿之邪内侵，脏腑功能失调以致胞睑失养。对于老年人，最常见的原因是睑内翻。

120 倒睫也可致盲吗？

很多患者自觉眼睛里有异物、疼痛、流泪，就认为这是干眼，到医院开滴眼液时，医生说这是睫毛在作怪后，有些患者要求医生帮忙拔出睫毛，有些则回到家中自行将睫毛拔出，不愿接受正确的治疗。这种现象说明了一个问题：大部分患者没有把这组症状看作是病，认为只要解除疼痛感、异物感就可以了，没必要治疗。很显然，这是错误的观点。

若不予治疗，使之长期与角膜摩擦，可致角膜上皮脱落。角膜上皮是抵御病原微生物侵袭的第一道屏障，如果角膜上皮受损，容易发生微生物感染，若继发感染，可发展为角膜溃疡，溃疡愈合后，根据溃疡深浅程度不同，而遗留厚薄不等的瘢痕，如波及角膜前弹力层或基质层，则易形成角膜斑翳或角膜白斑，使角膜失去透明性，继而引起视力下降，严重者可致盲。

可见，倒睫虽是小病，但不容忽视，可导致眼球不适，影响视物，降低生活质量，令人心烦，甚至致盲。因此，正确认识倒睫及其危害是十分必要的。

121　倒睫该如何治疗呢?

倒睫的治疗方式包括倒睫拔除治疗，倒睫电解治疗，睑内翻倒睫手术等。

倒睫拔除治疗是直接拔除倒睫毛的疗法，一般适合老年不耐受手术的患者以及偶然睫毛倒长的患者，优点是简便，缺点是复发率高。倒睫电解治疗能够破坏毛囊，比倒睫拔除治疗的复发率小一些，但需要麻醉及相应的设备。手术治疗是较为彻底的方法，对于老年性痉挛性睑内翻倒睫尤其适合，而对沙眼、睫毛乱生等情况引起的倒睫则疗效较差。

中医治疗则分为内治与外治。内治常以健脾益肾为法，外治法有擿洗法、三棱针点刺法、膏药紧致法等，如《山居方》云："眼毛倒睫，拔去拳毛，用虱子血点数次，即愈。"由于西医治法操作简便且立竿见影，中医外治法已逐渐退出临床舞台。

122　睑内翻是什么疾病?

睑内翻是指眼皮向内卷曲的疾病，常常因发生倒睫而被发现。婴幼儿可发生先天性睑内翻，老年人常发生机械性睑内翻，外伤、化学腐蚀等疾病也会引起睑内翻，几十年前流行的沙眼，也可引起睫毛乱生睑内翻。

123　睑内翻如何治疗？

睑内翻的治疗需要根据具体情况选择。先天性睑内翻可通过埋线手术或全切手术治疗，老年性睑内翻常通过全切手术治疗，而沙眼性睑内翻则难于手术，常采用拔倒睫、粘贴眼睑、涂眼膏等办法缓解症状。

◎ *睑外翻*

124　睑外翻是什么疾病？危害如何？

睑外翻是指眼皮边缘离开眼球表面，向外翻转的异常状态。睑外翻有轻有重，轻者睑缘离开眼球，造成眼部干燥不适，而重者白眼珠长期暴露在空气中闭不拢，导致睑裂闭合不全，甚至可引起暴露性角膜炎失明。

125　为何会出现睑外翻？

睑外翻的原因很多，主要有以下五类：先天性睑外翻、瘢痕性睑外翻、老年性睑外翻、麻痹性睑外翻、痉挛性睑外翻。

老年人常发生老年性睑外翻和麻痹性睑外翻。老年性睑外翻多见于下眼皮，内侧眼睑皮肤松弛，眼轮匝肌功能减退引起，伴有溢泪、结膜红肿等症状。麻痹性睑外翻是由于面瘫导致，单侧，常伴有流泪症、口眼偏斜，眼轮匝肌无力，下睑多见。

126　睑外翻如何治疗？

对于瘢痕性睑外翻和老年性睑外翻，需要进行手术治疗恢复眼睑位置。而对于麻痹性睑外翻以恢复面神经功能为主，如针灸、拔罐、神经营养药物治疗等，无效时可行睑缘缝合术或涂眼药膏保护角膜。

◎ 眼部美容

127 双眼皮或祛眼袋术后眼睛怕光、睁不开是什么疾病？如何治疗？

　　双眼皮和祛眼袋手术是中老年朋友经常进行的手术方式，正常情况下可以更加美观，然而，眼睑组织有其自然生长发育和衰老的规律和生物力学性质，一旦外观改变之后，随之而来的是生物力学改变和疾病的发生。

　　首先，眼皮和眼袋术后松弛的皮肤再次绷紧，但中老年人的眼部皮肤并不能像年轻人一样富有水分和弹性，眼睑肌肉的拉力也相对不足，这样容易导致眼皮合不上，以及睑外翻的疾病。其次，手术中如果没有很好地对肌肉和韧带的张力进行考虑，单纯去除大量皮肤和脂肪组织，则较容易引起眼睑外翻。另外，本身具有沙眼或陈旧性眼睑疾病的患者也可能出现眼睑外翻而闭不上。

　　一旦发生眼皮或眼袋术后睑外翻闭合不全的情况，很容易造成暴露性角膜炎，从而造成角膜上皮剥脱，严重者可引起眼角膜疤痕形成，不仅使眼睛怕光睁不开，还会引起视力下降，甚至失明。

　　眼皮或眼袋手术后出现眼睑外翻，需要正规的专业医疗机构进行评估，如果是术后眼皮组织水肿而暂时出现的，待消肿后会逐渐恢复，这种情况可以不用过于担心。而还有可能发生持续性眼睑外翻和暴露性角膜炎，可数月至数年无好转，这种情况建议进一步进行眼整形科处理，涂擦保护眼角膜的眼用凝胶剂，如小牛血去蛋白提取物眼用凝胶、卡波姆眼用凝胶，甚至含抗生素的眼用凝胶，必要时进行修复手术。因此，眼皮和眼袋手术并不是小事，非常讲究细节和技术含量，对于患者来说，也需要术前充分和医师沟通，如果眼睑有陈旧性外伤、先天性疾病因素等也需要考虑在内。

128 其他眼部美容会引起眼病吗？

　　现在眼部美容技术发达，已不再是年轻人的专利，中老年朋友通过眼部美容技术，能够达到年轻 10～20 年的外观。然而，这些技术背后，有可能对眼部产生一些副作用，因此一定要了解一些这方面的知识，进行针对性预防和治疗。

（1）隐形眼镜：戴隐形眼镜是很多人的习惯。20 年来，一些长期戴隐形眼镜的中青年朋友现在步入中老年时期，隐形眼镜的影响也逐渐出现。首先，隐形眼镜能够引起慢性结膜炎和巨乳头型结膜炎，引起眼睑结膜肥厚充血。其次，能够引起角膜边缘红血丝，这是长期隐形眼镜覆盖导致缺氧造成的。第三，长期佩戴隐形眼镜也能够导致感染的风险性增加。

（2）纹眼线：眼睑边缘纹眼线也是影响眼部健康的重要危害。首先，纹上的眼线会部分带入眼结膜囊中，造成干眼症、过敏性结膜炎、眼部充血等症状。其次，色素颗粒能够阻塞眼睑板腺自然分泌排泄功能，导致睑板腺功能障碍和干眼症，严重者还可引起霰粒肿和肉芽肿等症。第三，如果纹眼线的时候麻药进入眼中，常常引起急性眼角膜化学性烧伤，这种情况需要立即清水冲洗并就医。

（3）接睫毛：接睫毛也存在一定的健康隐患。接上的睫毛如果脱落，可能会进入结膜囊引起结膜异物，甚至划伤角膜，最严重的情况是可能会刺入眼睑毛孔或泪小管中，引起持续刺激，这种情况需要到医院取出异物。睫毛胶也可能引起过敏反应和睑缘炎，另外也增加细菌感染的风险。

因此，眼部美容都有一定的风险，一定要去正规医疗美容机构进行健康评估和美容治疗，对其并发症有一定认识，如果发生并发症的话需要及时正确就医。

◎ 眼睑痉挛

129　常说的"左眼跳福，右眼跳灾"，这是真的吗？

人们经常会说"左眼跳福，右眼跳灾"这句俗语，到目前为止很多人还相信这句话就是真的，特别是在一些偏僻的农村地区对此深信不疑。其实，这种说法只是一种俗话而已，是没有科学依据的。

130　眼皮跳是什么疾病？需要就诊吗？

眼皮跳动，医学上称为"眼睑痉挛"，中医称为"胞轮振跳"，是很常见的眼部疾病。眼皮跳动是由于连接眼皮的肌肉和神经出现问题而引起，有的患者间歇性跳动，有的持续性跳动。

阵发性的眼皮跳表现为不自觉的偶尔跳动或者眼睛眨眼次数增加，主要是由于休息不好，过度用眼或者受到精神方面的刺激而引起。因此改善睡眠，注意休息，去除精神方面的诱因，或者服用镇静药物即可逐渐改善症状。眼睛眨眼过于频繁，也就是人们常说的"挤眼"，最常发生于儿童，老人也可出现类似症状。眨眼有时属于个人习惯，有时是病理状态，如结膜炎、近视、远视、过度用眼都可引起眨眼。所以，治疗一定要针对致病因素进行，才能从根本上解决问题。

131　持续眼皮跳如何治疗？

而持续性的眼皮跳需要进行治疗。持续性的眼皮跳包括症状性和自发性。症状性常发生于一只眼睛，是由伴有剧烈疼痛的眼病引起，如眼睛进了异物、睫毛往眼球表面长等，引起眼睛刺激症状，常伴不停流眼泪的症状。自发性的常表现在两只眼睛，没有眼病，常常由精神因素引起。自发性眼皮跳的治疗原则同阵发性眼皮跳的治疗原则，而持续性眼皮跳则需要针对病因治疗。

132　老年人眼皮跳的常见原因是什么？该如何治疗和缓解？

老年人发生的眼皮跳常常由于眼部神经出现问题导致老年人突然的久闭双眼，严重者生活不能自理。这种情况需要进行眼部检查，排查角膜炎、倒睫等症状，针对病情对症用药才有良好疗效。

◎ 上睑下垂

133　什么是上睑下垂?

上睑下垂是指上眼皮内部负责睁眼的肌肉松弛或张力下降导致的眼皮抬不起。可以发生在一边或两边眼睛。轻者在睁眼时不能完全睁大,黑眼珠上半部分被遮盖,重者可完全遮盖,不用手辅助抬起上眼皮则无法睁眼。上睑下垂不仅严重影响眼部美观,还阻挡了光线的正常途径而阻碍视力,如果发生在儿童,将会导致弱视,治疗不及时可能会造成视力无法矫正。老年人则可能是重症肌无力或者动眼神经麻痹等原因。因此,发生上睑下垂应当积极诊治。

134　上睑下垂如何治疗?

上睑下垂发生后,需要鉴别出现的原因,相应选择治疗方式。最常见的是先天性上睑下垂、神经麻痹性上睑下垂、老年性上睑下垂、肿瘤、重症肌无力等。先天性上睑下垂从婴幼儿期就发病,需要尽快手术以防弱视形成。神经麻痹性上睑下垂可由于动眼神经麻痹或面瘫等疾病引起,这种情况需要针对神经功能本身进行治疗才有效果。老年性上睑下垂一般需要对因治疗,必要时也可以手术治疗。肿瘤压迫神经引起上睑下垂需要根治肿瘤。而重症肌无力是一种全身疾病,需要进行一些特殊神经系统检查才能发现,这种情况需要使用对抗重症肌无力的药物来缓解上睑下垂。

135　上睑下垂有哪些手术方式?

上睑下垂的手术方式有:

(1)提上睑肌缩短术:俗称"拉眼皮",就是通过缩短上眼皮的肌肉,从而使眼皮抬起。上眼皮的肌肉缩短之后,同样的收缩力可使眼皮向上抬高更长距离,达到治疗效果。

(2)额肌提吊术:额肌提吊术是指通过手术方式将眼皮和额头内部负

责皱眉的肌肉连接到一起，使抬眉时同时触发睁眼动作。这是上眼皮肌肉力量过低时的一种替代方法。这种方法优点是能够不依靠上眼皮的力量，缺点是有时会过度矫正难以闭拢。

◎ 黄色瘤

136　眼皮上长了两个"黄豆粒"，这是什么？

黄色瘤是老年人常见的眼病，常见于 50 ~ 65 岁群体，女性多见。常长于双眼上睑内侧部位，眉弓下方，一般较小如芝麻粒，少数人较大，形成黄豆粒大小肿物，边界清楚，形状不一。黄色瘤属于良性肿瘤，其成分是变性的脂肪组织。黄色瘤常发生于血脂异常者，发生黄色瘤一定要检查血脂和血胆固醇情况，如果过高则应相应治疗。控制好血脂后瘤体可稳定延缓发展。

137　黄色瘤如何治疗？

黄色瘤一般无须治疗。如果明显影响外观，可手术治疗，但术后有可能复发。眼部不建议进行皮肤科冷冻或激光治疗，避免对眼球产生副作用。

第二节　结膜疾病

结膜疾病就是"白眼珠"表面的疾病。结膜是保护更深层结构的一道屏障，虽然很薄，但很有弹性，多数进入眼内的异物可以在结膜表面就被阻挡在外面，进而被眼泪洗掉。并且结膜表面富含血管，也是人为数不多的可以肉眼观察到血管的部位。结膜疾病种类较多，包括感染及免疫性炎症、囊肿、出血以及变性类疾病等。

◎ 沙眼

138 什么是沙眼?

沙眼,主要由于沙眼衣原体感染眼部导致,表现为眼睑炎症、疤痕形成、睑内翻、倒睫、泪囊炎,甚至睑球粘连而失明。沙眼的症状多种多样,眼部红肿、流泪、视力下降,甚至眼皮闭不上,睫毛扎眼,都有可能是沙眼引起的。更有很多人几十年前从小因"害眼"失明,几十年后检查的时候才发现元凶是沙眼。

139 沙眼很普遍吗?

沙眼是我国解放初期很常见的眼病。随着卫生条件的改善,沙眼在年轻人中已明显减少。但仍有无数患者饱受沙眼后遗症的折磨,尤其是老年患者。这部分人往往已经发展为倒睫,甚至角膜白斑和睑球粘连等,部分患者已经失明。

140 我的眼睛刚才进了沙子,是不是沙眼呀?

沙眼并不等同于眼睛磨涩感,更不是眼部进沙子等异物。由于现在人群卫生习惯比以前有很大改善,所以沙眼患者已经明显减少。现在在多数人群中普遍存在的眼部干涩不适、眼痒等症状并不是沙眼的症状,而是干眼症症状。对于怀疑沙眼的患者,可以沙眼可以在眼睑取标本做沙眼衣原体检查以确诊。

141 沙眼如何治疗?

沙眼的治疗主要根据沙眼的严重程度决定。如果是眼部充血炎症,需使用抗炎眼药水等治疗,如果发生睑内翻、倒睫,需拔除倒睫,甚至手术治疗,如果发生泪囊炎,则需进行泪道冲洗或手术,如果发生睑球粘连,可能需更加复杂的手术或其他治疗。

◎ 急性结膜炎

142　什么是急性结膜炎？

急性结膜炎是很常见的眼病，主要由于细菌或病毒感染眼结膜导致，表现为眼白部位充血、红血丝、流泪、眼分泌物多、甚至流脓等症状。传染性强，常常通过揉眼，直接或间接接触导致双眼传染或交叉感染。

143　患了急性结膜炎需要注意哪些问题？

急性结膜炎的传染性很强，因此进行隔离十分必要，建议流动水洗手、消毒，滴抗生素、抗病毒眼药水消炎，如果一家多名成员感染，切忌不可共用眼药水等。此外，幼儿园、学校、工作单位造成的传播也是十分危险的途径，一旦发现患者，也需要进行隔离。一般来说，如果没有合并角膜炎，急性结膜炎具有一定的自限性。但如果发生交叉感染，甚至引起病毒性角膜炎，则很难自愈，甚至加重，引发角膜溃疡，所以很有必要按医嘱抗感染治疗。同时，需要改变揉眼、公用毛巾等不良生活习惯。

144　急性结膜炎如何治疗？

急性病毒性结膜炎是自限性疾病，也就是说注意卫生，加强免疫力，自身免疫功能使病毒性结膜炎自愈。而急性细菌性结膜炎应该进行抗生素治疗。因此，无论是病毒性结膜炎还是细菌性结膜炎，进行治疗都是很有必要的，因为：

（1）急性病毒性结膜炎导致结膜免疫力下降，可能伴发细菌性结膜炎，这种情况不使用抗生素容易加重。

（2）急性病毒性结膜炎可以发展为角膜炎，角膜炎有可能导致角膜白斑，影响视力和外观。

（3）抗病毒治疗以及中医治疗能够缩短病程，改善眼部怕光流泪的症状，改善免疫力。

◎ 慢性结膜炎

145 什么是慢性结膜炎？

慢性结膜炎是很常见的结膜疾病，表现为长期的眼红眼痒不好转。慢性结膜炎虽然不像急性结膜炎一样发病凶险和容易传染，但此病容易反复，迁延不易彻底治愈。最常出现的症状是长期眼白红血丝不消退，有时伴有眼痒、眼痛、分泌物增多。

146 慢性结膜炎的病因是什么？

慢性结膜炎主要由于急性结膜炎治疗不够彻底，细菌产生耐药性，或引发自身眼部内分泌失调和过敏反应等。

147 慢性结膜炎如何治疗？

在治疗方面，首先应该明确慢性结膜炎的发病原因，治疗应当遵医嘱，不可长期滥用一种药，不可过度使用或不规律使用糖皮质激素类药品，在生活上应注意环境问题，避免粉尘过重，避免装修用刺激性气体，避免养猫养狗等容易造成过敏或炎症的环境。注意通风，勤洗手，多饮水，保证睡眠；注意用眼卫生，忌食辛辣油腻，戒烟限酒。

148 慢性结膜炎如何调护？

为了避免慢性结膜炎，对于急性结膜炎、睑腺炎、睑缘炎等病症一定要遵医嘱治疗，避免转为慢性。此外，激素的使用也十分讲究。如果是严重结膜炎或眼睑疾病需要使用激素，一定要遵医嘱使用，并且要定期复查，避免病情反复和转为慢性。

◎ 结膜囊肿

149 什么是结膜囊肿？

结膜囊肿是很常见的结膜疾病，表现为白眼珠膨出一块透明组织。

150 结膜囊肿的病因是什么？

结膜囊肿主要的形成原因是结膜淋巴管不通畅和慢性结膜炎等疾病。

151 结膜囊肿如何治疗？

结膜囊肿的治疗主要有点药，针挑，手术治疗。一般早期小的结膜囊肿可以通过点用含糖皮质激素的抗炎眼药水的办法促进吸收，而较大的结膜囊肿需要用针挑法，如果反复发作可能需要结膜淋巴管切除手术治疗。

152 结膜囊肿如何调护？

注意用眼习惯和用眼卫生，避免使用含糖皮质激素的化妆品，减少异物进入眼中，是预防结膜发生疾病的重要措施。此外，禁烟限酒，多饮水也是促进结膜和全身健康的有效方法。

◎ 过敏性结膜炎

153 什么是过敏性结膜炎？如何治疗和预防？

过敏性结膜炎常常发生于过敏体质人群，以儿童为主，常常具有季节性，表现为眼痒不适，眼红肿，流眼泪，本病不会影响角膜，也不会引起视力下降、眼底病变等，亦不会传染他人。

154 过敏性结膜炎分为哪几种类型？

过敏性结膜炎主要分为季节过敏性结膜炎、常年过敏性结膜炎、特发性结膜炎等。

155 季节过敏性结膜炎的病因、临床表现及治疗是什么？

季节过敏性结膜炎具有明确的季节性，主要是春秋两季由于花粉过敏引起。由于眼睛结膜和鼻黏膜对花粉产生了过敏的反应，表现为眼痒、流泪、眼屎增多，眼结膜水肿，甚至伴有怕光、异物感等不适症状，有些患者还表现为鼻子痒、流清鼻涕、打喷嚏等过敏性鼻炎等症状。治疗上应避免接触花粉，使用抗过敏眼药水，同时检测过敏源，有意识避开某些致敏花粉物质，如不缓解，可考虑脱敏治疗，如使用抗组胺眼药水、肥大细胞稳定剂、双效抗过敏眼药水等。

156 常年过敏性结膜炎的发病特点及治疗是什么？

常年过敏性结膜炎没有固定的季节性，而是常年发生，常常长期困扰患者。常年过敏性结膜炎一般需要在医生指导下使用一定剂量和疗程的糖皮质激素眼药水治疗、非甾体抗炎眼药水以及双效抗过敏眼药水等治疗。同时检测有没有常年接触的过敏源，有意识隔离。

老年人常年性过敏性结膜炎常常与螨虫，家中宠物和屋内粉尘等原因有关。如果无法判断病因，建议进行过敏源检验。

◎ 结膜下出血

157 球结膜下出血是什么？

球结膜下出血是眼白部位片状的出血，是老年人的很常见疾病。一般是球结膜下小血管破裂导致，外观明显，多自己发现或他人发现。主观症状较轻，可有眼部磨涩坠胀感或无症状，不影响视力。此疾病发生的原因很多，最常见的是揉眼、喝酒、温差波动大引起的血管破裂，此外，急性病毒性结膜炎也会导致结膜血管出血，外伤、高血压病、贫血、白细胞血小板降低等疾病、甚至口服阿司匹林等抗凝药物也可导致结膜血管出血。

158　球结膜下出血是否等同于眼底出血?

门诊很多患者询问,这个出血和眼底是否有关系。其实,最常见的偶然出血和眼底是没有关系的。眼底位于眼球的内侧表面,而我们肉眼所能看见的"眼白部分"称为"结膜",只是眼睛的保护层之一,不直接参与视觉,所以多数情况不需要担心,可在 1~2 周内自愈。但如果反复出血,或是合并严重结膜炎,或外伤、内科疾病等引起的球结膜下出血还是一定要就诊,避免耽误其他合并疾病的病情。口服活血化瘀中药对球结膜下出血有一定的治疗作用。

159　球结膜下出血需要冷敷还是热敷?

关于冷热敷的问题,建议发生早期 48 小时内进行冷敷,48 小时后进行热敷,可帮助出血吸收。如果发生了第二次出血,则从第二次出血发生时间开始重新计算 48 小时。

160　发生球结膜下出血是否需要停用阿司匹林?

和手术前停用阿司匹林药不同,球结膜下出血并不是严重直接致盲性眼病,并且有自愈倾向,很多服用阿司匹林药的患者,尤其是冠脉支架或心脏搭桥术后服用阿司匹林药的患者,自行停药存在很大风险。除非是确有阿司匹林用药量大,血小板功能差,皮肤紫癜或内脏出血并发症的患者需要停药,单纯球结膜下出血不需停药。因此,建议是否停用阿司匹林药或换药一定要咨询您的内科医生。

161　发生球结膜下出血是否需要就诊?

球结膜下出血具有自愈倾向,因此多数患者不需特殊就诊。但少数患者的出血源自睫毛异物进入眼内、眼外伤等情况,如果眼部突然出现异常的刺痛和眼磨症状,可以就诊检查一下结膜囊是否有异物等特殊病变做出相应处理。

◎ 翼状胬肉

162 白眼珠靠近黑眼珠部位凸起需要治疗吗?

黑眼珠左右两侧,尤其是靠近鼻子的这一侧有些人会长出一块黄白色的三角形小突起,称为"睑裂斑",是由于这个位置眼结膜容易产生变性而引起。经常双眼发生,也有严重者双眼左右两侧都发生。睑裂斑一般发生于 30 ~ 60 岁中年人群体,和户外紫外线暴露、风沙、灰尘等理化因素有关。睑裂斑属于良性病变,不会发展为肿瘤,也不需要特殊治疗。但少数人睑裂斑部位反复发炎水肿,进而导致向黑眼珠中央蔓延,这种情况称为"翼状胬肉",严重者需要进行手术治疗。

163 什么是翼状胬肉?

翼状胬肉是中纬度地区户外工作者常见的眼病。表现为黑白眼珠交界部位长出的三角形小突起(睑裂斑)肿胀增厚,向黑眼珠蔓延的眼病,形状如同蝉的翅膀一样的疾病而得名。民间俗称"余肉"。

164 翼状胬肉分几期? 各期有什么表现? 是否需要治疗?

翼状胬肉根据病情发展分为进行期和静止期两个阶段。

(1)进行期:进行期翼状胬肉白眼珠部位充血水肿,红血丝密布,并且黑眼珠上的部分充血明显,发展很快,常常几个月就会有能够感觉到的进展。这种情况需要应用抗炎眼药水的同时进行积极手术治疗。推荐采用翼状胬肉切除联合结膜移植术以减少复发。术后需要使用一段时间的抗炎眼药水。

(2)静止期:胬肉生长较慢,白眼珠部位偏薄,不充血,角膜无水肿。静止期需要根据胬肉大小决定治疗方案,一般 2 mm 以内的胬肉对视力影响不大,可暂行观察,因为手术后仍然有一定复发率,所以暂缓手术。如果是 2 mm 以上的胬肉，由于往往引起散光、遮盖瞳孔等原因造成不可逆性视力下降，所以需要积极手术。

165　什么是假性翼状胬肉？

假性翼状胬肉是指黑白眼珠交界处由于外伤、理化因素刺激引起的炎症性水肿粘连反应。乍一看类似翼状胬肉，但是不发展。用探针试探可以从其下方穿过，假性翼状胬肉一般可以不手术治疗。

第三节　泪器疾病

泪器包括泪腺和泪道。泪腺位于上眼皮外侧深层的一个叫作"泪腺窝"的部位，泪腺掌管分泌泪液的水分，是必不可少的组织。而泪道包括泪小点、泪小管、泪囊、鼻泪管，是泪液从眼睛排入鼻腔的管道。泪器发生疾病通常导致流泪、眼周红肿、流脓等症状。

◎急性泪腺炎

166　上眼皮外部红肿疼痛是什么疾病？

上眼皮外部红肿疼痛，如果位于眼边部位，尤其是有脓头的情况，仍然属于上一节讲述的睑腺炎。而如果位于眉毛下方，较大且深，就有可能属于急性泪腺炎。

167　急性泪腺炎的病因是什么？

急性泪腺炎通常由细菌或病毒引起的传染病导致，引起局部红肿疼痛，甚至进展为眼眶蜂窝织炎。

168　急性泪腺炎需要做哪些检查？

急性泪腺炎需要进行血常规、C 反应蛋白等化验检查，甚至泪腺彩色

B 超检查。B 超检查常常能够发现泪腺的增大和肿胀，帮助确诊。

169 急性泪腺炎如何治疗？

急性泪腺炎确诊后根据病原体进行抗细菌或抗病毒治疗。通常较容易治愈。

◎ 慢性泪腺炎

170 上眼皮外部长期肿胀和轻度压痛是什么疾病？

上眼皮外部长期肿胀和轻度压痛，需要考虑慢性泪腺炎的情况。慢性泪腺炎是指泪腺部位发生慢性免疫性炎症，导致泪腺发炎肿胀的疾病，通常两边一起出现。一般认为慢性泪腺炎虽然起源于感染，但却是人体对感染的免疫反应发生了异常，而导致自身结构的损伤，因而较难彻底治愈。此外，也有少数由急性泪腺炎没有根治转化成慢性泪腺炎的情况。还有一部分病例属于眼眶炎症的表现之一。

171 慢性泪腺炎如何治疗？

慢性泪腺炎的治疗较为棘手，除了予针对性的抗生素治疗彻底杀灭病菌之外，还需要抑制局部过度的免疫反应，常用的治疗方法有糖皮质激素局部注射等，严重者甚至需要全身口服糖皮质激素和免疫抑制剂。中医方面可以口服改善免疫力，扶正祛邪中药治疗，加强锻炼身体，增强体质，对缓解慢性泪腺炎有很大帮助。

◎ 急性泪囊炎

172 急性泪囊炎是什么疾病？

急性泪囊炎是由于泪囊部位急性化脓性细菌感染引起的炎症，表现为鼻梁内侧皮肤红肿疼痛，伴有流泪的症状。

173　急性泪囊炎如何治疗？

急性泪囊炎切不可挤压脓包，防止脓肿扩散蔓延，也不能热敷，而是应该涂抗生素眼膏消炎，如果伴发热、血象升高等情况需要全身使用抗生素治疗。急性泪囊炎如果炎症扩散，形成脓肿甚至破溃，需要手术切开排脓。

◎ 慢性泪囊炎

174　什么是慢性泪囊炎？如何确诊？

慢性泪囊炎常见于中老年人，女性稍多，表现为泪囊部慢性发炎流脓，挤压内眦泪囊部位有脓排出的疾病。由于泪囊是个空腔，常常滋生厌氧细菌，这些细菌在泪囊部位定植，导致泪道阻塞。通过泪道冲洗可确诊。

175　慢性泪囊炎如何治疗？

慢性泪囊炎的治疗方案有鼻腔泪囊吻合术和泪囊摘除术，如果行鼻腔泪囊吻合术成功，可有效缓解流泪的症状，少部分人可在几年后复发。泪囊摘除术可解决感染问题，但术后长期溢泪。

◎ 流泪症和溢泪症

176　流眼泪是怎么回事？

流眼泪，医学上其实包括"流泪症"和"溢泪症"两种症状。流泪症是指泪液分泌过多，溢泪症是指泪液排出不畅。两种情况都会造成眼泪汪汪的症状。但是治疗方案完全不同。

177　哪些原因会引起流泪症？

流泪症是由于结膜炎、泪腺炎、角膜炎、眼睑和眼眶炎症等引起的反射性或刺激性眼泪分泌过多。流泪症一般原发病缓解之后随之缓解，因其有炎症表现不易误诊。

178 哪些原因会引起溢泪症？

溢泪症是由于泪管堵塞引起的泪液排出不畅。常见的有慢性泪囊炎、泪道狭窄或阻塞、功能性溢泪等。

179 什么是泪道狭窄？如何治疗？

泪道狭窄是另一种常见的溢泪疾病。这是由于泪道通而不畅导致，泪道冲洗和泪道造影可确诊。泪道狭窄分为泪小点狭窄、泪小管狭窄、泪囊和鼻泪管狭窄等。泪小点狭窄可施行泪小点成形术治疗，而泪小管、泪囊和鼻泪管狭窄一般可通过泪道扩张术治疗和中医药治疗。

180 什么是泪道阻塞？如何治疗？

泪道阻塞是泪道的完全堵塞疾病。泪道阻塞的治疗需要激光泪道探通手术＋置管治疗。手术前，需要拍泪道造影片排除肿瘤、畸形等其他泪道疾病之后进行，一般需要置管存留三个月左右拔管。

181 什么是功能性溢泪？如何治疗？

功能性溢泪多见于老年女性，是由于泪道瓣膜肌肉松弛引起的顽固性流泪，这种情况冲洗泪道正常，就是眼泪难以排出。最严重的功能性溢泪发生于面瘫后遗症。功能性溢泪的治疗效果相对较差，往往表现为顽固性难以好转的溢泪，目前的治疗手段有点用消炎眼药水（抗生素、非甾体抗炎剂、人工泪液等），以及口服清热收敛中药，中医针灸和理疗等。

（编者：杨永升　秦睿　孙梅）

第五章　眼表及角膜疾病

眼表定义用通俗语言解释是指眼皮之间的黏膜组织，包括角膜上皮和结膜上皮。正常的角结膜上皮组织以及眼表的那层肉眼看不见的泪膜保护着我们的眼睛。经常眨眼运动，可以将泪液均匀涂抹到眼表，还可以将眼珠表面的灰尘、细菌等清除掉。如果眼表因各种原因受损，眼珠暴露在外，眼珠上的泪液蒸发太快，可能会导致干眼及角结膜疾病的产生。

第一节　干　眼

由于目前电脑及现代电子设备的普及、空气污染、生活饮食结构改变和隐形眼镜的不正确使用等原因，导致干眼发生率大幅增加。根据我国现有的流行病学研究显示，干眼在我国的发病率较美国及欧洲高，在21%～35%，据不完全统计，我国至少有2亿人患有干眼。干眼是眼科的常见病，门诊很多患者都有或多或少的干眼，只是轻重不同，干眼多发于老年患者，但近些年本病的发病年龄逐渐提前，由过去的老年，发展至中青年，甚至波及青少年，日趋年轻化。年轻患者不断增多，女性白领是多发群体。因此，如何快速有效进行干眼知识的普及，成为目前亟待解决的问题。

182　眼睛是如何保湿的？

如果你仔细观察，就会发现我们的眼睛表面是湿润的，这是因为我们的眼睛表面有一层液体膜，医学上称为"泪膜"，厚度只有 7 微米，功能上就像我们涂抹的擦脸油，泪膜的作用就是保护和滋润眼表，让我们脆弱的角膜、结膜免于干燥，同时，泪膜还会给角膜供给一部分所需要的营养成分，保持角膜光学特性、机械性冲洗眼球表面微小异物和微生物、杀灭及防止病原微生物的侵袭等，可见泪膜是多么的重要。

那么泪膜是怎么组成的呢？泪膜分为 3 层，最外层是油性的，中间层主要是水，最里面的是黏液层。这 3 层液体分别来源于不同的组织细胞。最外侧的油脂层，来源我们的睑板腺，这个腺体藏在我们的上下眼皮里，在睑缘的地方分布着腺体的开口，这里会源源不断地分泌油脂，锁住下面的水分不被蒸发，充当了泪膜的"锁水系统"，它分泌的脂质如果减少或质量不佳，泪水就会很容易蒸发掉，直接造成眼球表面缺水，形成干眼。中间的水，主要来源于泪腺和副泪腺，这也是泪膜的主要组成部分，滋养、保湿的作用也主要靠它们，构成了泪膜的"供水系统"，它们的分泌减少会直接导致泪液的量减少而形成干眼。最内侧的黏液层，来源于杯状细胞，存在于结膜中，这种黏液像胶水一样，将泪膜牢牢"粘"在结膜表面。随着我们每次的眨眼动作，这些液体会得到补充，并均布在眼表，形成"膜"，成为保护我们眼睛不受外界伤害的一层天然屏障。有了这层泪膜的保护，我们的眼睛就会一直湿润，看起来自然"水灵灵的"。

183　什么是干眼？

人们常常说自己"干眼"，也有医生说"干眼"。这个名词之所以这么普遍地被应用，是因为"干眼"既是一种症状，描述了眼睛干涩不适的状态；同时，它也是疾病的名称，是以"干眼"为主要症状的疾病。在医学上，"干眼"指由多种原因引起泪腺、睑板腺、结膜等组织结构发生了病理性的改变，使角膜和结膜得不到正常湿润而出现了一系列眼部不适症状。

184　与干眼相关的疾病有哪些？

虽然"干眼"主要引起的临床表现就是眼睛干涩不适，但是根据干燥的程度不同，眼睛也会随之发生不一样的病理改变。具有干眼的症状，但没有眼睛确切的损伤，我们称为"干眼症"，这类患者经过休息或短暂的应用一些人工泪液滴眼液，就可以恢复到正常。那么，具有了干眼的各种症状，并且经过检查，已经发生了眼睛的损伤，包括角膜、结膜上皮细胞的缺失，结膜上皮的不正常角化等等，就称为"干眼病"。还有一些患者除了眼睛干涩外，鼻子、嘴巴、嗓子这些黏膜都感觉干燥，经检查发现还合并全身免疫性疾病，就是"干燥综合征"了。

185　引起干眼的原因有哪些？

发生"干眼"的最直接原因就是泪膜发生了异常。有些是因为泪膜的质量"不合格"，不能起到保护、湿润眼睛的目的，有些则是因为泪膜产生的量太小，不足以行使它的功能。其实，组成"泪膜"的三种成分是有着黄金比例的，如果这其中任意一层液体的分泌过量或不足，或者因为各种原因导致泪膜无法均匀的涂布在眼表，干眼都会找上我们。这其中最常见的原因有两个：一是由于泪液的供应量减少，二是泪液的蒸发量增大。

（1）泪液的供应量减少：现代人生活工作压力大，而泪液在紧张状态下很难流出；工作方式改变，办公自动化设备普遍使用，眨眼次数明显减少；生活方式改变，夜猫子越来越多，而泪液在夜间分泌减少；饮食结构改变，多食油腻，少食富含维生素 A 的食物，使眼球营养供应不足；还有年龄的增长，空调的过度使用，隐形眼镜的不正确使用等，使泪液减少的因素越来越多。

（2）泪液蒸发量增加：人们因大量时间凝视计算机和手机导致眨眼次数明显减少；睑板腺功能障碍，导致位于泪液表面的油层变得不稳定。

另外，一些全身疾病如干燥综合征、关节炎、糖尿病等全身性疾病也可以导致泪液的生成减少或黏膜损伤引发干眼。

186　佩戴隐形眼镜会引起干眼吗？

隐形眼镜除了美观地矫正视力以外，会带来许多"隐形危害"。很多近视患者喜爱佩戴隐形眼镜，由于眼睛的角膜也就是黑眼仁的表面需要在空气中吸收氧，隐形眼镜阻碍了角膜的"换气"造成缺氧状态，同时，长期佩戴会造成角膜知觉的减退，引起反射性的泪液分泌减少，加重眼球干涩症状。有些人戴隐形眼镜后会出现眼睛发红的现象，出现这种现象有两种可能，一是由干眼、眨眼次数少、镜片陈旧引起的慢性缺氧，进而导致眼表慢性缺血；二是长期佩戴隐形眼镜使角膜上皮细胞损伤、脱落，引发急慢性眼部感染，亦可源于护理液过敏反应、镜片过夜佩戴、镜片污染等因素引起的急性充血，此时常伴有眼痛、怕光、流泪、视物不清等症状。眼科医生提醒您应减少隐形眼镜的佩戴时间，如果佩戴隐形眼镜后出现眼睛发红的症状，请立刻摘下隐形眼镜并到医院眼科进行检查。

187　什么人更容易得干眼？

干眼的发病与年龄和性别有很大关系，主要表现在①老年人群：年龄在60～70岁的老人是干眼症的高发人群。因为老年人泪液的产生随年龄的增加而减少，泪液分泌减少使眼睛得不到濡润，易受外界刺激，进而加重干眼。②围绝经期女性：这个时期的女性因激素水平的改变使得眼睛泪腺分泌减少，所以也是干眼的高发人群。③长时间使用电子产品的人群：随着社会发展，电脑、手机等电子产品的逐渐普及，干眼症的发病人群逐渐呈现年轻化的态势，长期使用这些电子产品和长期佩戴隐形眼镜的人，都逐渐成为干眼症的高发人群。

188　干眼有哪些表现？

有些患者常自觉双眼视疲劳、有异物感、眼干，怕吹风，迎风走会不自觉眯眼睛，这是干眼患者最常见的症状，此外，还可出现眼睛发红、发痒、磨涩、烧灼感明显、视物模糊、怕光、怕烟尘等，眨眼时可出现眼睫毛和眼球发生粘连的现象，有些患者还会出现晨起眼部分泌物过多而睁不开的表现。如出现上述症状需引起重视，很可能就已经患上了干眼，要及时至眼科治疗，长期拖延可能会引角膜混浊、溃疡，甚至失明的严重后果。

189　怎样才能诊断为干眼？

干眼的诊断除要结合患者的病史、自觉症状之外，还有一些重要的检查指标，可以客观地描述出干眼的程度，其中，最重要也是最常用的指标包括：

（1）泪液分泌试验（Schirmer I test，SIT）：在特定时间内，观察置于下眼睑的滤纸条浸润的长度，以测定泪液生成的多少。正常人 Schirmer 试验的结果是 10 ~ 15 mm/5 分钟，< 10 mm 为泪液分泌偏低，< 5 mm 可诊断为干眼。

（2）泪膜破裂时间（Breakup time，BUT）：用于检测泪膜的稳定性，此项需在裂隙灯显微镜下操作。一般认为，BUT > 10 秒为正常，< 10 秒表示泪膜不稳定，可见于干眼的患者。

（3）角膜荧光素染色：用以判断泪膜的稳定性以及黑眼珠和白眼珠有无损伤，如果损伤则荧光素染色阳性。

190　如何治疗干眼？

（1）如若刚有自觉眼干的症状，可热敷眼睛，或用人工泪液类的眼药水点眼。近年来城市中干眼的发病率逐年增高，很多有眼部干涩不适症状的人长期点抗疲劳眼药水或抗生素眼药水来帮助湿润眼睛，这种方法是错误的，因为大部分眼药水中都含有防腐剂成分，长时间使用，会增加药物过敏和细菌耐药的机会，从而加重眼表和泪膜的损害，导致干眼更重，正确的方法是选用不含防腐剂的人工泪液点眼。

（2）如果出现眼睛发干、发痒、磨涩、有异物感等症状时，应到医院进行相关检查和治疗，重症干眼可使用凝胶制剂，出现暴露性角膜炎时可使用眼膏，在眼球表面形成正常的泪膜，保护眼表。

（3）在传统医学中，干眼被称为"白涩症"，又名"干涩昏花症"或"神水将枯症"，这些名称很形象地描述了古人对干眼的认识。除了针对不同人体质进行中医药调理外，针灸、按摩眼周的重要穴位也是非常有效的手段。热敷则更适用于自己在家进行，"蒸发过强型"的干眼就是因为睑板腺功能不良、开口阻塞而导致油脂变得黏稠，不易排出，这时候可以通过热敷加热眼睑，让油脂重新流动起来，还可到医院配合一定的手法按压睑板腺或热脉冲治疗，软化异常的睑脂，促进睑板腺流通，排出睑脂，形成质量更高的泪膜，滋润眼球，缓解干眼的症状。热敷时可轻轻闭上双眼，用热的湿毛巾，热敷眼部 10～15 分钟，一日三次，过程中毛巾转凉需及时更换热毛巾，温度以不烫疼眼部皮肤为宜。如此长期坚持，必会看到疗效。

191　干眼患者有哪些注意事项？

在遵医嘱用药治疗的基础上，还应该做到以下几点：

（1）首先要注意保护眼睛，减少过度用眼。

（2）勤洗手，注意用眼卫生。不用手揉眼。

（3）多吃一些新鲜果蔬、鱼类、乳制品等富含维生素 A 的食物来补充眼睛的营养。

（4）每注视电脑屏幕一小时应注意闭目、远眺或做眼保健操来缓解视疲劳，切忌"目不转睛"。

（5）空调屋要配有加湿器，且避免正对空调机的吹风。

（6）增加周围环境的湿度，如室内养花、多洗脸、勤拖地等。

（7）工作或学习的环境光线、电脑屏幕的亮度要适宜，不可过亮或过暗。

（8）保持心情舒畅，避免情志刺激。

192 长期看电脑眼睛为什么会"干"？

很多人都会发现，看电脑屏幕时间长了，眼睛会变得干涩不适，这是为什么呢？

（1）凝视：你会发现当注视电脑显示屏的时候，我们眨眼的次数会不自觉地减少。正常人约每 2～3 秒眨眼一次，也就是 1 分钟会眨眼 20～30 次左右。眨眼的时候，睑板腺分泌的油脂、副泪腺分泌的水液还有杯状细胞分泌的黏液，会随着上眼睑在眼睛表面的运动均匀地分布，同时这 3 种成分由于密度、形状不同，自然地就形成了"泪膜"。而我们注视显示屏的时候，一般眨眼的次数会降到 1 分钟 5～7 次，没有眨眼的动作，泪膜不能得到及时的补充和修复，发生破裂，角膜和结膜的部分组织就会直接暴露在空气中，引起各种不适症状。

（2）湿度低：在电脑房中，环境湿度往往较低；坐在电脑边上，由于电脑主机不停地散热，湿度就会更低。这种环境的干燥，会导致泪液蒸发加快，泪膜中的水的成分会迅速地减少，蒸发到空气中，眼睛自然就"干"了。

（3）泪膜比例失调：泪膜中的三种成分天然有着黄金的比例，这样才能稳定呈膜状，一旦这种平衡被打破，泪膜会变得非常不稳定，甚至无法成膜，也就不能行使它的功能了。无论是泪腺、副泪腺、睑板腺还是杯状细胞的分泌功能，也就是活跃度，在我们不同年龄阶段是会变化的，不同人群体质的也是不太一样的。青春期或者日常食用过多油脂的人，睑板腺的分泌会增加，反而会阻塞腺体出口，造成排出不畅，泪膜中的油脂成分就会减少。随着我们年龄的增长，这三种腺体的分泌功能都会减低，分泌出来泪液的量都会减少，这也是为什么干眼容易出现在老年人身上的重要原因之一。40 岁以上的女性由于体内激素的变化，这三种腺体的分泌比例也容易失调，造成眼表干燥。

此外，利尿药、抗组胺药等药物成分，也会对泪膜的形成产生影响。

193　如何避免电脑工作中眼睛干燥？

现在电脑成为我们工作必不可少的助手，可是长期使用电脑会造成眼睛干燥，要如何解决呢？

（1）充足的休息　美国职业安全和保健研究所建议：中等强度的电脑工作2小时或高强度的电脑工作1小时后，应休息15分钟，绝对不应连续工作2小时以上。休息时，可轻轻闭眼，并缓慢转动眼球，或注视远处物体，以眼睛舒适为主。

（2）正确的坐姿　坐稳，头正，腰部直立，电脑显示屏距离眼睛45～64厘米，位于眼水平线下方10°～20°，使眼睛可以稍稍向下倾斜。这样的姿势是最舒适的。

（3）适宜的光照　室内光照应该适宜，灯光光线不应直接照在显示屏上，也不要直接照射眼睛。虽然显示屏自身有亮度，即使环境昏暗的条件下，也能看清屏幕中的影像，但还是应该保持环境背景光线亮度适中，以轻松看清除显示屏外的物体，如键盘、鼠标、笔记本等，为准。

（4）舒适的环境　环境空气质量不佳也会引发眼睛的干涩、不适，如果环境空气还存在较多的灰尘、烟雾等，还会刺激损伤眼睛，引发疾病。因此，注意屋内除尘和消毒，不仅是空气，还包括屋内的各种设备，电脑、桌面等等。室内温度也要适中，冬天应保持在20 ℃左右，夏天应保持在25 ℃左右，同时避免空调或风扇直接吹到脸部。环境中还应该保持足够的湿度，一般空气中水分保持50%，是比较舒适的，特别是冬季本身比较干燥，室内有空调或者暖气供暖，更加造成空气干燥，一定要加装加湿器保证湿度适宜。

（5）必要的药物　如果已经存在眼睛干燥相关症状，可试用人工泪液类滴眼剂，最好选择不含有防腐剂的单包装滴眼剂，这类滴眼剂每支药物只供给一天的用药，每天都开封一支新药，不仅免除类防腐剂对眼表的刺激，还干净卫生，可以长期使用。当然，如果症状严重，或者使用药物后有不适感，一定要及时就医。

194 人工泪液是什么？

由于干眼患者常常表现为自身泪液质量的异常，所以在干眼症的治疗过程中，医生会选择人工泪液作为常用的治疗方法。那么人工泪液是什么呢？顾名思义，就是模仿人体泪液成分而做出的一种泪液替代品。使用它作为滴眼液，可以在一定程度上弥补干眼患者泪液的不足，起到润滑保湿眼睛的作用，让眼睛表面重新形成一种人工保护膜，从而有效缓解眼干、眼涩等不适症状。

195 听说人工泪液不含防腐剂，是真的吗？

在大多数人的印象中，人工泪液比其他眼药水更安全，因为听说它不含防腐剂。其实市面上有许多人工泪液是含有防腐剂的。但是，不用那么紧张，在这里我们并没有必要谈"防腐剂"而色变。防腐剂，主要就是用来抑制微生物的生长和繁殖，短期使用对眼睛并没有太大影响。如果需要长期使用，就一定要在医生的指导下选用合适的人工泪液。

196 人工泪液有哪些种类，该怎么去选择呢？

我们目前使用的人工泪液主要分为三类：润滑保湿型、维生素型和细胞因子型。

（1）润滑保湿型：包括玻璃酸钠、甲基纤维素类、聚乙烯类等，它们可以增加泪液的黏度，从而使泪液在眼表面的停留时间延长，发挥保护眼表面的作用；

（2）维生素型：如维生素 A 人工泪液，滴入眼睛后，眼药水会分布到眼睛的结膜和角膜表面，形成具有润滑和保护作用的薄膜，能促进角膜上皮的愈合；

（3）细胞因子型：可促进角膜损伤的再生和修复。

人工泪液的制剂形式主要分为水液制剂和凝胶制剂这两种。其中水液制剂黏稠度较低，若干眼症状比较轻时可以选用；相反，凝胶制剂黏稠度较高，若干眼症状比较重时可以选用。人工泪液如何选择，需要根据患者的干眼类型来确定，因此，建议患者至医院咨询眼科医生，切记不可随意购买使用眼药水，否则可能干眼症状不但不会减轻，反而加重，变生其他眼病。

197　做近视手术后，到老了更容易发生干眼吗?

随着生活水平的提高，近视手术因其良好的治疗效果，深受大众及眼科医生的青睐，大众对角膜屈光手术期待及要求也越来越高，除了满足摘镜的需求之外，还希望降低手术并发症，提高术后体验。

有研究表明，干眼已成为角膜屈光手术术后较为常见的并发症，术后患者常常出现眼睛干涩、异物感、烧灼感等症状，甚至出现视物模糊、视力波动，大大影响了患者的术后体验。通常术后 1～2 周出现症状，3 个月左右眼睛干涩症状最明显，可持续至术后 6～12 个月，也有较小的概率会发展为永久干眼。

这种术后干眼的发生机制主要是由于术中损伤角膜神经，造成术后角膜知觉减退，泪液分泌紊乱。其次，术后的一些操作，如负压环的吸引造成眼表杯状细胞的减少，泪膜稳定性下降，到老了以后更容易引发干眼。除此之外，术后长期用药也可导致干眼。

198　近视手术后干眼要怎么处理呢?

相比于半飞秒手术，全飞秒手术切口更小，术后干眼症状更轻，恢复时间也更短。建议，如果术前干眼症状已经比较严重，就不要强行手术了，或等规范治疗好转后再考虑手术。

近视手术后可以：（1）平日注意用眼卫生，保持良好的生活习惯，保持充足的睡眠，不熬夜；（2）术后短期内需控制看电子产品的时间，避免长时间连续操作计算机，注意中间休息。通常连续使用电脑超过 1 小时，应休息 5～10 分钟。调低电脑位置，使视线略偏下；（3）可增加眨眼频次以避免泪液过度蒸发，眨眼至少要保证 4～5 次/分钟，频繁眨动眼睛也有利泪液分泌；（4）日常环境保持合适的温度、湿度，不吹太久的空调，适当增加周围湿度。避免座位上有气流吹过，并在座位附近放置一杯水，以增加周边的湿度，也可以在办公室使用加湿器。（5）多吃水果、蔬菜、乳制品、鱼类等富含维生素的食品；多喝水对减轻眼睛干燥也有帮助；（6）不要讳疾忌医，如果您现在已有干眼的症状，应当及时去医院眼科就诊，避免贻误病情。虽然近视眼手术年轻人才做，为了防止年老后加重干眼，因此手术后尽早恢复及慎重选择近视眼就很重要。

199 所有的干眼都有视疲劳吗？

现如今手机、电脑、ipad 等各种电子终端产品的普及和使用，使得我们需要更多地用眼，然而，眼睛疲劳感的一次次来袭使得大家越来越力不从心，不得不中断正在进行的学习和工作。而老年人随着年龄增长，泪液分泌减少，长期滴用含防腐剂滴眼液也是视疲劳高发生率的群体。

那么，所有的干眼都有视疲劳吗？所有的视疲劳都是干眼吗？

干眼可表现为眼睛干涩、异物感、烧灼感、视疲劳、视物模糊等，每个干眼患者的具体症状不尽相同。也就是说，视疲劳这种症状在一些干眼患者中可能会出现，在另一些患者中可能不会出现。研究发现 71.3% 的干眼患者表现出视疲劳症状。

视疲劳是一种症状的统称，即很多原因都可以导致视物疲劳。除了干眼，还有些眼病，比如远视、近视、散光、老花、睑缘炎、慢性结膜炎、角膜炎、麦粒肿、霰粒肿、睡眠不足、过度疲劳、神经衰弱、更年期综合征等也可能导致视疲劳。

所以，视疲劳可能由很多种原因导致，干眼和视疲劳是不同的，干眼可以表现出视疲劳，视疲劳可反过来加重干眼，如果您现在的视疲劳给自己的生活造成了困扰的话，就请尽快去眼科就诊吧，在专业医生的帮助下寻找原因，才能进行对因对症的有效治疗。

200 干眼患者怎样安全过秋冬？

干眼是眼科临床常见病，多发病，主要表现为泪膜不稳定、泪液高渗透压、眼表炎症与损伤以及神经感觉异常。以下这些表现是干眼的常见症状：眼部异物感、干涩感、烧灼感、眼胀眼痛、眼疲劳等，虽说干眼很少导致人眼失明，但一旦患病，就会严重影响人们的生活。近年来，干眼的发病率明显呈上升趋势，世界范围内干眼发病率大约在 5.5% ～ 33.7%，亚洲地区发病率较高。我国干眼的发病率为 21% ～ 30%，女性多于男性，北方多于南方，干燥的秋冬季节多于春夏季节。并且干眼的患病率随年龄的增长而增高。

随着秋冬季节的到来，由于气候的干燥，泪水容易挥发，天地之间包括人与自然，阳气渐收、阴气渐长，所以中医认为"秋冬养阴"就是这个道理。

那么，干眼患者怎样安全过秋冬？

秋季易抑郁，心态要平和，旅游、读书、弹琴、静坐等都是缓解秋冬季抑郁的好办法。少食辛辣，多吃滋阴食物。应尽量少吃葱、姜、韭菜、辣椒等辛辣之品，以免造成肺气泄露，肝肾之津液耗损，适当食用一些苹果、石榴、葡萄、杧果、柚子、柠檬、山楂、西红柿等酸味食品，酸甘化阴，可以强盛肝气、滋阴肝血。

多补水，常保湿。在日常生活中应该多饮水、多喝粥（糖尿病患者除外）及多食一些具有保湿作用的如梨、香蕉、枇杷、芝麻、香油、百合、银耳、石斛、芦根等食品，这些都是非常好的润燥之品，但若是脾虚湿重泄泻者、肺寒咳嗽痰粘者，则不宜多食。

另外，在干燥的北方或者有除湿功能的空调房间，应加加湿器，增加室内含水量。也可以用菊花 6 克，桑叶 10 克，薄荷 8 克，防风 10 克煎水，加蜂蜜一勺熏眼，每次 5 分钟，每天三次。可以有效缓解干眼症状。

（编者：谢立科）

第二节　角膜病

角膜俗称黑眼珠，位于眼珠子的前面，具有质地透明、表面光滑、无血管、直接与外界接触等特点，因此易受感染，所以感染性角膜炎较多见。另外，还存在外伤、肿瘤、药物毒性、变性、营养不良、先天性异常等非感染性角膜疾病。其中感染性角膜炎包括：细菌、真菌、病毒、棘阿米巴角膜炎等。

◎ 细菌性角膜炎

201 一只眼睛近几天黑眼珠上有白点并且伴有眼红、眼痛、流泪需要看吗？

需要了解是否存在眼部外伤史及发病时间。一只眼睛发病，同时伴随眼红、眼痛、畏光、流泪、视力下降、较多脓性分泌物等症状，考虑感染性角膜炎的可能性大，特别是细菌性角膜炎。需要到医院就诊，排除感染性角膜炎的可能。

细菌性角膜炎：细菌性角膜炎就是由各种不同的细菌感染所致。如果得不到有效治疗，可发生角膜溃疡穿孔，甚至眼内感染，眼球萎缩等；即使病情得以控制也可能残留广泛角膜瘢痕、角膜新生血管或角膜葡萄肿等后遗症，严重影响视力，甚至失明。

202 如何诊断为细菌性角膜炎？要和哪些病鉴别？

（1）病史：角膜外伤，隐形眼镜佩戴，异物入眼等。

（2）症状：起病急，有眼红、疼痛、畏光、流泪、视力下降等。

（3）体征：眼睑肿胀、球结膜水肿、睫状充血或混合充血。病变早期角膜上出现边界清楚的角膜溃疡，表面湿润，灰白色，周边角膜水肿浸润，可伴前房积脓。

（4）辅助检查：角膜刮片、涂片、细菌学培养，共焦激光显微镜检查可以辅助细菌性角膜炎的检查。其中角膜刮片可以直接检查发现细菌。角膜培养是阿米巴性角膜炎诊断的金标准，将其放入培养基中进行培养，需要 1~3 天的培养周期。共焦激光显微镜常用于细菌性角膜炎的排除诊断，是一种无创快速的影像学检查方法。通过这项检查可排除真菌、阿米巴性角膜炎。

鉴别诊断：细菌性角膜炎易与病毒性、真菌性、棘阿米巴角膜炎相混淆。①细菌性角膜炎起病时间短，刺激症状明显，角膜溃疡表面湿润，可以和真菌性角膜炎相鉴别；②细菌性角膜炎有外伤等诱因，表面脓肿灶可以和病毒性角膜炎相鉴别；③细菌性角膜炎发病时间短，溃疡形态可以和棘阿米巴角膜炎相鉴别。

203　得了细菌性角膜炎该如何治疗呢？

细菌性角膜炎治疗原则是：去除病因，积极抗感染治疗，防止病灶蔓延扩大，并促进其痊愈。

西医治疗：早期用抗生素滴眼液频繁点眼（每 15~30 分钟 1 次），严重的病例，开始 30 分钟内，每 5 分钟点药 1 次。病情控制后逐渐减少点药次数。治疗过程中应该根据细菌学检查及药物敏感试验结果，及时调整使用有效的抗生素。夜间可以涂抗生素眼膏。伴有前房积脓可以给予复方托吡卡胺滴眼液，减轻前房积脓及刺激症状。口服维生素 C、B 有助于溃疡愈合。溃疡愈合后，除继续滴抗生素滴眼液外，可慎重加用激素类滴眼液，以减少局部浸润。若有溃疡穿孔、有眼内或全身播散可能的严重角膜炎，可根据病情，同时全身应用抗生素。若药物治疗无法控制病情，角膜溃疡可能或已经穿孔者，可考虑行治疗性角膜移植。

中医治疗：细菌性角膜炎多为肝经风热证，可予柴胡、龙胆草、黄芩、黄连、赤芍、栀子、木通、甘草、荆芥、防风、蔓荆子等中药水煎内服及外熏等治疗。

204　如何预防细菌性角膜炎呢？

（1）注意手卫生，保持眼部洁净；（2）注意用眼卫生，建立健康生活方式；（3）注意饮食搭配合理，宜多吃富含维生素及纤维素的蔬菜和水果；（4）出现眼红痛等不适症状，要及时就医，不要胡乱用药，以免使病情复杂化，加大疾病的治疗难度。（5）注意防范措施得当，避免眼部外伤；一旦眼外伤致眼部不适，及时就医。（6）注意防护隔离，避免交叉感染。（7）避免过度及不良用药。

◎ 真菌性角膜炎

205　眼睛被树枝、稻谷等植物划伤后可以不去医院吗？

眼睛被异物划伤后均建议及时到医院就诊，特别是秋收时眼睛被玉米叶、稻谷等植物划伤，或栗子扎伤，被树枝划伤等情况需要及时到医院就诊并定期复查，因为植物性外伤可能引起感染性角膜炎，特别是真菌性角膜炎的可能性大。

在发展中国家，真菌性角膜炎是一种重要的致盲性眼病，它可引起约50%的角膜溃疡。镰刀菌和曲霉菌是真菌性角膜炎的常见致病真菌，其次是暗色真菌。与发达国家有所不同，我国真菌性角膜炎的特点主要表现在：①致病真菌菌属差异，在美国除极少数农业大省外，大部分地区真菌性角膜炎的首要致病菌为白色念珠菌，而非镰刀菌；②由于发达国家农业劳作人口相对较少，劳动保护措施规范，植物性外伤引起的真菌性角膜炎较少，角膜接触镜佩戴引起的真菌性角膜炎的人数相对较多。以上不同使目前国外有关真菌性角膜炎的研究主要围绕白色念珠菌，并且主要针对角膜接触镜引起的真菌性角膜炎的研究。因我国是农业大国，农民人口占总人口的 80% 以上，故植物性外伤是我国真菌性角膜炎最主要的危险因素。近年来，随着广谱抗生素、糖皮质激素及免疫抑制剂的应用，真菌性角膜炎的发病率进一步增加。真菌性角膜炎病程迁延，治疗方法有限，治疗效果不佳，严重威胁患者的视力。但近年来，随着角膜刮片病原学诊断的逐渐普及，眼科医生对真菌性角膜炎临床特点的熟悉以及基因快速诊断方法的研究，真菌感染诊断意识的增强，诊断率不断提高。

206　真菌性角膜溃疡的临床特点有哪些？

（1）发展慢，病程长。

（2）多有植物性外伤史。

（3）溃疡呈不规则形，表面粗糙、脓苔样、光泽差、干燥感，灰白色，周边可有羽毛状混浊，或点状混浊，称为卫星病灶；病灶表面的坏死组织易于刮除。可伴有黏稠的前房积脓；严重者可发生角膜穿孔、眼内炎等。

（6）角膜刮片可见真菌菌丝。

（7）角膜共焦镜检查可见丝状物。

207　如何治疗真菌性角膜炎？

（1）抗真菌药物治疗：丝状真菌对那他霉素、特比萘芬有效，两性霉素对念珠菌有效。同时可配合口服伊曲康唑等。溃疡愈合后仍应继续用药 2 周，以防复发。

（2）散瞳：并发虹膜睫状体炎者，应散瞳治疗。

（3）非甾体消炎药眼水。

208　真菌性角膜炎还能手术治疗吗？

对药物治疗失败的病例，可行手术治疗。①清创术：有利于药物渗透。②结膜瓣遮盖术：对溃疡穿孔者可施行此术进行治疗。③角膜移植术：溃疡较浅者行板层角膜移植。溃疡较深甚至全层穿孔者则宜行穿透性角膜移植。

209　怎么可以预防眼睛被栗子刺扎伤，怎么防止眼内进入铁屑？

建议在收栗子或工地工作时戴防护镜工作，避免角膜异物、眼部外伤等情况的出现。如果出现眼部外伤，建议眼科急诊就诊治疗。

◎ 棘阿米巴性角膜炎

210　我用自来水清洗隐形眼镜，被查出来眼睛里有虫是怎么回事？

研究发现自来水中存在棘阿米巴原虫，而用自来水洗隐形眼镜可造成棘阿米巴原虫通过隐形眼镜损伤的角膜上皮进入角膜，引起棘阿米巴角膜炎，棘阿米巴角膜炎是一种非常难治的感染性角膜病，严重的患者可导致失明。

棘阿米巴是一类小型原虫，主要存在于土壤、水、泳池、谷物、家畜、角膜接触镜的清洗液中。1974 年 Nagington 首次报道棘阿米巴角膜炎。其病程长。多有隐形眼镜佩戴史、外伤或污水入眼史。主要临床特点是眼部剧烈疼痛和环形角膜基质炎、角膜放射状神经炎。角膜刮片可见棘阿米巴包囊或滋养体。用共焦激光角膜显微镜（HRT）诊断棘阿米巴角膜炎的准确率是95%。其中32%的棘阿米巴角膜炎中存在呈队状或堆状排列的直径约 10～25μm 的圆形致密高反光点，84%的棘阿米巴角膜炎中可查到双壁的棘阿米巴包囊结构。

211　棘阿米巴角膜炎该怎么治疗呢？有什么预防措施吗？

①病灶区角膜刮除。②氯己定、PHMB 点眼，联合非甾体消炎眼水及散瞳药，禁用激素。③穿透性角膜移植：当感染已完全控制，炎症消退时，可施行手术。预防：①注意用眼卫生。②角膜接触镜片佩戴者注意

消毒。

棘阿米巴角膜炎治疗较为棘手，因此预防本病发生也很重要。

212　戴隐形眼镜，会得角膜炎？

医学上，隐形眼镜是"角膜接触镜"的一种。和框架眼镜不同，角膜接触镜是跟角膜紧密贴合在一起的，所以配戴时要特别当心，如果摘戴时不注意，很可能让角膜受伤、感染，严重时还会导致视力丧失。

白领常戴的角膜接触镜，一种是矫正屈光不正（近视、远视、散光）的无色镜片，还有一种是起到装饰作用的美瞳。但有的佩戴者不注意卫生，在清洗的时候不按照规范的护理办法来操作；还有的人佩戴眼镜的时间太久，一忙就忘记取下来了，更有甚者用自来水洗洗就戴回去了，这些举动风险都很大。

其实，在摘除隐形眼镜过程中，无论软性镜片还是硬性镜片，均会摩擦角膜，易造成角膜外伤。另外，镜片的大小弧度如果与使用者的眼睛不符，也会造成角膜外伤。如果再加上用于清洗眼镜的护理液消毒功能不过关，存放镜片的盒子不清洁，触摸镜片的手没有洗干净等，都会引起细菌感染，使眼结膜充血、流泪、疼痛、眼睑痉挛、分泌物增加等，少数患者的角膜上皮还会坏死脱落，形成溃疡。

而习惯戴着隐形眼镜洗澡、游泳，甚至用自来水冲洗镜片的人，则可能会感染上棘阿米巴角膜炎，病原是一种捕食细菌的原虫，可出现在游泳池水、湖水、瓶装矿泉水、海水等里面。前段时间网上流传的"英国妹子因隐形眼镜沾水，感染了棘阿米巴角膜炎竟致失明"确有其事。眼科医生提醒：除了不能戴着隐形眼镜洗澡、游泳、泡温泉之外，清洗镜片时应保持双手干爽，不要用自来水或开封超过三个月的护理液冲洗镜片。

213　隐形眼镜掉地上到底能不能继续戴？

隐形眼镜掉地上，很多人都会存在侥幸心理，心想没事，但这也是发生角膜感染的危险因素。隐形眼镜掉地上马上捡起来，用护理液彻底洗净也不是不能戴，不过为了避免风险最好更换镜片。任何角膜炎发展到最后都可能出现严重后果，甚至摘除眼球，所以眼睛一旦出现畏光、流泪、眼红、视物模糊、不敢睁眼时，应及时到医院看，做一个专业的诊断和治疗，防患于未然，适当使用药物控制病情，如果眼睛表面划伤，更应该多加留意。

◎ 病毒性角膜炎

214　单纯疱疹病毒性角膜炎可以除根吗？

单纯疱疹病毒性角膜炎不能够根除，当角膜感染单纯疱疹病毒后，经过治疗症状可以消失，但病毒却躲藏于角膜及三叉神经内，当机体抵抗力下降的时候病毒会从躲藏地出来，引起病毒性角膜炎的复发。

215　什么是带状疱疹病毒性角膜炎？

带状疱疹病毒性角膜炎由水痘带状疱疹病毒侵犯三叉神经眼支所致。发病急剧，半侧发病，在额面部皮肤上出现疱疹，伴有神经痛、发热等症状，若侵及鼻尖、鼻翼者为鼻睫神经受侵犯，随后必然引起角膜被侵犯，发生角膜炎。

216　病毒性角膜炎临床特点有哪些？

临床表现可分为 5 种类型，发病前多有感冒发热史，或之前有病毒性角膜炎的发病史。角膜上皮型、角膜基质型、内皮型、神经营养性角膜炎、混合型。

217　病毒性角膜炎治疗上有什么特点？

（1）局部应用抗病毒眼药水或眼药膏。

（2）非甾体消炎眼药水。

（3）角膜基质炎、内皮炎可联合激素、散瞳治疗。

（4）严重者需口服抗病毒药物治疗。

（5）免疫抑制剂对控制病情和防止复发非常重要。

（6）穿孔病例或后遗角膜白斑者，可行角膜移植术。

218　干燥综合征与病毒性角膜炎如何鉴别呢？

干燥综合征属于自身免疫性疾病，由于部分医生对其认识不足，常误诊为病毒性角膜炎，而给予抗病毒治疗，而抗病毒药物本身对眼表就有一定损害，结果就使本就脆弱的眼表环境雪上加霜，严重者引发药物毒性角膜炎，使患者的病情变的更加复杂。如何正确区分病毒性角膜炎和干燥综合征？这就需要结合患者的病史、症状、体征以及一些辅助检查、诊断性治疗等多个环节，综合分析，才能得出最终的结论，正确区分这两种疾病。下面我们就从以下 5 个方面来讨论下这两种疾病。

病毒性角膜炎（HSK）一般起病较急，病史较短，多为几天或 1～3 周，部分患者可有感冒等上呼吸道感染、饮酒、熬夜等抵抗力下降等诱因。而干燥综合征一般病史较长，几个月几年不等。HSK 可发生于所有年龄组，但多见于青壮年，男性略多。一般发病较急，多为单眼发病，少数亦可双眼同时或先后发病。病情可反复发作。干燥综合征中年女性为多，男女比例为 1：9～1：20。

病毒性角膜炎的患者主要表现为眼表的刺激症状，刺痛、异物感明显，同时常伴有视力下降，也可伴有眼干症状。干燥综合征的患者常以干涩为第一主诉，而异物感、视力下降相较病毒性角膜炎轻，同时，干燥综合征的患者还常伴有口干、鼻干等症状，但早期全身干燥症状可不典型。

典型病毒性角膜炎常表现为树枝状或地图状的角膜上皮缺损，且常为单眼发病，而干燥综合征的患者往往双眼发病，角膜上皮点染常局限于角膜下方，也可出现全角膜弥漫性的点状上皮缺损，甚至形成角膜上皮丝状物，严重者也可出现角膜上皮糜烂。

病毒性角膜炎患者的泪液分泌、泪膜等通常情况下是正常的，但也可同时合并干眼问题。而干燥综合征患者，这些指标通常情况下是异常的，尤其是泪液分泌的降低。若发现免疫学相关检查或者口腔黏膜活检，患者自身抗体 SSA 和 SSB 阳性，口腔黏膜组织大量淋巴细胞浸润，那么干燥综合征的诊断就可以确立了。

如果根据上述指标还不能区分两种疾病，可以采用诊断性治疗，病毒性角膜炎患者局部和全身抗病毒药物治疗有效可帮助确诊，如无效可以应考虑干燥综合征的诊断。

临床上患者症状和体征的表现形式多样，应结合患者的病史、症状、体征、辅助检查等诸多环节，才能得出正确的诊断结论。

219　反复感冒会诱发病毒性角膜炎吗？

病毒性角膜炎一年四季都会发病，特别是当机体免疫力低下时，所以感冒后往往发作或者复发。病毒性角膜炎，病程较长，愈后且易复发。常可伴有葡萄膜反应，甚至出现虹膜睫状体炎、前房积脓，或继发青光眼，是临床上较为常见的致盲眼病之一。目前在角膜移植患者中，除外伤外，约有 50% 的人是因为病毒性角膜炎反复发作而造成角膜损害的。

病毒性角膜炎与感冒的关系用通俗的话可以这样讲：有些人感冒会在嘴角"冲"出小包，有的人则会"冲"在眼睛上，而"冲"在眼睛上的这种就是病毒性角膜炎。专家表示，引发病毒性角膜炎最常见的是单纯疱疹病毒，这种病毒平时不会致病，常潜伏在三叉神经节上，当抵抗力下降，特别是感冒发烧时它就会出来"兴风作浪"。虽然通过科学的治疗能控制住病情，但该病极易复发，而且长期反复发作会给视力造成严重损害。

220　如何预防病毒性角膜炎复发？

病毒性角膜炎的发病与全身免疫状况有关，所以进行适度的锻炼，增强体质是非常重要的。同时还要注意充足的休息，尽量避免劳累、熬夜、精神紧张、饮酒等各种诱发因素。此外，不要一有症状就点眼药水，抗病毒药物并不能防止复发，相反还会带来其他一些副作用，因此有不适一定要在医生的指导下用药，以避免造成病情复杂化。而治疗时要谨记不要症状一缓解就停止用药，要谨遵医嘱，规范治疗。

◎ 非感染性角膜炎

221 双眼角膜发白，无眼红、眼痛等症状，并且逐渐出现视物模糊，发展缓慢，是什么情况？

需要了解是否存在眼病的家族史，双眼发病，病程缓慢，并且无眼红、眼痛等症状，考虑营养不良性角膜病变的可能性大，可带阳性表现的家人至医院一起就诊，必要时患者及家属进行基因检测。

222 可以不戴防护镜进行电焊工作吗？

不可以，电焊的光线对角膜有损伤，可引起电光性眼炎，主要表现为眼红、眼痛、畏光流泪等症状。

223 可以在紫外灯下工作吗？

不可以，紫外线会损伤角膜，引起电光性眼炎。所以在进入有紫外灯的房间一定要先观察紫外灯有没有关闭，避免在紫外线下多停留。

人的眼睛只要暴露在紫外线灯下几分钟，就会引起结膜、角膜上皮脱落，导致角膜急性发炎，长期照射还可能会引起白内障。此外，这种损伤患者即刻没有感觉，有的需 6~8 小时以后才会出现明显的眼部症状，主要表现为双眼特别疼、泪流不止、睁不开眼、照镜子会发现眼睛肿了。这些情况就是典型的紫外线伤眼，在眼科叫做"电光性眼炎"。

在治疗上，一般会使用营养角膜上皮的药或一些消炎的药，如果是急性期疼痛感很强的话，需要在医生指导下适当使用一点表面麻醉剂止疼。

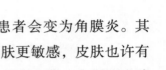

大部分患者经过治疗几天内就可以恢复，少部分患者会变为角膜炎。其实，紫外线对皮肤、眼睛都有伤害。眼睛黏膜比皮肤更敏感，皮肤也许有轻微症状，但很可能被我们忽略；而且，紫外线穿透力有限，大部分皮肤都覆盖在衣服、鞋子下，不像眼睛那么容易受到损伤。如果皮肤长时间直接暴露在紫外线灯下，也会出现红色的灼伤。

使用紫外线灯消毒，一般半个小时到 1 小时即可。消毒过程中，要关好门窗，拉上窗帘，严禁人员进入。开灯及关灯时，要迅速，不要眼睛直视紫外线灯，必要时可以用一些防护物品遮挡一下眼睛。

224 眼睛进石灰水、氨水、盐酸等碱性或酸性物体时在院外该怎么办？

需要立刻就地大量清洁水冲洗眼睛半小时，并携带清洁水尽快赶往医院眼科急诊就诊，可在赶往医院的路上继续进行眼部的冲洗。同时入院需要携带入眼异物的瓶子或成分。化学烧伤损伤程度、预后情况和进入眼内化学物质的成分、浓度、烧伤的时间密切相关。一般酸碱度越强，浓度越高，接触眼部的时间越长，预后越差。

225 自行增加点眼药水的次数，眼病会好的快些吗？

否，眼药水需要遵从医嘱进行点眼，不可少点，更不能多点，因为眼药水含防腐剂等成分，频繁点眼不但不会加快疾病的恢复，还会破坏眼表的微环境，严重引起药毒性角膜溃疡，甚至失明。

226 药毒性角膜溃疡有哪些临床表现？

眼睛局部长期用药可损伤角膜、结膜上皮细胞，严重者预后不良。药毒性角膜溃疡的临床表现为角膜中央圆形溃疡，边界清晰，基底干净，周边角膜无浸润。多次实验室及角膜共聚焦激光显微镜检查均查不到病原体。排除感染性角膜病变后，频繁用药史、眼睑的充血水肿、干净的角膜病灶及角膜知觉的消失或减退，有助于药物毒性角膜病变的诊断。

227　药毒性角膜溃疡该如何治疗？

停用之前所用药物，给予营养角膜的药物：小牛血、自体血清等，或佩戴角膜绷带镜。

228　什么是蚕食性角膜溃疡？

蚕食性角膜溃疡是一种自发性、慢性、进行性、非感染性、边缘性、疼痛性的角膜溃疡，病因不清，可能的因素包括外伤、手术，或者感染，感染有寄生虫、带状疱疹、梅毒、结核、丙型肝炎等，是一种自身免疫性疾病，但是不伴有全身症状。

多发生于成年人、单眼发病常见于老年人，男女比例相似，病情进展缓慢。双眼发病者进展迅速，治疗效果差，常伴有寄生虫血症。症状有剧烈的眼痛、畏光、流泪及视力下降，病变初期周边部的角膜浅基质层浸润，数周内浸润区出现了角膜上皮的缺损，形成溃疡，缺损区与角膜缘之间无正常的角膜组织分割，溃疡沿着角膜缘环形发展，浸润缘呈潜掘状，略微隆起，最终累及全角膜。溃疡向深层发展，引起角膜穿孔，溃疡向中央进展时，周边溃疡区上皮逐渐修复，伴新生血管的长入，导致角膜瘢痕化、血管化。

治疗：局部可用糖皮质激素或胶原酶抑制剂进行治疗，也可以用1% ~ 2% 的环孢素 A，或者是 FK506 滴眼液滴眼，局部应合并使用抗生素滴眼液、眼膏，适当补充维生素类药物。全身应用免疫抑制剂，如环磷酰胺、氨甲蝶呤和环孢素。手术病灶局限于周边部且较为表浅者，可行相邻的结膜切除，联合病灶区角巩膜病灶浅层清除术。如果病变已侵犯瞳孔区或溃疡深有穿破的可能性，可以采取新月形、指环形或者是全板层角膜移植，如果已经穿破可行双板层角膜移植或部分穿透性角膜移植。中医辨证治疗能促进病灶愈合。

◎ 暴露性角膜炎

229　眼睑长期闭合不全会有什么影响?

眼睑长期闭合不全,角膜暴露于空气中,容易发生暴露性角膜炎,患者自觉眼干涩疼痛,异物感,轻度畏光,日久可引起视力下降。检查可发现角结膜上皮干燥、粗糙,暴露部位的结膜充血、水肿、肥厚,角膜表面无光泽,呈灰白色混浊及细小点状上皮损害,逐渐融合成大片的上皮缺损,上皮下基质混浊,角膜新生血管形成。

230　暴露性角膜炎该如何治疗?

其治疗原则首先应针对病因进行综合治疗,去除暴露因素及局部治疗。(1)局部治疗包括人工泪液等角膜保护剂及抗生素滴眼液滴眼,晚间用抗生素眼膏预防感染,或形成人工湿房保护角膜。佩戴软性角膜接触镜可以预防或治疗角膜炎。若继发感染,则按感染性角膜溃疡处理。(2)治疗相应的全身疾病,选择适当的手术治疗,包括眼睑缺损修补术,睑植皮术等。

◎ 角膜老年环

231　什么是角膜老年环?

角膜老年环通常是一种有遗传倾向的退行性改变,50~60岁老年人中,约60%有老年环,超过80岁的老人几乎全部有老年环。角膜老年环双眼发病,发生在角膜周边部,环呈白色,通常约1 mm宽。本病无须治疗。

◎ 大泡性角膜病变

232　角膜上隆起大泡怎么办?

大疱性角膜病变是指角膜上皮发生大泡的病症,多见于老年患者,多发生在慢性眼病或失明的眼球上。大疱性角膜病变的治疗一直是个棘手的问题。主要以对症治疗为主；滴高渗溶液，如 5% 氯化钠、50% 葡萄糖液等可暂时缓解；佩戴亲水性软性角膜接触镜；眼压高者降眼压治疗；酌情考虑手术治疗。中医辨证治疗可减轻症状。

大疱性角膜病变严重者应及时到医院处理，不要自行刮除或擦掉大泡，以免造成角膜感染等严重后果。

（编者：王影　张欣欣　孙梅）

第六章　晶状体疾病

　　白内障作为致盲性眼病中发病率最高的疾病，已经被很多人熟知。晶状体是人眼屈光系统中起聚光、调焦、透光作用的重要组成部分，而白内障是晶状体疾病中常见的情况，又因为它是可治愈性疾病，更成为患者们交流的热点。白内障其实就是晶状体的混浊。即晶状体因为各种原因，其透明度发生改变，变得混浊，光线无法完全通过，视网膜也就无法获得清晰的影像，人们就无法看清外界的物体。除此之外，晶状体疾病还包括先天发育异常、晶状体位置异常等。

233　晶状体长什么样？

　　晶状体（Lens）是人们眼内的一个重要结构，从结构来讲就像一只煮熟的鸡蛋，晶状体囊类似于鸡蛋壳，晶状体核类似于鸡蛋黄，晶状体皮质类似于蛋清。晶状体直径约 9 mm，中央厚度一般约为 4 mm，厚度随年龄增长而缓慢增加。晶状体整个浸泡在眼内的透明液体，即房水中。晶状体的营养全部来源于房水（主要）和玻璃体。

　　晶状体位于瞳孔和虹膜的后面、玻璃体的前面，透明、富有弹性，内部不含有血管组织。其前面较为平坦，后面较凸出，前后两面的交接处称为赤道部。在晶状体的赤道部，有很多很多的细小系带，成为晶状体悬韧带，负责将晶状体悬挂固定在眼球内。

234 晶状体有什么作用?

从作用上来看,晶状体类似于一个能够自由变化焦点的凸透镜片,一般正常人晶状体的屈光度约为 + 19 D。晶状体在人眼中起到聚光、调焦、透光的作用。它能够把外界摄入人眼的光线汇聚,并投射到视网膜上,视网膜成像后,传输到我们的大脑,反映出影像,就是我们看到的东西。晶状体承担着调节人眼焦距的作用。我们之所以可以随意切换看远看近的物体,都是依赖于晶状体的调节作用。同时,晶状体还可滤去部分紫外线,对视网膜有保护作用。

235 晶状体是如何实现"调焦"作用的?

人眼能够准确、迅速地看清远、近,任何距离的物体,这有赖于晶状体的"调焦"功能。晶状体就是负责改变眼焦点的光学组件。就像一个照相机,晶状体就相当于镜头,主要负责伸缩,改变焦点。当物体由远及近,人眼会迅速做出反应,睫状肌收缩,悬韧带变得松弛,晶状体靠自身弹性回弹,凸度增加,使折光能力增加,焦距变短,使辐散的光线聚焦在视网膜上。当物体由近及远,睫状肌放松,悬韧带被拉紧,晶状体也被拉得变形,变得扁平,凸度减少,折光能力随之减低,焦距变长,光线焦点仍然能在视网膜上。这个过程不到 1 秒钟就能够完成。

236 晶状体会出现哪些疾病?

晶状体,作为一个类似镜片的眼部零件,主要会出现两类异常:1)透明度发生改变,即一个透明的镜片变得不再透明,光线不能很好地透过,导致视力下降,我们称为"白内障"。2)位置发生改变,即晶状体离开了它本来的位置,发生异位或者偏位,这些不仅仅会因无法正确地聚焦到视网膜,导致视物模糊,也会导致晶状体周边组织的损伤、异常,并发其他相关眼病。3)晶状体在发育的过程中,也会出现一些先天性的异常。

237 为什么会得"白内障"？

导致白内障发生的病因很多，老化、外伤、氧化损伤、辐射损伤、中毒、药物、营养代谢异常、遗传、感染等等。最常见的是与年龄相关的老年性白内障，即随着年龄的增长而出现的白内障，据统计，80 岁以上老人中，患有老年性白内障，且对生活视力造成影响的，接近 100%。同时，糖尿病患者由于血糖异常，也会导致白内障，称为"代谢性白内障"。眼球受到钝性或锐性损伤后，会出现外伤性白内障。很多眼部疾病，如虹膜睫状体炎、青光眼等，可能会出现并发性白内障。对于同时患有糖尿病、葡萄膜炎、青光眼的老年人，发生白内障的程度往往明显重于正常老年人，其白内障的发生原因即是多种因素混合。

238 老年人一定会得"白内障"吗？

有一种白内障的类型称为老年性白内障，又称为年龄相关性白内障，是指 50 岁及以上中老年人晶状体逐渐发生变性、发生混浊，导致视力下降，甚至失明的眼病。其程度和发生率均随着年龄增长而增加。50～60 岁的老年人，老年性白内障发病率为 60%～70%，70 岁以上者可达 80%，80 岁以上者白内障患病率接近 100%。

老年性白内障常见的晶状体混浊形式包括：核性混浊、皮质混浊、后囊下混浊或多种形式混浊并存。其中皮质性白内障最为常见，分为 4 个阶段——初发期、膨胀期又称未熟期、成熟期以及过熟期。随着年龄增长，晶状体混浊程度逐渐加重，视力障碍逐渐加重，可影响对眼底的检查，影响患者的日常生活和工作，导致生活质量下降，甚至导致盲。

本病病因尚不确切，目前认为可能与强烈的阳光、紫外线，对眼睛的长期刺激有关。另外，营养代谢障碍、体内缺锌、吸烟、饮酒都是罹患白内障的危险因素。

239　发生白内障后，会有什么表现？

最明显的症状就是视物模糊。常常在不知不觉中发生，就像透过浓雾看东西。但这种视物模糊，不仅仅是看不清东西，有时会出现单眼复视，看东西整体发暗，看大灯或太阳时出现红绿色光晕，但不会伴有视物变形、飞蚊，也不会有眼部的疼痛、不适、眼红、分泌物等等，如果同时还有上述其他表现，可能还合并存在着其他眼疾。有些患者感到看远处时尤其不清楚，看近处时症状不太明显，比之前还可能好一点，甚至可以摘掉小度数的花镜，这是由于晶状体的厚度增加了，折光性增强了，看近处的东西自然就会清晰一点。外伤性白内障往往有明确的受伤史，一般哪只眼睛受伤，哪只眼睛发生病变。而老年性白内障、代谢性白内障往往是双眼先后发病。

240　白内障可以预防吗？

目前还没有确切有效的预防方法。以下可能对预防及保护眼睛起到积极的作用。

（1）合理膳食，每日三餐除保证足够的营养外，多吃水果蔬菜等维生素 C、维生素 E 含量多的食物，少吃油腻、过咸的食物，避免暴饮暴食。

（2）减少紫外线的照射，户外应佩戴防紫外线的墨镜。

（3）遵医嘱适当应用对晶状体代谢有益的眼药或口服药物。

（4）对患有糖尿病或其他内分泌代谢性疾病的患者，需及时治疗，定期检查。

（5）养成良好的用眼习惯。看书、看手机、看电视应适当控制时间，要在明亮环境下进行。如有远视、近视或散光等屈光不正问题，应及早到医院检查，配戴合适的眼镜。

（6）养成规律的生活作息。控制自己的情绪，保持乐观的生活态度，心情舒畅，合理安排休息及适当的运动。

（7）戒掉不良的生活习惯，戒烟、少量饮酒，不吸食毒品等。

241 老年人得了白内障怎么办？

白内障一旦形成，一般是不可逆的，而且随着时间往往会逐渐加重，直至失明，只是有些患者加重的快些，有些慢些。目前没有一种确切有效的药物（包括滴眼液及口服药物）可以治愈白内障，手术是目前治愈白内障的唯一有效的手段。但是，有一些药物是可以延缓白内障进展的：常用的有吡诺克辛滴眼液，这是一种醌类药物，晶状体内色氨酸代谢异常，所产生的醌类物质，可以使晶状体蛋白变性，导致晶状体变混浊，该药物与醌类物质结合后可以抑制蛋白变性。另外，传统医学中，白内障又叫圆翳内障，主要是由于老年人肝肾阴虚，目失濡养，而至晶珠混浊，因此，口服六味地黄丸、杞菊地黄丸等中成药，可以补益肝肾，滋阴明目，对改善视物模糊，减轻白内障程度等，有一定作用。

242 什么时候需要做白内障手术？

传统观念认为，老年性白内障要等到完全没有视力、晶状体完全混浊的时候才能手术。这是因为传统的白内障手术，是囊外摘除术，手术过程中要将混浊的晶状体与晶状体囊分离后，完整取出，晶状体核老化、变硬，晶状体皮质溶解，才能与晶状体囊更好地分离开，手术更容易进行。而现在不同了，白内障手术日新月异，最新的超声乳化术，是用超声的能量将晶状体皮质、晶状体核乳化成水，吸除，晶状体核较软的时候，只需要用很小的超声能量，就可以完成手术，这样损伤小、时间也更短。等白内障到了成熟期，核较硬，应用的超声能量就需要很大，手术难度增加，术后并发症的发生率也会增加，所以手术早做较好。原则上，只要患者感到生活不方便，阅读困难，自己有提高视力的需求，都可以考虑手术治疗。大多数医生认为，患者最佳矫正视力低于 0.5 时，在无手术禁忌症时，就可以施行手术。此外，老年性白内障处于晶状体膨胀期时，可引起眼压升高，出现继发性青光眼，这时需及早进行手术，避免眼压升高所致的不可逆的视功能损伤。还有些患者，同时合并原发性闭角型青光眼，或者原发性浅前房等特殊情况，均可考虑提早手术时机。

243　白内障手术前需要进行哪些眼科检查?

术前检查目的在于进一步确诊白内障，并确定患者的视力下降是由于白内障所引起，排除相关其他眼病，如眼底疾病等；同时，进行白内障人工晶体度数测算。检查项目包括视力、最佳矫正视力、眼压、裂隙灯、常规眼底检眼镜检查，还包括：

（1）眼部 B 型超声检查，尤其晶状体混浊较重的患者，检眼镜以及眼底检查无法进行时，需要 B 超排除玻璃体积血、视网膜脱离、脉络膜脱离等较严重的疾病。

（2）人工晶体度数检测，通过仪器测算出所需要人工晶体的度数，就像给眼睛配上合适度数的眼镜。

（3）角膜内皮显微镜检查，用于检查角膜内皮细胞的数量，平均细胞面积和细胞密度等。

（4）眼底检查，包括眼底照相、黄斑 OCT 等，以除外眼底疾病。

（5）激光视力检查，全称是激光干涉条纹视力检查，是利用氦氖激光来预测患者手术后的视力，检查对眼睛是没有损害的，但准确性不足，只能作为一种参考。

（6）泪道检查，进行泪道冲洗，除外慢性泪囊炎。

（7）对于特殊患者，如外伤、青光眼、糖尿病等患者，还需要针对不同情况，进行相应的检查，如眼眶 CT、视神经 OCT 等等。

244　白内障术前为什么要散瞳检查眼底?

眼底检查是白内障必须进行的。如果把眼球比作一部照相机，那么晶状体就是照相机的镜头，视网膜是底片，白内障就是镜头污了，我们通过手术进行镜头的更换，但只有相机底片正常，即视网膜健康的情况下，才能呈现出清晰的影响传递给我们的大脑，更换镜头才能起作用，白内障手术才能够提高视力。否则，无论镜头多么高级，多么先进，底片要是坏了，照相机也无法照出清晰的照片，我们也无法得到满意的视力。

我们的瞳孔自然状态下直径约2.5～3 mm，医生检查患者眼底情况时，需要将光线照入眼内，通过这个小孔，观察眼底的视盘、血管、视网膜等情况。但这个小孔太小了，要想全面地检查眼底，就需要应用特殊的药物，将瞳孔扩大，扩大到直径7～8 mm，以方便医生检查，这个过程称为"散瞳"。通常应用的药物为复方托吡卡胺滴眼液，滴入眼内，20～30分钟左右，瞳孔可以散开，检查后，不需要应用什么药物，瞳孔可以自然恢复到本来的状态，对眼睛不会造成任何损伤，恢复过程大概需要4～5小时左右。在恢复之前，患者会觉得怕光、刺眼、无法看清近处的事物，都是正常现象，尽量避光、休息，户外佩戴墨镜，等待瞳孔恢复后，就可以正常生活了。

245　白内障术前为什么要做角膜内皮检查?

角膜内皮检查，全称为角膜内皮显微镜检查，用于检查角膜内皮细胞的数量，平均细胞面积和细胞密度等。角膜内皮细胞相当于一个"泵"的作用，最主要的工作就是将角膜里的水分持续的泵出，维持角膜的相对脱水状态，从而维持角膜的透明性。然而，角膜内皮细胞是不可再生的，当角膜内皮细胞数量异常或严重减少时，进行白内障手术就会导致一种并发症的发生——角膜内皮失代偿。这种疾病的表现为持续性的角膜水肿、混浊，还可伴有长期的眼部疼痛等，最终需要进行角膜内皮移植手术治疗，是属于白内障手术中较为严重的并发症之一。角膜内皮细胞一旦少于每平方毫米500个以下，就极有可能发生角膜内皮失代偿。因此，这个检查相当重要。

246　白内障术前为什么要冲洗泪道?

通过进行泪道冲洗操作，检查泪道情况，查看泪道是否堵塞以及是否伴有有分泌物，特别是脓性分泌物。因为，一旦有慢性泪囊炎等疾病的合并，泪囊及泪道内存留细菌，也就是脓液，进行白内障手术的过程中或术后，这些细菌就会通过切口进入眼球、感染眼球，引起术后眼内炎。眼内炎是白内障手术最严重的并发症，会直接导致术眼失明，视力几乎不可能恢复正常。泪道冲洗术操作较为简单，眼内点入表面麻醉药物后，将注射器针头的针尖去掉并弯曲，进入泪小点，向内注入适量生理盐水。泪道通畅的患者，会感到鼻子内有液体通过，或有咸味液体进入口内。只要检查过程中，没有分泌物溢出泪道，即使存在泪道的阻塞，也可以先进行白内障手术。

247 白内障术前为什么要抽血化验？

还有一些其他的常规检查，以评测是否存在现症感染、严重的心肝肺功能障碍、严重的凝血障碍等，包括血压、血糖、胸部 X 线、心电图、生化、血常规、尿常规、凝血功能等等，这些通过应用血压计、心电图机、抽血化验即可完成。尤其注意的是，白内障手术是需要在手术室中完成的，再加上手术室的各类器械、用物都是需要接触患者的血液、体液、肌肤的，因此，所有患者在进入手术室之前，必须完成传染病抗原抗体的检测，不仅为保护其他患者，预防交叉感染，同时也在保护自己不受伤害。这需要抽血化验，一般包括乙型肝炎病毒表面抗原、乙型肝炎病毒表面抗体、乙型肝炎病毒核心抗原、乙型肝炎病毒 e 抗原、乙型肝炎病毒 e 抗体、丙型肝炎病毒抗体、梅毒快速血浆反应素试验、HIV 抗体。

248 白内障术前还需要进行哪些准备？

一般术前 3 天左右就要开始进行术前准备，按医嘱应用抗生素眼药水滴眼，保证结膜囊内相对无菌状态。可以做一些个人的清洁卫生，洗澡、洗头等，因为术后一段时间内需要保证术眼不接触流动的水，以防眼部感染，不能洗脸、洗头等。手术需要在患者较好身体状态下进行，一旦发生感冒、咳嗽、发热等症状，或者是基础疾病的急性发作，如心绞痛、脑梗等，应延迟手术。术前需向医生充分了解病情，个人的病例特点，以及注意事项，需向医生确定手术方式、人工晶体型号，需向医生了解可能发生的手术并发症以及相应预防和处理措施，无论患者还是家属都应在术前对自己疾病、手术治疗过程有充分的了解及心理准备。

249　白内障手术患者有哪些注意事项?

白内障的发生，可能与晶状体内缺乏代谢所需的维生素、谷胱甘肽、氨基酸及某些微量元素，如锌等有关。且进行手术后患者伤口需要修复，需要食物提供充足的营养。可选择优质蛋白质如瘦肉、蛋、牛奶、豆浆、豆腐等，以补充蛋白质、氨基酸。多吃新鲜蔬菜和水果，如胡萝卜、菠菜、西红柿、白菜、青椒、苹果、莴苣、草莓、鸭梨等富含维生素多的食物。蛋、花生、核桃及粗粮等含维生素 A、维生素 B 及微量元素锌较多，宜食用。当然，食用各类食物应有节制，菜谱宜多样化，保证营养均衡。此外辛辣刺激食物不宜食用，海鲜、牛、羊肉等发物，也应少量食用，不可过多。

部分患者依据自身情况及医生医嘱，可适当口服中成药或中药，调理体质，有助术后止血、止痛、炎症控制、伤口修复等。各类口服及静滴的抗生素一般是不需要的，反而容易导致抗生素的抗药性的产生及副作用的发生。

术后患者应戒烟戒酒，宜静养，不宜过度疲劳、剧烈运动等。术后患者均有不同程度的红肿、异物感、疼痛、流泪、眼胀等不适，患者感觉视力时好时坏，这均属于术后正常反应，一般在术后 1～3 个月可消失。术后患者应遵医嘱应用抗炎的滴眼液。术眼不可受外伤、不能进水，因为刚进行手术，角膜伤口未完全长好、人工晶体在眼内也没有长好，这都需要通过时间来修复。一般白内障术后 1～2 周内，角膜伤口没有封闭，会产生磨痛不适等症状；此时眼内炎症反应也是最重的时候，视力也无法达到预期效果。术后 1 个月左右可以停用抗炎滴眼液。术后 3 个月左右，视力能逐渐达到稳定。

250　老年人进行白内障手术的有哪些特别之处？

其实，白内障手术目前技术已经成熟，手术时间较短，术前术后可正常饮食，对老年人生活不会造成太大负担。但仍需要老年人注意：1）术前保持良好、平和心态，保持充足、良好睡眠，充分了解手术过程，消除紧张恐惧心理，避免因情绪波动造成心、脑血管意外事件；2）术后配合医生保持眼部清洁卫生，遵医嘱用药，避免不必要的焦虑，逐步恢复；3）正常饮食，避免辛辣刺激食物，如葱姜蒜、辣椒等，保持大便通畅，必要时可用药物辅助排便，避免排便时用力过猛。

251　为什么要植入人工晶体？

晶状体作为一个凸透镜，在眼内起着聚光、调焦、透光等作用。当发生白内障时，晶状体变得混浊而无法透光，医生并不能将其恢复原貌，而是通过手术，将混浊的晶状体摘除，并植入人工晶体作为替代。所以人工晶体，就像一个眼镜片，替代自然晶状体起作用，帮助我们的眼睛透光、聚焦，视网膜才得以成像。如果进行白内障手术只摘除混浊的晶状体，而不植入人工晶体作为替代，那么人眼相当于失去一个重要的组成部分，术后将无法聚焦光线，不能获得清晰的视力，同时，由于重要部件的缺失，有可能并发青光眼等其他眼部疾病。

252　人工晶体长什么样？

人工晶体类似一个薄的、迷你镜片，约 3 ~ 4 mm 厚度。由两部分组成，中间部分，呈圆形，起聚光、透光作用的光学部，及两侧起支撑作用的人工晶体祥，祥多呈 C 型或 J 型等，可为两个或三个。光学部的直径一般在 5.5 ~ 6 mm，人工晶体的总直径多为 12 ~ 13 mm。

253 人工晶体有哪些种类？

人工晶体的种类繁多，按植入位置分，人工晶体分为前房型人工晶体及后房型人工晶体。对于白内障患者，植入人工晶体是作为自然晶状体的替代，放入晶状体囊袋中。因此，绝大多数应用的为后房型人工晶体，仅在一些极特殊的病例，不能植入后房型人工晶体时，才选择前房型人工晶体。

按照材料分，人工晶体有硬性人工晶体和软性人工晶体。硬性人工晶体的主要材料是聚甲基丙烯酸酯（PMMA），由于它不能折叠，因此需要做较大的角膜切口才能将其植入眼内，会造成较大的术后散光，也不利于术后的快速修复，现已不常应用。

软性人工晶体的材料有很多，包括硅凝胶、丙烯酸酯等等，但目前最流行的是丙烯酸酯材料，这类人工晶体柔软、富有弹性，可以很好地折叠，使手术能够通过微小的切口完成，创伤小、恢复快，造成的术源性散光小，是现在主流的人工晶体材料。

按功能分，人工晶体有单焦点人工晶体、双焦点人工晶体及多焦点人工晶体。

还有一些特殊类别的人工晶体，经过特殊工艺加工，赋予这些人工晶体特殊的特性和功能，以用于一些特殊的病例。如散光晶体、防蓝光晶体、非球面晶体等等。

254 人工晶体度数是如何测量的？

目前有专门进行人工晶体测算的仪器，IOL master，内置有各种计算公式，只需要患者在这个仪器上进行眼轴、角膜曲率、前房深度等数据的检测，仪器会自动计算出所需要人工晶体的度数，并预测出植入该度数的人工晶体后，人眼会呈现出的屈光状态。就像配眼镜前的验光。比如，这个测量结果显示，应该置入一个 +19D 的人工晶体，置入后，人眼的屈光

状态为 - 0.20D，表示如果白内障手术为这位患者更换为一个 + 19D 的人工晶体，那么这位患者术后将会存在 0.20D（20°）左右的近视，其中"-"表示近视，"+"表示远视。一般医生会尽量选择接近正视的状态，0.5～1.0D（50°～100°）以内的近视或远视，多可忽略不计。这项检查，要求患者在检查时未进行散瞳或缩瞳治疗，因为这些会导致测算结果的不准确，影响术后视力恢复。

255　如何选择适合自己的人工晶体？

目前，人工晶体材料多选择丙烯酸酯材料，又分为亲水性丙烯酸酯材料和疏水性丙烯酸酯材料。其中，疏水性丙烯酸酯材料，也可折叠，但展开时比较缓慢。它的特点是表面黏性大，更容易黏附于晶状体囊袋内，即其术后稳定性更好，且有效降低了后发性白内障的发生率。尤其对于合并有葡萄膜炎、青光眼、糖尿病等疾病的患者放入眼内更为安全。

对于人工晶体的功能选择，要具体情况具体分析。

单焦点人工晶体（monofocal intraocular lens），即作为一个普通光学镜片，存在一个光学焦点，当物体位于光学焦点附近时，所呈的像是最清晰的。当物体远离光学焦点时，所呈的像会逐渐的模糊。也就是说，植入单焦点人工晶体后，人眼会失去原有的调焦功能，只能看清固定距离范围内的物体，即当光学焦点位于远方时，能看清远距离的物体，但看近处的手机或书籍时，由于距离光学焦点过远，就会呈像模糊，类似于正常人的老花眼；同理，当光学焦点位于近处时，能看清近距离的物体，但看远处时，也会模糊，类似于正常人的近视眼。在少部分患者，随着悬韧带的紧张和松弛，人工晶体光学部能够发生轻度的位移，可以获得微弱的"调焦"能力，但这也只能在有限的距离范围内起作用，且目前没有医学手段，可以在白内障术前对患者这方面的眼部功能进行检查和预测。

为此，研究人员进一步研究开发了双焦点人工晶体（bifocal intraocular lens），这种人工晶体具有两个焦点，一般一个焦点位于 3～5 m 处，帮助看清远距离物体，一个焦点位于 33 cm 处，帮助看清近距离物体。这可以通过在光学部表面进行一些光学处理来实现，将入射眼内的光线进行分光，一部分落在远焦点上，一部分落在近焦点上。这样，人们就能够同时看清远距离物体及近距离物体。当然，这样分光的结果，也会造成一定的不足。如视野较暗、容易出现偏焦、眩光等等。因此，有特殊工种的人，包括开夜车的司机、强光下高空作业人员等，不建议选择这类晶体。

有时，两个焦点也无法满足我们的生活工作需要，如电脑工作时，由于看电脑的距离在 50 cm ~ 1 m 左右，这个距离与两个焦点都存在一定的距离，就无法获得非常清晰的像，对电脑工作造成一定的困难。在这个基础上，研究人员又针对这个问题开发出三焦点人工晶体，即在原有的双焦点基础上，进一步分光，在 50 ~ 80 cm 左右增加一个焦点，这样，可以满足对电脑工作的需求。目前，三焦点人工晶体被认为是最接近自然晶状体呈像的。

对于一些特殊的病例，需要应用特殊类型的人工晶体。①散光晶体：用于存在较大度数散光的患者。②表面具有肝素涂层的人工晶体：它可以使血小板、巨噬细胞、粒细胞等黏附性降低，纤维细胞合成减少，有效减轻术后早期眼内炎症反应、色素沉积、降低后发障的发生率等，对于糖尿病患者、合并葡萄膜炎、青光眼、玻璃体硅油植入状态等患者，优势更为突出。③防蓝光人工晶体：自然晶状体，随着年龄的增长，会逐渐呈黄色，部分蓝光被吸收掉。普通的人工晶体可以滤过紫外线，却不能遮挡蓝光，所以，部分患者术后感觉视物发蓝、明亮刺眼，被称为蓝视，需要一段时间的适应，才能缓解；防蓝光人工晶体，是在人工晶体中掺入黄色染料制成，除了能吸收紫外线，还可以滤掉蓝光，消除蓝视，对视网膜、黄斑等有一定的保护作用，但是呈像的清晰度和色调是不受影响的。④非球面人工晶体：人工晶体植入后，还可能出现会出现像差问题，表现为术后查视力表视力很好，但患者自我感觉视物模糊；非球面人工晶体，消除像差，获得更清晰的视觉感受。

现在所有临床应用的人工晶体，不论类型、材料，均可安全置入眼内30～40年无退化现象，即"质保终身"。当然，根据制作材料、工艺等的不同，人工晶体的价格也不相同。折叠式人工晶体较贵，双焦点人工晶体比单焦点人工晶体贵，三焦点人工晶体更贵，附加了特殊功能的人工晶体也会较贵。但由于目前制作工艺有限，无论是什么样的人工晶体，都存在着一定的局限性。患者应该在医生建议下选择适合自己的人工晶体。

256 白内障术后还需要佩戴眼镜吗？

人工晶体的度数是通过公式计算得来，患者眼轴长度、前房深度、角膜曲率等多个参数，均对结果造成影响。对绝大多数患者而言，人工晶体的度数以及术后屈光度的预测，是准确可靠的，但仍存在一定的偏差。一般白内障术后，应为正视眼，没有屈光度数，或屈光度数很小。由于偏差的存在，可能导致术后存在 1D 以内（100°以内）的远视或近视，极少情况出现更大度数的偏差。

另外，当选择植入单焦点人工晶体时，看近处时，如读书、看报、看手机等，无法看清，因此，需要另外配一副老花镜进行辅助。一般这个老花镜的度数为 3.5～4D（350°～400°）左右。还有一些特殊的患者，如一些高度近视的患者，长期佩戴高度近视镜，已经习惯，突然摘掉眼镜后，可能出现头晕、不适应的情况，也可以在手术时选择术后预留一定的近视度数，一般为 3D（300°）以内的近视度数，这样，术后相当于一个低度数的近视眼，看远处物体时，需要佩戴一个近视镜，看近处时可以摘掉眼镜。

一般术后 3 个月，视力会逐渐稳定，这时是配眼镜最合适的时机。

257 什么人不适宜做白内障手术？

首先，白内障手术是没有年龄限制的。这种手术时间短，几乎没有痛苦，国内有记载白内障手术患者最高年龄为 103 岁。

糖尿病也不是手术的禁忌症。糖尿病患者大多体质较差，如果血糖较高，容易出现出血、感染等严重的并发症。因此，控制好血糖是安全手术、避免并发症发生必要的条件。空腹血糖最好稳定在 8 mmol/L 以下，餐后 2 小时血糖 11 mmol/L 以下。糖尿病病史较长的患者，如出现视网膜病变，应进一步行相关检查和治疗，进行白内障手术的时机，需根据具体病情决定。

高血压患者也可以进行白内障手术。但血压应控制稳定，尽量在正常范围，这就需要患者听从内科医生的建议和治疗。白内障手术过程短暂，但为局部麻醉手术，手术过程患者是清醒的，因此，患者容易出现紧张的情况，容易引起术中血压升高。家属的陪伴及安慰、合理休息、按时口服降压药物，可以有效地避免危险的发生。

白内障手术还是存在一些不能做手术情况：①处在活动期的眼炎症，包括结膜炎、角膜炎、虹膜睫状体炎等等。需要先进行抗感染治疗，待炎症进入静止期后，方可考虑手术。②慢性泪囊炎。需要进行相应的治疗后，才能手术。③某些全身疾患未得到有效控制。如恶性肿瘤、心力衰竭、急性脑梗死等，随时可能威胁生命安全，患者应先进行全身疾病的治疗，待生命体征平稳、疾病控制后，方可考虑进行白内障手术。④合并其他严重影响视力的眼病，如青光眼绝对期、视网膜脱落、黄斑变性等。合并这些疾病的患者即使进行白内障手术，也不能很好的提高视力，可以考虑与这些疾病联合治疗的方案。

258　白内障手术过程中会出现哪些意外？

任何手术都是存在手术风险和意外的，虽然白内障手术已经非常成熟，手术时间也比较短，但手术过程中仍存在着很多并发症。

1）眼内组织损伤：由于白内障手术为内眼手术，需要在角膜上做切口，将手术器械植入眼内进行操作，因此，角膜内皮、虹膜等组织均可能在操作时受到一定的损伤，严重的情况下，可能会造成角膜内皮失代偿，需要进一步进行角膜内皮移植手术才能恢复。

2）出血：手术操作的过程中，虹膜的损伤、视网膜血管破裂，都会引起眼内部的出血，大多数在术后逐渐吸收，不会造成影响。值得注意的是，"暴发性脉络膜出血"，主要因为睫状后短动脉或睫状后长动脉、脉络膜静脉破裂，这种出血大量且迅猛，可导致眼内压急剧升高，甚至导致眼内容物的脱出，是白内障术中最严重的并发症。

3）后囊膜破裂：白内障手术过程中，是需要把混浊的晶状体用超声的能量原位打碎，随着水逐渐吸出，整个晶状体囊袋是保留下来的。这里是人工晶体置入的位置，而后囊膜，用来承托人工晶体的，一旦发生后囊膜的破裂，人工晶体无处承托，可能需要用缝线固定在眼内，也可能无法一期植入，需要恢复后再次进行人工晶体植入的手术。

259　白内障术后还会出现哪些问题？

白内障术后24～48小时，是出现并发症最多的时期。

1）眼压升高：术后部分患者会有短暂的眼压升高，大多24小时可降至正常。出血、较重的炎症反应、晶状体皮质残留、粘弹剂残留等情况可能会导致眼压的持续升高，大多数通过保守治疗、少数通过再次的手术治疗都可以恢复正常。特殊情况下，会引起恶性青光眼，但发生概率较低。

2）眼内炎：是白内障术后最严重的并发症，常见感染源为手术野、手术器械、术后滴眼液、术后伤口护理不当等。一般表现为眼痛、视力急剧下降、结膜水肿、充血、前房积脓、玻璃体混浊等。一旦考虑可能为眼内炎时，需要立即处理，予抗菌药物治疗，必要时需要行玻璃体切割术，人工晶体也需要取出。眼内炎对视力的损害也是非常大的，即使感染控制了，视力也很难恢复。

3）角膜散光：即使现在白内障手术均采用3 mm左右大小的切口，但这个切口在角膜缘处，愈合时仍有可能造成一定的散光，这对绝大多数人的视力不会造成明显的影响，只有极个别不能耐受的患者或术前即存在较大角膜散光的患者，需要进一步佩戴散光眼镜以矫正视力。

4）黄斑囊样水肿：病因尚不清楚。部分患者在术后会出现黄斑区的水肿，表现为视力下降、也可伴有视物变形，但大多数会自行消退。

还有一种特殊的并发症，称为后发性白内障。是由于白内障手术会保留晶状体后囊膜，以承托人工晶体，但这层囊膜可能会逐渐变得混浊，形成一层不透明的机化膜，也会影响视力，一般新陈代谢旺盛的年轻者、糖尿病患者多见。在白内障手术后 2 年左右发生率较高。

260　做完白内障又得"白内障"了怎么办？

这即是指上文提到的"后发性白内障"，发生率约不到 10%。针对后发性白内障的治疗并不复杂，也无须再次进行手术。它是由于后囊膜混浊，遮挡光线，进而影响视力，因此，医生利用 Md：YAG 激光的高能量，在这层机化膜中央，打一个小洞，显露出一个透明的区域，患者的视力即可得到改善。通常这个小洞的直径会小于人工晶体光学部的直径，但会大于自然瞳孔的直径，既不会导致人工晶体失去承托掉落、偏移，也为患者提供足够的光学区域。

261　人工晶体会损害眼睛吗？

对于人体来说，人工晶体毕竟是异物，虽然不会像移植组织器官后出现所谓的排异反应，但人眼对这个异物的到来，也会有相应的反应。

1）葡萄膜炎：所有患者在术后都会出现葡萄膜炎症反应，有些患者较重，有些患者表现很轻。这是一种无菌性的炎症，与术中反复器械操作、人工晶体植入等均有一定关系，因此，所有患者在术后均需要遵医嘱应用糖皮质激素类的滴眼液，缓解这种炎症反应。大多数患者在应用药物后，炎症反应会明显缓解，在 1 个月左右消退，同时也可逐渐停用药物。

2）人工晶体位置异常：人工晶体植入晶状体囊袋内后，由于囊袋的收缩、悬韧带断裂等各种原因，偏离所在的位置，同时引起视力下降。如发现这类异常，需要再次手术，将人工晶体调整至正确的位置。

3）人工晶体屈光度误差：人工晶体的屈光度是术前通过仪器测算的，可能存在 1D（100°）左右的误差，这是目前无法避免的，但由于误差一般较小，对大多数人的视力不造成影响，个别敏感的患者，可在术后佩戴一定度数的眼镜矫正。

262　白内障术后总觉得眼睛不舒服是怎么回事？

白内障术后，很多患者会觉得眼部不适，包括眼干涩、时有磨痛、眼部容易疲劳等，这是由于白内障手术会破坏了部分泪膜成分，与手术后应用抗炎滴眼液、用眼不当等也有关系。这种"干眼症"，并不威胁视力，一般随着手术后眼睛的恢复，症状会逐渐减轻。应用一些泪液的替代品，或简单地热敷，注意不要用眼疲劳，多休息，可以很好地缓解症状。

263　白内障术后仍然看不清是怎么回事？

白内障手术属于复明手术，也就是说，进行白内障手术，大多数人是为了提高视力的，但并不是说，术后视力一定要达到 1.0，甚至 1.0 以上才叫手术成功。白内障术后视力仍不提高的原因，主要有以下几个方面：

1）屈光不正，这是白内障术后视力不佳最常见的原因。屈光不正包括近视、远视以及散光、老花。白内障术后，大多数患者会呈现正视状态，但由于人工晶体度数的测算，可能存在一定的误差，会出现屈光不正。选择单焦点人工晶体的患者，会存在较大度数的老花。患者本身存在的角膜散光，或因为手术造成一定的术源性角膜散光，也属于屈光不正。这些都是可以通过佩戴合适的眼镜进行矫正的，也就是说，在术后视力稳定后，佩戴合适的眼镜后，患者就会获得比较理想的远、近视力。

2）合并其他影响视力的眼部疾病，如玻璃体疾病、视网膜疾病、黄斑疾病、青光眼、角膜疾病、视神经疾病等。视力，是我们的眼球，包括连接眼球与大脑的神经，加上我们的大脑，总体功能的呈现，任何一个部分的细小问题，都会导致视力不佳。这些需要同时接受针对相应疾病的治疗，才能进一步提高视力。

3）出现白内障手术相关并发症，上文提到，白内障手术虽然已经很成熟，应用也很广泛，但仍存在着一定的风险，会出现相关并发症，这些并发症都会导致视力不同程度的受损，有些只是暂时性的，有些是无法恢复的。

264　白内障术后眼前有黑影飘动是怎么回事？

大多数情况下，人们眼前看到的飘动黑影，通常称为"飞蚊"，是玻璃体内的混浊物，玻璃体位于晶状体的后方，与晶状体毗邻，之所以会有这些"飞蚊"的存在，是由于玻璃体老化所致。随着年龄的增长，玻璃体也会逐渐老化，从一开始的胶冻状态，逐渐变成流动的液态，从一开始与我们的视网膜紧密相连，逐渐分开，脱离下来，这些都是正常的老化过程，每一个人的眼内都会发生，但并不是所有的人都会出现"飞蚊"的症状，这与个人对"飞蚊"的敏感性、玻璃体老化的程度、速度等均有关系。白内障手术如果正常进行，对玻璃体的老化过程是不会造成影响的。患者之所以在术后感觉"飞蚊"增加，是因为手术前混浊的晶状体，遮挡了部分进入眼内的光线，眼的对比敏感度下降，"看不到"这些"飞蚊"。而术后，视物清晰了，对比敏感度增加了，这些"飞蚊"也就显现了。

"飞蚊症"本身是不需要治疗的，如果真的对患者造成很大的困扰，针对玻璃体混浊的药物、激光、手术，都是可以考虑的。

265　晶状体"掉了"是怎么回事？

晶状体是依靠悬韧带悬挂固定在眼球内的，前面毗邻虹膜，后面紧贴玻璃体。当晶状体悬韧带由于各种原因，导致部分或全部断裂，这种悬挂力减弱，晶状体就会发生位置异常，也就是"掉了"。将出生时晶状体就不在正常位置的情况称为晶状体异位。将出生后由于各种因素、外伤或疾病导致晶状体位置发生改变的称为晶状体脱位。

晶状体的异位或者是晶状体的脱位，可以是晶状体偏离原来的位置，稍稍倾斜或移动，也可以是是晶状体完全离开原来的位置，移到了新的位置，新的位置包括前房、瞳孔区嵌顿、玻璃体腔、球结膜下或者眼球外部。

266　晶状体为什么会"掉"？

晶状体是依赖于悬韧带将晶状体悬挂固定在眼内的，之所以会"掉"，也就是发生了位置的异常，与悬韧带的异常或断裂直接相关。主要原因有两个，一个是先天性异常，一个是外伤。

有些患者的悬韧带先天发育不好，悬韧带组织脆弱，非常容易断裂，一个轻微的碰撞，甚至正常的远近视物调节过程、揉一下眼睛，都有可能悬韧带全部或部分的断裂；或者是悬韧带非常的松弛，弹性很差，晶状体的位置就可能发生偏离，无法时刻保持正常的位置不变。

值得注意的是，很多老年人常常在视力很差，白内障程度很重时才进行手术治疗，这时晶状体变得十分坚硬，悬韧带会变得异常脆弱，很容易出现晶体脱位的情况，在进行白内障手术的过程中，也容易出现悬韧带断裂，造成术后人工晶体脱位的情况。

还有一些特殊的患者，罹患一些遗传性的全身性综合征，这些综合征存在全身各个系统的异常，而眼部的异常主要为晶状体的异位或脱位。当罹患了一些特殊的眼病后，如角膜葡萄肿、先天性青光眼；或眼内炎症，如睫状体炎等，悬韧带会由于这些病变，受到影响，发生变形、变性，最终变得脆弱，或者直接损坏，就会出现自发性晶体脱位。

267　晶状体"掉了"会有什么表现？

晶状体是执行透光、聚光、调节功能的，它一旦离开了它正常的位置，执行这些功能时，就会出现异常。

晶状体脱位引起的最直接的症状，是视物不清，可以是轻度的视物模糊，也可以视力将至很差，可以伴有视物遮挡感。这主要由于严重的屈光不正引起的。

正视，就是外界光线摄入眼内，通过眼睛本身的屈光系统，能够将光线准确地聚焦在视网膜上，这样视网膜才能呈现清晰的物像。而所谓屈光不正，就是聚光发生错乱，光线聚焦在视网膜前面（即近视）、后面（即远视）或者没有能够聚焦在一个点（即散光），或者没有能够聚焦在视网膜主要用来成像的区域，都会导致视网膜成像不清晰，我们看到的东西就是模糊的。晶状体位置改变后，光线通过它聚集后，就会出现屈光不正的情况。

另一个原因，是白内障。晶状体离开正常位置后，来到新的微环境，会引起自身代谢的异常，晶状体自身组织纤维会发生变性，出现混浊，也就是发生了白内障。

晶状体脱位后，还会因为发生了一些其他的并发症，而出现眼红、胀痛、磨痛、畏光、流泪、头晕、头痛、恶心、呕吐等较严重的不适感。

268　晶状体"掉了"还会有其他危害吗？

晶状体脱位还会危害到眼部其他组织，出现很多并发症。

（1）葡萄膜炎。晶状体是有很多晶状体纤维组成的，晶状体纤维属于蛋白质类的物质，当晶状体位置改变后，会来到一个新的位置，前房或者玻璃体腔，这些晶状体纤维会刺激周围产生激烈炎症反应，这种炎症，会在晶状体归位之前持续发生，导致视物模糊、眼红、眼痛等多种眼部症状。

（2）继发性青光眼。晶状体脱位，进入前房后，房角结构会由于新物体的到来，变得狭窄、拥挤，房水通过房角流出眼内时，就会受阻。此外，发生严重的葡萄膜炎时，睫状体会发炎、水肿，眼内房水分泌可能增多；小梁网作为眼内房水流出通道的重要关卡，也会发炎、水肿，房水流出就会受到阻力；同时，眼内会充满炎性细胞、因子等，它们会阻塞在小梁网上，房水就更不易流出了，眼内的"水"分泌增多，流出不畅，眼压自然会升高，即出现继发性青光眼。长期而持续的高眼压，会出现眼痛、头痛、恶心、呕吐等不适，又会进一步危害到更多的眼部组织，会进一步损害视功能，造成不可逆的损伤。

（3）视网膜脱离。这是较最常见的并发症。晶状体脱位后，原本的位置空虚，失去阻隔的玻璃体就会向前涌动，扰动与其相连的视网膜；晶状体脱位进入玻璃体腔，对视网膜有一定的机械冲击力，同时，刺激局部发生严重的葡萄膜炎，视网膜受到扰动、冲击、炎症影响，很容易发生脱离。

（4）角膜混浊。当晶状体脱位进入前房后，与角膜内皮发生接触、摩擦，角膜内皮迅速减少，导致角膜损伤，出现水肿、混浊，同时引起不适症状。

269　晶状体"掉了"怎么办?

晶状体脱位本身会导致我们视力受损，还会引起很多严重的并发症，损害到其他正常的眼部组织，因此，一旦发现晶状体脱位，就要积极地干预、治疗，避免并发症的发生。

（1）非手术治疗：对于轻度的晶状体偏位，稳定不发展，尚未引起并发症，并且没有合并白内障的情况，可以进行密切随访，通过佩戴合适的凸透镜或角膜接触镜矫正视力。

（2）手术治疗：发生较为严重的晶状体脱位，出现白内障，或出现其他并发症时，一方面需要通过手术，取出晶状体；另一方面需要积极地治疗出现的并发症。

晶状体轻度的偏位，没有完全脱出时，可以视情况，切除前部部分玻璃体，同时行晶状体囊外摘除或者超声乳化吸除术，并于晶状体囊袋内植入张力环固定后，植入人工晶体，矫正视力。也可将人工晶体置于睫状沟的位置固定，必要时行人工晶体悬吊术，应用悬吊线，将人工晶体缝合固定。

晶状体完全脱位于结膜下、前房或嵌顿于瞳孔区的情况，可以从角巩膜缘做切口，直接取出晶状体。当伤口接近或超过角膜缘后 6 mm 时，需要在切口区域进行冷凝，预防视网膜脱离的发生。

对于晶状体完全脱入玻璃体腔的情况，需要联合玻璃体切割术，方能取出晶状体。

（编者：李萱　孙梅）

第七章　玻璃体疾病

玻璃体是呈透明凝胶状态的粘样性胶样组织（如果冻状），位于玻璃体腔内，其主要成分是水、胶原纤维和透明质酸等。玻璃体无血管和神经，一旦丢失，不可再生。玻璃体凝胶状态破坏，变为液体，是一种玻璃体变性，称为玻璃体液化；如果液化的玻璃体出现不透明的物质，称为玻璃体混浊。玻璃体液化、混浊常与老化、外伤、炎症、近视、出血有关。

第一节　飞蚊症

270　我怎么眼前有"蚊子"在飞呀？

飞蚊症是指眼前有飘动的黑影，常在五十岁左右出现。玻璃体液化和后脱离是飞蚊症的主要原因，简单来说就是玻璃体由果冻状变为了液体，并与后面的视网膜分离了。有些人在看白色的墙的时候黑影更加得明显，还有可能伴有闪光感，部分患者可能合并有视网膜裂孔出现。

271　飞蚊症会导致视力下降吗？

飞蚊症常表现为眼前黑影飘动，不会导致视力下降。少部分飞蚊症的患者会出现视力下降。其原因是玻璃体和视网膜在黄斑中心凹周围、视乳头边缘及玻璃体基底部是紧密粘连的，粘连紧密处的玻璃体与视网膜分开时，会出现视网膜裂孔。当出现黄斑裂孔、黄斑水肿、孔源性视网膜脱离时就会出现视物变形、视野缺损及视力下降。

272　出现"飞蚊"后需要去医院吗?

如果出现"飞蚊"的情况需要去医院检查,并且需要散瞳后仔细检查眼底,其中最重要的检查就是三面镜、间接眼底镜检查。三面镜检查可以帮助医生发现视网膜裂孔。而眼底激光封闭视网膜裂孔就能防止视网膜脱离出现。"飞蚊"产生原因除了玻璃体液化以外还有可能是视网膜疾病和葡萄膜疾病,及时就诊可以帮助尽早地诊断和治疗疾病,避免视功能的下降。

273　飞蚊症有没有可以清除的方法?

飞蚊症不会影响视力,一般情况下可以不治疗。如果症状严重影响了患者生活、工作和学习,就应该治疗。目前激光玻璃体消融术是治疗玻璃体混浊,也就是飞蚊症的方法之一,其原理是利用纳秒级的脉冲,将玻璃体混浊气化,切断玻璃体变性塌陷的胶原纤维,使漂浮物被消除或者减少,减轻对视力的影响。

274　中医对飞蚊症是怎么认识的?

中医的云雾移睛相当于西医学的飞蚊症。《证治准绳·杂病·七窍门》记载此病"自见目外有如蝇蛇、旗斾、蛱蝶、条环等状之物,色或青黑粉白微黄者,在眼外空中飞扬缭乱。仰视则上、俯视则下"。从此书的描述就可以看出,古代人对飞蚊症的症状描述特别的详尽。中医多认为此病的病因病机是因为肝肾亏虚、气血亏虚等导致的。

275　中医如何治疗飞蚊症?

如果是单纯的飞蚊症,全身没有任何不适感,排除眼底病变,可以不治疗。但是如果有全身症状如头晕耳鸣、腰膝酸软、头晕心悸、乏力倦怠等,就可口服中药汤剂调理。常用的方剂为明目地黄丸、八珍汤等。海藻、昆布这些软坚散结的中药也常加入汤剂中治疗飞蚊症。活血利水也是中医治疗飞蚊症常用疗法，经过治疗，很多患者黑影消失。一般轻度玻璃体混浊，可口服中药，中度混浊如玻璃体后脱离，可激光消融，较重度可采用玻璃体切割手术，术前口服中药，有利于减轻混浊，消除眼前黑影。

第二节　玻璃体积血

玻璃体积血并不是一种疾病，而是玻璃体邻近组织病变导致的体征之一，其积血通常来源于视网膜和色素膜破损的血管或者新生血管。其主要的症状表现可表现为视力的突然下降、眼前黑影飘动或固定黑影。口服中药汤剂能促进玻璃积血吸收，手术治疗是玻璃积血的有效措施，并且应该针对积血的原因进一步治疗。

276　玻璃体积血是什么病？

玻璃体积血是眼内正常或者异常血管的破裂导致的玻璃体腔内的积血。糖尿病可导致眼底组织缺血缺氧，这些缺血缺氧的组织就会长新生血管，新生血管跟正常的血管不同，特别容易破裂出血，如果出血流到玻璃体腔内也就是玻璃体积血了。除了糖尿病患者可能玻璃体积血，高血压引起的视网膜静脉阻塞，血管动脉瘤破裂，脉络膜外伤等都可以导致眼内血管或者异常血管破裂从而引起玻璃体积血。

277　玻璃体积血有哪些症状？

玻璃体积血常表现为单眼视力突然下降，视力下降的程度跟出血的多少有关，出血少的患者表现为视力的轻度下降，眼前黑影飘动，出血多的患者则可表现为视力骤降，甚至仅能看到手指。少量的玻璃体积血可自行吸收，但大量的玻璃积血吸收起来特别的困难，可表现为视力持续下降。

278　玻璃体积血能不做手术吗？

中医汤剂可以治疗玻璃体积血，而且效果还不错。中药三七粉可以活血止血，对于治疗玻璃体积血效果尤其好。但是任何中药的使用都应该在中医师的指导下使用，可不能因为不想去医院盲目使用。有些玻璃体积血，如视网膜前出血，血大量的存积在视网膜和玻璃体之间，很难通过药物吸收，这类玻璃体积血就需要手术治疗。如果是玻璃体积血合并了视网膜脱离等情况就得尽快手术了。

279　玻璃体积血好了后，可以不用去医院复诊吗?

当然不行，玻璃体积血并不是一种疾病，而是玻璃体邻近组织病变导致的体征之一，其积血通常来源于视网膜和脉络膜破损的血管或者新生血管。如果是这次积血吸收了，还需要做荧光造影等检查，确定出血的原因。如果检查后发现是视网膜缺血或者视网膜已经存在新生血管了，那就必须行视网膜激光治疗，并且每三个月就得到医院复查，检查新生血管是否消退。

280　有固定的中药方子治疗玻璃体积血吗?

玻璃体积血在中医属于暴盲的范畴。其中医证候可以是气虚血瘀，脾气亏虚，阴虚火旺、血热妄行等。针对不同的证候我们需要使用不同的中药方剂。所以如果真要介绍一个方子来治疗玻璃体积血可能不行，因为证候不一样，用一样的方子可能适得其反。中药的使用还是需要在中医医师的指导下使用。

281　治疗玻璃体积血的手术怎么做? 有什么手术并发症吗?

清除玻璃体积血的手术方式叫玻璃体切割手术。现在的玻璃体切割手术已经有四十年的历史了。玻璃体切割手术方法是给巩膜（也就是我们通常说的白眼仁）做三个通道，将里面的积血清除出来后，缝合切口也就行了。虽然听起来很简单，但是手术并发症也有很多如角膜水肿、眼前段新生血管、白内障、复发性玻璃体积血、视网膜裂孔，视网膜脱离，眼内炎等。

第三节 其他玻璃体疾病

282 玻璃体内有白色小球是怎么回事？

您所说的这种疾病叫做闪辉性玻璃体液化，其表现为无数黄白色、金色或多色的胆固醇结晶，用光照后呈闪辉样。玻璃体内的结晶主要是胆固醇。这种混浊产生原因不明。但是对于这种混浊，一般不需要治疗。如果玻璃体的结晶影响眼底病变治疗，可通过手术切除。

283 眼睛里长虫了，有这种事吗？

在我国有些地方有生吃猪肉的习惯，一旦吃了有猪肉绦虫的猪肉，猪肉绦虫可以寄生在人的肠道内，其囊尾蚴可以在眼、脑、皮肤定居。猪囊尾蚴不仅可以在眼的玻璃体内寄生，还可以在眼外肌、结膜下、视网膜下寄生。如果猪囊尾蚴存在于玻璃体内，就需要行玻璃体手术切除。

284 视网膜脱离没有治疗，时间久了，医生说玻璃体增生，手术效果不好，是怎么一回事？

视网膜裂孔产生后，视网膜色素上皮从视网膜裂孔内游离、移行、增生等转化为成纤维细胞，在视网膜前后和玻璃体内形成增生膜，可在视网膜表面形成皱褶牵拉等，造成牵拉性视网膜脱离。如果玻璃体增生严重的患者手术效果并不理想，手术成功率低。

285 什么是玻璃体黄斑牵拉综合征？

黄斑部的玻璃体与视网膜皮质不完全的分离，存在异常粘连和牵拉，也可出现黄斑区视网膜浅脱离。可单眼发病也可双眼发病。患者常有视物变形、视力下降。可行玻璃体切割手术治疗。

286　玻璃体手术是在显微镜下操作吗？

玻璃体手术需要在显微镜下操作，并且需要精良的显微手术器械。包括：手术显微镜、玻璃体切割器、眼内导光纤维、巩膜穿刺刀、角膜接触镜、玻璃体剪、剥膜钩、眼内电凝及眼内激光等。

287　玻璃体手术的适应证是什么？

玻璃体手术适应证广泛。可分为前、后及前后联合手术。

（1）眼前节手术适应证：晶体半脱位或全脱位、玻璃体病接触角膜内皮、急性青光眼的晶状体瞳孔阻滞等。

（2）眼后节手术适应证：多次手术复发及经外途径难以复位的视网膜脱离、增殖性视网膜病变、眼球内异物、玻璃体内寄生虫等。

（3）前后节联合手术适应证：玻切手术前或手术中晶体发生混浊影响后节手术操作时、部分眼外伤、晶体脱位到玻璃体腔等。

288　手术并发症有哪些？

角膜水肿、眼前节新生血管、白内障、复发性玻璃体积血、视网膜裂孔，视网膜脱离，眼内炎等。

289　玻璃体切割术后有哪些注意事项？

如果玻璃体腔内填塞了硅油或气体，术后需要采用必要的体位配合，使硅油和气体顶压视网膜及裂孔而复位。体位姿势可能是侧卧位、俯卧位、坐着头低位等，原则是使视网膜裂孔处于最高位。保持体位时间手术后尽早开始，每天保持尽可能长的体位时间，特别是手术后两周内，持续保持体位时间也尽可能长。在没有取出之前，不能仰卧位。眼内有惰性气体患者，应避免飞行。

（编者：罗傑　陆秉文　金琪）

第八章 巩膜及葡萄膜病

构成人体眼球壁最外层后 5/6 的白色部分叫作"巩膜"，主要由胶原纤维构成。巩膜对于眼睛有着特殊的作用，主要体现在三个方面：一是与角膜、结膜等共同构成眼睛的最外层；二是由于它的不透光性，形成"暗箱"，保证光线由瞳孔进入眼睛；三是作为眼外肌附着点，调节眼球的位置和运动方向。巩膜疾病中以炎症最为常见，容易发生在血管较多的表层，且一旦发炎，病程较长，容易复发，药物反应差。

葡萄膜位于眼球壁的中间层，由于这层膜取出后呈紫黑色，又圆又软，形似葡萄状，因此取名葡萄膜。它包括眼球前部的虹膜，中部的睫状体和后部的脉络膜，这三部分组织在解剖上紧密联接、相互影响。由于葡萄膜血管丰富，又被叫做"色素膜"或"血管膜"。葡萄膜的血流速度缓慢，血液中的一些致病性抗原物质会在此处沉淀，易诱发炎症，即葡萄膜炎。

由上述可见，巩膜和葡萄膜病以炎症最为常见，那么这两个部位为什么会"发炎"？"发炎了"我们的眼睛会有哪些不舒服的症状和表现？该怎么去治疗？下面就来谈一下这些问题。

第一节　巩　膜　病

290　什么是巩膜炎症？

巩膜是眼球壁最外层的部分，也是组成眼球壁中面积最大的。我们常说的白眼球的部分，就是我们所能看到的前部的部分巩膜，其实，在眼球的后面，我们看不到的地方，巩膜依然延续着。当巩膜发生炎症时，比较直观的是眼睛"红了"，就是白眼球的部分红了。巩膜发炎后血管充血的结果。有些患者会感到眼部的放射痛，甚至至头部的疼痛，部分患者还会有视力障碍，伴有畏光、溢泪及压痛等。

根据炎症侵犯的范围，分为表层巩膜炎和巩膜炎。表层巩膜炎相对较轻，部分人可以自愈，有些人与女性月经周期相关。巩膜炎可以分为前巩膜炎和后巩膜炎。绝大多数患者是前巩膜炎。少数患者为后巩膜炎，临床上诊断有些困难，需要借助 B 超等仪器进行检查。

根据炎症侵犯的深度，巩膜炎还可以被分为发生在巩膜表面的巩膜外层炎和侵犯巩膜基质的巩膜炎。

表层巩膜炎又进一步分为单纯性表层巩膜炎和结节性表层巩膜炎。单纯性表层巩膜炎老年人发病率相对低，女性多见。发作时畏光、流泪、眼部有轻微疼痛。本病有自限性，约 2～4 周炎症消退，但易复发。如在单纯性表层巩膜炎临床表现的基础上，巩膜表面出现了局限性的隆起结节，即为结节性表层巩膜炎，一般 4～6 周结节吸收，炎症消退。局部外点皮质类激素，口服祛风消热中药，有利于减轻炎症，缩短病程。

291　引起巩膜炎症的原因有哪些？

引发巩膜炎症的原因主要有：

（1）自身体内的过敏反应及免疫系统疾病。

（2）因外源性感染，如细菌、真菌、病毒等，激活补体引起炎症。

（3）由结膜、角膜、葡萄膜等周围组织的炎症直接蔓延而来。

292　如何区别巩膜炎症和结膜炎？

很多人看到自己眼睛"红了"，首先想到是结膜炎，其实，巩膜发炎后也会表现为眼睛"红"。通过以下几点可以鉴别：

（1）结膜炎眼睛充血为靠近眼皮部位明显，一般有眼屎，黏糊糊的不舒服。

（2）巩膜炎症疼痛性质为表层轻微疼痛或仅有眼红而不感觉到疼痛，深层疼痛重且向头部放射。充血部位为一个或多个散在或团状发生，有些类型会出现结节，一般不会有分泌物。

293　得了巩膜炎该如何治疗？

因为临床上常见的巩膜炎多是身体其他部位患风湿、结核、梅毒、红斑狼疮和其他原因不明的感染，引起机体变态反应，造成巩膜的非特异性炎症，故针对原发疾病的治疗和在有这些疾病以后关注眼部情况显得尤为重要。

巩膜炎属于难治病，治疗后还非常容易复发。这主要是因为与巩膜炎相关的这些系统性疾病多迁延不愈。当然，巩膜炎的发生还存在诱因的。熬夜、劳累、精神紧张、用眼过度等，这些都是诱发巩膜炎发生的常见因素。因此，控制避免诱因的发生，才是治疗巩膜炎及有效预防复发的重要手段。

除少数患者病情轻微，只需要去除诱因，适当休息，病情即可转归。大部分患者还是需要应用药物进行治疗。皮质类固醇及非甾体抗炎药物是治疗巩膜炎的主要药物，症状较轻的患者只需要滴用此类滴眼剂即可，症状重的患者还需要配合口服、输液等全身药物治疗。

294 中医有办法治疗巩膜炎吗？

中医学认为本病多为热邪上犯于目所致。①肺热亢盛所致者，治宜清热泻肺，利气散结，方用泻肺汤加减：桑白皮10克，黄芩10克，地骨皮10克，知母10克，麦冬10克，桔梗10克，赤芍10克，红花5克，郁金10克。热甚者，加连翘10克，生石膏15克（先煎），加强清热之功。②如属心肺热毒者，宜泻火解毒，凉血散结，方用还阴救苦汤加减：桔梗10克，柴胡10克，防风10克，羌活10克，当归10克，黄连5克，黄芩10克，生地黄15克，知母10克，连翘10克，红花5克。热重者，加生石膏15克（先煎），金银花15克，增强清热泻火之功。另外，便秘者加火麻仁、番茄叶、决明子保持大便通畅，有利于巩膜炎症的控制。

295 得了巩膜炎后患者非常害怕复发，该如何防护呢？

患者应忌辛辣烧烤之品，宜清淡饮食，保持心情舒畅，并戒烟酒，注意休息，避免感冒。当巩膜炎发生时，局部热敷，可以促进血液循环，同时避免潮湿，注意屋内温度冷暖适中，可减轻眼部症状，缩短病程。

（编者：杨永升　张志芳　王诗惠）

第二节　葡萄膜病

296 什么是葡萄膜炎？老年人容易患病吗？

葡萄膜炎是一类炎症性眼病，能够引起眼组织水肿和破坏，轻者视力减退，重者导致严重视力丧失。术语"葡萄膜炎"是因为该种疾病常常影响眼部组织葡萄膜而得名。葡萄膜炎并不限于仅仅影响葡萄膜，也可以影响晶体，视网膜，视神经以及玻璃体，引起视力减退甚至盲。葡萄膜炎可以是由于眼部问题或疾病引发，也可以是全身其它部位的炎症引起。它可以发生在任何年龄，但主要影响 20~60 岁的人群。葡萄膜炎可以持续一个短暂过程（急性期）或者较长时间，一般超过 3 个月（慢性期），严重的葡萄膜炎经常会多次复发。

老年人相关的葡萄膜炎主要考虑与全身其它部位免疫性疾病相关，如全身有类风湿关节炎、结节病、溃疡性结肠炎等，或者由于自身免疫力低下继发内源性感染（如水痘带状疱疹病毒、真菌等）或者颅脑淋巴瘤波及等。不过，该病在老年阶段发病率并不高。

297　葡萄膜炎如何分类？

葡萄膜的分类方法很多，包括按照病因分类、部位分类、病理分类和病程分类等。

（1）病因分类：是最理想的分类方法，但由于病因诊断难度较大，往往不能及时明确诊断。如结核性葡萄膜炎、梅毒性葡萄膜炎、弓形体性葡萄膜炎、钩端螺旋体性葡萄膜炎、组织胞浆菌病性葡萄膜炎、病毒性葡萄膜炎等。

（2）部位分类：是较为常用的方法，包括前葡萄膜炎、中间葡萄膜炎、后葡萄膜炎和全葡萄膜炎。前葡萄膜炎多是指虹膜睫状体炎。中间葡萄膜炎指发生于睫状体扁平部及锯齿缘之间，包括慢性后睫状体炎、睫状体扁平部炎、睫状体炎伴周边部脉络膜视网膜炎，但在临床上很难截然分开。后葡萄膜炎即常见的局限性、播散性或弥散性脉络膜炎，因视网膜与脉络膜相邻近，往往同时受累，故命名为脉络膜视网膜炎。全葡萄膜炎指炎症波及虹膜、睫状体及脉络膜整个葡萄膜。

（3）病理分类：分为肉芽肿性葡萄膜炎和非肉芽肿性葡萄膜炎。肉芽肿性葡萄膜炎多由结核、梅毒、结节病、小柳原田病等病因引起，一般病程较长，炎症反应轻，常见有虹膜结节。非肉芽肿性葡萄膜炎主要由免疫反应引起，多为渗出性炎症，病情急，炎症重，不形成结节，如与强直性脊柱炎相关葡萄膜炎，白塞氏病等。

（4）病程分类：一般认为，病程在 3 个月以内称为急性葡萄膜炎，超过 3 个月称为慢性葡萄膜炎。

298　葡萄膜炎的常见病因有哪些？

葡萄膜炎的病因复杂，50% 以上的葡萄膜炎目前无明显病因可查。多属于自身免疫性疾病，由于葡萄膜有丰富的毛细血管网，随血液循环的病原体在此有较多停滞机会；抗原抗体复合物易于沉积并发生局部免疫反应；色素又是容易发生自身免疫反应的一种自体抗原组织，对某些有毒化合物有特殊亲和及聚集力。此外也可由外伤、化学物质或邻近组织疾病蔓延引起。仅根据全身和眼部临床表现，结合病史和有关化验检查来考虑，常见原因如下。

（1）外因性原因：是由外界致病因素所致，包括感染性外因和非感染性外因。①感染性：如细菌、真菌、病毒等经外伤或手术创口直接进入眼内，易引起炎症。②非感染性：如机械性、化学性和热烧伤等均可引起葡萄膜炎，往往伴有眼部其他改变。

（2）继发性原因：是指葡萄膜炎继发于眼部和眼附近组织的炎症。包括继发于眼球本身的炎症、继发于眼内毒素的刺激和继发于眼球附近组织的炎症。①继发于眼球本身的炎症：如角膜炎，巩膜炎，视网膜炎等。②继发于眼内毒素的刺激：如眼球萎缩，长期视网膜脱离，眼内反复出血以及眼内恶性肿瘤坏死等。③继发于眼球附近组织的炎症：如眼眶脓肿，化脓性脑膜炎可引起全眼球炎。

（3）内因性原因：包括感染性内因和非感染性内因。感染性内因是指病原体及其产物通过血流进入眼内，包括：①化脓性细菌，如细菌性转移性眼炎，多发生于小儿或免疫功能低下者；②非化脓性细菌，如结核、麻风及布氏杆菌病等；③螺旋体感染，如梅毒、钩端螺旋体病及莱姆病；④病毒，如单纯疱疹、带状疱疹、巨细胞病毒、风疹、腺病毒以及 HIV 都可引起葡萄膜炎；⑤真菌，以念珠菌为最多见；⑥原虫病，如弓形虫病是视网膜脉络膜炎的常见原因之一；⑦寄生虫病，如弓蛔虫和猪囊虫等。非感染性内因：常伴有免疫异常或伴有全身病，如晶状体性葡萄膜炎、交感性眼炎、中间葡萄膜炎、伴有关节炎的前葡萄膜炎、白塞氏病及结节病等。胃肠炎、肾病以及血清病也可引起葡萄膜炎。

299 葡萄膜炎有什么症状？

葡萄膜炎可以影响单眼或者同时双眼，也可以两眼先后发病，急性前部炎症症状一般为眼红、眼痛、视物模糊、畏光、流泪等，急性中、后部症状多为视物模糊甚至视物不见，漂浮物，闪光感等。任何具有眼痛、严重畏光、视力改变的患者都应当找眼科医生检查。有些特殊疾病如青光眼睫状体炎综合征以高眼压引起的症状为主，如眼胀痛、虹视、眼红、视物模糊等。有些特殊疾病如虹膜异色睫状体炎多以白内障引起的视力障碍为初诊症状，如有视物模糊、白天畏光、夜间视力改善等。合并有全身免疫性疾病或者感染性疾病者，具有该种疾病的临床表现和特点。

300 与葡萄膜炎相关的全身疾病有哪些？

葡萄膜炎属于眼部免疫性疾病，常常与全身其它免疫疾病同时出现，相互间有一定联系，常见的全身其他疾病有：强直性脊柱炎、白塞氏病、反应性关节炎、风湿性关节炎、结节病、溃疡性结肠炎、间质性肾小球肾炎、银屑病、白癜风、多发性硬化、感染性疾病（疱疹病毒、艾滋病、结核、弓形体、梅毒等）等。

301 葡萄膜炎需要做哪些检查？

（1）前葡萄膜炎需要做：

- 裂隙灯检查炎症情况
- 眼压计检测眼压
- 眼底镜检测视网膜、视神经、脉络膜情况

（2）中、后葡萄膜炎，除以上检查外，重点在眼底检查，有时需要：

- FFA
- ICGA
- OCT
- 视野
- 电生理检查
- 眼底照相等

（3）全身病因检查，根据临床表现和既往病史确定：

- 与风湿免疫科、骨科、呼吸消化科、肾病科、神经内科配合，排除或确定相关病因。
- 与感染科配合，排除或确定可能感染性因素。
- 常见化验项目包括：血常规、尿常规、肝肾功能、血沉（ESR）、C反应蛋白（CRP）、类风湿因子（RF）、抗溶血性链球菌素O（ASO）、抗核抗体（ANA）、抗中性粒细胞胞浆抗体（ANCA）、梅毒、HIV等。

302　虹膜睫状体炎（前葡萄膜炎）为什么会出现疼痛?

虹膜睫状体含有丰富的三叉神经末梢。发生炎症时，睫状肌的收缩，组织的肿胀充血和毒性物质刺激睫状神经末梢，可引起一种在钝痛的基础上再加上尖锐的神经痛。疼痛向三叉神经第一分支放射到额、颞及眉弓部，有明显睫状体压痛。

303　哪些葡萄膜炎患者需要进行眼内液检测?

眼内液检测是一种有创性实验室检查，适用于部分特定类型葡萄膜炎和眼内炎的诊断，偶可用于葡萄膜炎相关其他疾病的鉴别诊断，须有特定的适应证。

（1）对于临床高度怀疑细菌性或真菌性眼内炎且仅根据临床表现难以得到确定性诊断的患者，应进行眼内液检测。

（2）眼内淋巴瘤所致的伪装综合征。眼内淋巴瘤是引起伪装综合征的常见肿瘤之一。眼内淋巴瘤临床常见于 50 岁以上患者，多表现为玻璃体混浊、视网膜浸润、视网膜血管受累和出血等。测定眼内液中 IL-10 与 IL-6 比值大于 1，提示淋巴瘤的可能性，应进一步进行相关检查以明确诊断。

（3）眼弓形虫病。

304　只要进行眼内液检测就一定可以确诊某种疾病吗？

单纯眼内液检测并不能确诊某种疾病。如高度怀疑结核性葡萄膜炎者还应行抗酸染色检查和细菌培养。高度怀疑淋巴瘤者，还应进行颅内和眼部的磁共振检查，并进行脑脊液和眼内液细胞学检查、免疫组织化学检查，以确定或排除淋巴瘤的诊断，有时眼内液检测可能出现假阴性结果，对这部分高度怀疑的患者需要进行反复眼内液检测，甚至需要进行视网膜或视网膜脉络膜活体检查、基因重排和流式细胞分型检查、MyD88 突变和 Bcl2 转位检测等。在眼弓形虫病的早期可能出现阳性结果，但在疾病的中、晚期则由于病原体 DNA 载量降低而出现阴性结果。因此，诊断这些疾病时候，需要结合多种检测手段提高阳性结果。

305　虹膜睫状体炎（前葡萄膜炎）引起瞳孔变小、形状不规则的原因是什么？

虹膜睫状体炎时虹膜组织水肿、膨胀，使虹膜与晶状体之间的间隙变小，虹膜血管扩张充血，含有蛋白的淋巴液渗出到房水中使房水黏稠度增高。神经受到刺激后，缩瞳肌的力量表现更为突出，同时炎症引起疼痛可反应性引起瞳孔括约肌痉挛，瞳孔愈加缩小。瞳孔缩小后，瞳孔缘与晶状体前囊紧贴，极易发生后粘连。由于粘连在各象限的力量不一，瞳孔呈现花瓣状、肾状、锯齿状等不规则形态。当整个瞳孔缘与晶状体的前囊成环状粘连时，称为瞳孔闭锁。若纤维素样渗出物向房水中渗出，覆盖于晶状体虹膜前面，整个瞳孔被一层完整机化膜所遮盖时，称为瞳孔膜闭。

306　虹膜睫状体炎（前葡萄膜炎）的表现是什么？

虹膜睫状体炎临床症状包括眼红、眼痛、睫状区压痛以及反射性流泪、怕光，严重者可引起同侧额部和颞部头痛。视力减退与房水混浊程度和瞳孔区被渗出物遮盖多少成正比。临床检查可见睫状体充血或混合充血。由于炎性渗出物的细胞和蛋白进入前房，使房水混浊，有角膜后沉积物（KP）、丁道尔（Tyndall）现象阳性。有时前房内可见絮状渗出物，甚至前房积脓。与感染性结膜炎最大区别就是没有明显分泌物。

307　强直性脊柱炎伴发的葡萄膜炎有何临床表现？

强直性脊柱炎是一种病因尚不完全清楚、主要累及中轴骨骼的特发性炎症疾病，20%～25%并发急性前葡萄膜炎。此病多发于青壮年，男性占大多数，常诉有腰骶部疼痛和僵直，于早晨最为明显，活动后减轻。绝大多数患者表现为急性、非肉芽肿性前葡萄膜炎。多为双眼受累，但一般先后发病，易复发，双眼往往呈交替性发作。

308　患虹膜睫状体炎（前葡萄膜炎）需要注意哪些并发症？

由于炎症导致房水改变，影响晶状体代谢，或者由于长期使用糖皮质激素滴眼治疗，可并发白内障，表现为晶状体后囊下混浊；炎症细胞、纤维蛋白及组织碎片阻塞小梁网，或虹膜粘连使房水引流受阻，或瞳孔闭锁、瞳孔膜闭阻断房水通路，均可以引起继发性青光眼；炎症反复发作，可导致睫状体脱离，房水分泌减少，眼压下降，甚至眼球萎缩。长时间点眼药也可能引起药物性角结膜病变。

309　虹膜睫状体炎（前葡萄膜炎）如何治疗？

虹膜睫状体炎的治疗原则是立即散瞳，迅速抗炎，消除病因。可以通过糖皮质激素滴眼液或眼局部注射的方式进行治疗。如炎症较重局部治疗效果不佳时，可以使用口服糖皮质激素药物进行治疗，需要保证开始前给予足量的药物，对炎症加以及时控制，之后用小剂量的药物逐渐消退炎症。利用滴眼液进行治疗时需要对患者的角膜上皮以及眼压加以密切的观察。

310 前葡萄膜炎继发青光眼时，该怎么办？

前葡萄膜炎继发性青光眼患者，根据炎症情况可以由医生适当减少糖皮质激素类眼药，若炎症因素无法减药时，尽快联合用抑制房水生成药、脱水药降低眼压。瞳孔阻滞者在炎症控制后，可行虹膜周边切除术或激光虹膜切开术，恢复房水循环通道。如房角粘连广泛者，可行滤过性手术。对并发性白内障，在炎症控制后，可行白内障摘除及人工晶状体植入术。

311 前葡萄膜炎如何避免虹膜粘连？

前葡萄膜炎治疗关键是立即扩瞳以防止虹膜后粘连，迅速抗炎以防止眼组织破坏和并发症的发生。局部可应用快速扩瞳药物（复方托吡卡胺），滴药后必须压迫泪囊部，以免滴眼液进入鼻腔引起毒性反应。若瞳孔因虹膜后粘连不能散开，可以考虑用1%阿托品眼膏，或者结膜下注射散瞳合剂，炎症恢复期仍需要扩瞳治疗。抗炎可局部使用糖皮质激素类滴眼液或眼膏。病情严重者可缩短用药间隔时间，睡前涂妥布霉素地塞米松眼膏，或结膜下注射糖皮质激素类药物。局部非甾体类消炎药也可辅助促进局部炎症的消退。

312 患了中间葡萄膜炎需要注意什么？

中间葡萄膜炎是累及睫状体平坦部、玻璃体基底部、周边视网膜和脉络膜的炎症性和增殖性疾病。双眼可同时或先后发病。起病隐匿，通常表现为慢性炎症的过程。本病多与免疫因素有关。轻症中间葡萄膜炎者无明显不适，重者眼前似有黑影飘浮，视物模糊，暂时性近视。因此，在临床中，对出现飞蚊症并有加重倾向者，宜散瞳做三面镜、双目间接检眼镜检查，以便早期发现、早期治疗。若出现黄斑囊样水肿，并发性白内障时，视力可明显下降。少数有目赤、疼痛等症。

一般中间葡萄膜炎症状并不剧烈，严重程度也多属于轻中度，但是病程迁延不愈，需要较长时间用药治疗，多数可以考虑眼局部注射曲安奈德效果较好，可以不用或少用全身激素或免疫抑制剂。

313　什么是脉络膜炎？有哪些临床表现？

脉络膜炎属于后葡萄膜炎。常常可引起视网膜炎，因而也称为脉络膜视网膜炎。老年人很少有初发的这种疾病。临床表现有眼前有黑影飘动，黑影可呈现点状、片状、条状、云雾状等，并在较短的时日之内有明显增加。自觉眼前闪光感、视物变形、视力减退、玻璃体混浊。检眼镜下可查见玻璃体内点状、絮状物悬浮，逆眼球转动方向运动。活动期脉络膜病灶为灰黄色、灰白色；边界不清，位于视网膜下；炎症渗出液较多时可导致视网膜脱离，有时伴有视网膜血管炎。急性炎症逐渐吸收，晚期炎症消退，脉络膜萎缩，遗留瘢痕，有色素脱失和增生，轻者仅累及脉络膜毛细血管层和视网膜色素上皮，可见脉络膜大血管，重者脉络膜全萎缩，暴露出白色巩膜。此外，还可出现增生性视网膜病变和玻璃体积血等。

314　后葡萄膜炎如何防治？

后葡萄膜炎的治疗应查找病因，针对性治疗。若确定有感染因素，应予以抗生素抗感染治疗。若免疫性因素一般多口服或静脉滴注糖皮质激素，根据病情逐渐减量。同时亦可球周或球后注射糖皮质激素。若糖皮质激素治疗欠佳，可联合免疫抑制剂，但应注意其毒性作用。若眼前黑影飘浮加重，且有频发闪光者，应散瞳仔细检查眼底，防止视网膜脱离。长期使用免疫抑制剂，应定期检查肝、肾功能及血常规，以免出现毒性反应。

315 什么是全葡萄膜炎?

全葡萄膜炎是指同时或先后累及整个葡萄膜炎症,常伴有视网膜和玻璃体的炎症。当全葡萄膜炎由感染因素引起时,称为眼内炎。国内常见的全葡萄膜炎主要为 Vogt-小柳原田病、白塞氏病等。其临床表现参照前葡萄膜炎、中间葡萄膜炎及后葡萄膜炎。

316 什么是交感性眼炎?

交感性眼炎是指一眼穿孔伤或内眼手术后,双侧肉芽肿性葡萄膜炎。受伤眼称为诱发眼,另一眼为被交感眼。交感性眼炎在外伤后的潜伏时间,短者几小时,长者可达40年以上,90%发生在1年以内,多发生在受伤后2周至2个月内。特别是伤及睫状体或伤口内有葡萄膜嵌顿,或眼内有异物更容易发生。

317 葡萄膜炎为什么要用睫状肌麻痹药?

即散瞳药物,是治疗急性前葡萄膜炎的必需药物,一旦诊断确立应立即使用散瞳药扩大瞳孔,预防和拉开虹膜后粘连,解除睫状肌、瞳孔括约肌的痉挛,以减轻充血、水肿及疼痛,促进炎症减退、减轻患者痛苦。

临床上有较多类型的散瞳药,不同药物作用机制和作用持续时间有差异。选用作用时间较长的药物,可能会导致瞳孔处于固定的开大状态,易发生瞳孔开大状况下的虹膜后粘连,给患者带来更为严重的后果。一般选用作用时间为几个小时的药物,可使瞳孔处于不断运动状态,有效预防虹膜后粘连的发生。有的新鲜虹膜后粘连,若单纯使用散瞳滴眼液不易拉开时,可结膜下注射散瞳合剂。

318 葡萄膜炎使用糖皮质激素治疗要注意什么?

糖皮质激素是葡萄膜炎的主要治疗药物。治疗初期,炎症仅局限于前葡萄膜炎时，应使用糖皮质激素滴眼液，更甚者采用结膜下注射药物治疗。若局部用药不能控制病情，或一开始就表现为症状严重者，应口服或静脉滴注糖皮质激素。在使用糖皮质激素口服或输液期间，应注意观察有无不良反应，比如胃肠道的恶心呕吐、消化道出血等不适、骨质疏松、精神幻觉，局部使用注意白内障、青光眼以及角膜损伤等并发症。若患者合并有血糖和血压异常，要注意监控血糖和血压，避免出现危险。

319 葡萄膜炎患者在什么情况下需要使用抗生素或者非甾体抗炎药？

由细菌或病毒等感染引起的葡萄膜炎，应使用合适的抗生素或抗病毒类药物。急性前葡萄膜炎，特别是手术后或外伤后，可给予双氯芬酸钠、普拉洛芬等滴眼液点眼治疗，一般不需用口服治疗。

320 葡萄膜炎使用免疫抑制剂治疗要注意什么？

当葡萄膜炎是由免疫反应引起时，应使用免疫抑制剂来抑制炎症反应。在使用免疫抑制剂的过程中，应定期抽血检查血常规、肝肾功以及尿常规有无异常。尤其老年人药物代谢功能衰退，更容易造成药物蓄积中毒情况的发生，因此，用一些毒副作用较大的药物时更需谨慎。

321 中医如何治疗葡萄膜炎？

葡萄膜在中医学上属于"瞳神紧小""视瞻昏渺""云雾移睛"等范畴。中医认为本病常虚实夹杂，虚者与肝肾脾有关，实者与风热痰火有关。辨证要点应以眼部改变为主，结合全身症状。按照现代医家观点，虹膜、睫状体为风轮，属肝，而肝胆互为表里，故从肝胆论证。视网膜脉络膜为水轮，属肾，因其富于血管，又属心，所以应从肝肾心论证。

中医将本病发病机制归纳为：本病外邪以风邪为主，风热外袭，内侵于肝，循经上犯，灼伤黄仁，展缩失常；或风湿入侵，留连关节，流窜经络，与热相结上扰目窍，以致瞳神紧小。脏腑病机与肝、胆、肾最相关，肝胆湿热蕴结，湿热上犯，蒸灼黄仁；或房劳过度，伤及肝肾，肝肾阴虚，虚火上炎，黄仁受灼；或肾阳亏虚，精气难以上承，目失濡养，以致瞳神紧小。

阴虚火旺型，治宜滋阴降火，方用知柏地黄汤加减；风湿夹热型，治宜祛风清热除湿，方用抑阳酒连散加减；肝胆火炽型，治宜清泻肝胆实火，方用龙胆泻肝汤加减；肝经风热型，治宜疏风清热，方用新制柴连汤加减。

葡萄膜炎的中医治疗关键在于控制病情进展，恢复患者的自身免疫功能，不偏不倚，达到阴平阳秘，正气存内，邪不可干的状态。

322 针刺可以治疗葡萄膜炎吗？

针刺也可以治疗葡萄膜炎，但临床上要辨证分型选穴。如肝经风热型：阳白穴、光明穴、侠溪穴、合谷穴、太冲穴；肝胆火炽型：行间穴、三阴交穴、曲池穴、大椎穴、太冲穴；风湿夹热型：承山穴、丰隆穴、梁丘穴、三阴交穴、足三里穴；肝肾阴虚型：神门穴、内关穴、照海穴、肾俞穴、足三里穴。

323 患了葡萄膜炎平时有什么食疗方吗？

常用食疗方剂有：

（1）双花茶：银花、菊花各 50 克，绿茶 20 克，上药混合，用纱布装袋，每袋 15 克。每次 1 包，代茶饮。功效为疏风明目，清凉解热。

（2）青葙子茶：青葙子 15 克，绿茶 5 克。将二药置于纱布袋中，沸水冲泡，代茶饮。每日 1 剂。功效为祛风热、清肝火。

（3）绿豆藕粥：藕 1 节，绿豆 30 克，将藕洗净切成小块后与绿豆同煮粥。每日 1 剂。功效为清热凉血。

（4）双仁粥：生薏苡仁 30 克，杏仁 6 克，捣碎，加粳米 100 克煮粥。

每日 1 剂。功效为清热利湿，宣畅气机。

324　为什么有的葡萄膜炎患者要行手术治疗？

对于重度葡萄膜炎药物不能控制，或伴发的玻璃体混浊、视网膜脱离导致的视力严重下降、视野缺损时，应行玻璃体切割术治疗，清除混浊的玻璃体，清除可能的病原或抗原，尽量恢复视网膜位置和功能，缓解其对视力的损伤。

325　葡萄膜炎会引起哪些并发症？

葡萄膜炎如治疗及时，措施得当，可不留任何并发症，但如果延误治疗时机，会使病情加重，引起严重的并发症。如角膜水肿、虹膜前粘连、虹膜后粘连、继发性青光眼、并发性白内障、脉络膜脱离、玻璃体混浊、视网膜及黄斑水肿或变性、视神经改变、屈光不正及眼球萎缩。

326　葡萄膜炎发生并发性白内障的原因是什么？

白内障是指透明的晶状体发生混浊。正常情况下，房水能够为晶状体提供营养，使晶状体保持透明。发生葡萄膜炎时候，房水的成分便发生改变，炎症因子等含量增多，异常的房水影响了晶状体的营养及代谢，而引起晶状体发生混浊。多见于慢性前葡萄膜炎和中间葡萄膜炎。

327　葡萄膜炎发生并发性白内障时如何治疗？

在葡萄膜炎多次反复发作后，晶状体出现混浊，即形成白内障。当白内障引起的视力低下造成患者日常生活困难时，可以考虑手术治疗。但进行此手术需要在葡萄膜炎病情得到较好的控制 3～6 个月后，否则易引起炎症复发或加重。目前白内障手术的术式以超声乳化白内障联合人工晶体植入术为主。若是炎症较重是也可以先不植入人工晶体，等术后稳定后再 2 期植入。

328　陈旧性葡萄膜炎进行白内障手术前，是否一定要滴散瞳药水？

由于目前白内障手术的术式以超声乳化白内障联合人工晶体植入术为主，合适的瞳孔大小是保证手术顺利进行的条件之一。部分陈旧性葡萄膜炎患者的瞳孔与晶状体粘连，术前滴散瞳药水后，瞳孔出现各种形状，甚至无法散大。但术前滴散瞳药水一定程度上可麻痹瞳孔括约肌，减少术中损伤的风险，维持术中瞳孔大小。因此，术前散瞳药水是有必要使用的。

329　陈旧性葡萄膜炎患者行白内障手术后，与常规白内障患者有什么区别？

由于两个疾病的病因不同，因此在围手术期患者的治疗有一定的区别。常规的白内障术后只要予以常规的糖皮质激素类眼液滴眼和抗生素滴眼液减轻局部的炎症反应。但陈旧性葡萄膜炎患者术后可能加重炎症反应，在围手术期的治疗则更为复杂，除了常规的糖皮质激素类眼液滴眼外，可能还需要配合术中前房、术后结膜下等途径注射激素类药物，术后点用非甾体类眼液，睡前滴散瞳药水活动瞳孔。另外，较常规的白内障患者，陈旧性葡萄膜炎并发白内障患者的术后用药疗程更久，随访更密切。

330　为什么有的患者发生葡萄膜炎时，眼压反而降低呢？

葡萄膜炎患者急性发作早期一般眼压会降低，主要是由于炎症影响睫状体分泌房水功能引起的。当炎症较重时，后期也会引起睫状体萎缩。之前已提到睫状体就像产生房水的"水龙头"，当睫状体萎缩时候，那么房水产生就减少了。房水的生成和排出维持着眼球的正常眼压水平。但房水减少，眼压便下降了。当眼压下降时，后期可出现视网膜脱离、眼球萎缩变小，甚至视力完全丧失。

331　为什么葡萄膜炎难治愈呢？

一是因为这种病本身比较复杂、顽固。葡萄膜炎是一种可能累及全身多器官、多系统的疾病。比如白塞氏病，可伴见口腔溃疡、皮肤损害、生殖器溃疡等；小柳原田病，是一种伴有毛发变白、脱发、皮肤脱色及听力损害的双眼葡萄膜炎。二是患者难以坚持长期合理用药，一见好转就停药或自行减量，以致复发或并发其他疾病；三是在认识上和治疗上还存在着一些误区，由于葡萄膜炎的种类、病因、轻重程度不同，每位患者的情况也有很大差别，因此，不能采用一个模式的"格式化"治疗，而要做到个体化对症治疗。

332 预防葡萄膜炎复发或致盲要注意什么呢?

葡萄膜炎易反复发作，常引起严重的并发症（如继发性青光眼、并发性白内障、虹膜后粘连、瞳孔膜闭、视网膜脱离等），这些并发症都可导致失明。为预防复发和出现并发症，患者应注意以下事项：

第一，发病要及时就诊。当短时间内眼部突然出现刺激症状（眼红、眼痛、畏光、流泪）、视物模糊、头痛等，就要及时到正规医院眼科就诊。原来患有葡萄膜炎的患者，如眼有不适时，应及时到医院复诊判读是否复发，以免延误治疗。

第二，用药一定要严格遵医嘱。糖皮质激素（地塞米松、泼尼松等）是治疗葡萄膜炎的常用药物，用药时间长，需要逐渐减量，但不能随意停药，否则可引起反跳，使病复发。

第三，要警惕药物的不良反应。常用于治疗葡萄膜炎的药物如糖皮质激素、环磷酰胺、苯丁酸氮芥、甲氨蝶呤、硫唑嘌呤、环孢霉素等，都具有一定的毒副作用。应用不当，可引起药物性青光眼、高血压、糖尿病、胃肠道溃疡穿孔出血、骨折、股骨头无菌性坏死、继发性肿瘤、白血病、肝肾功能损坏、脱发、皮肤损害以及其他意外情况，严重时可危及生命。因此，要注意其毒副作用，如出现不良反应时应及时复诊。

第四，要做好日常生活起居护理。患者应少用眼，户外活动时宜戴有色眼镜，避免强光刺激；注意天气变化或季节交替时应格外注意；避免劳累，预防感冒；保持愉悦心情，经常适量活动，增强免疫力。

第五，要合理营养，多吃蔬菜水果，少吃油腻过咸食物。忌食辛辣刺激和煎炸烧烤食物；戒烟禁酒；如无医生指导，一般不宜自行服用各类补品。

333 如何更有效地预防葡萄膜炎复发?

葡萄膜炎是一种容易反复发作的免疫性疾病，病因复杂，顽疾难愈，极易再发。象其他风湿、哮喘、银屑病、红斑狼疮等自身免疫病一样，目前的西医治疗主要是免疫抑制的对症治疗，并未达到像治疗感染性疾病的对因治疗。治疗如同扑灭广袤的野火，容易死灰复燃。

疾病预后就是正邪相搏的结果，而复发多是在免疫抑制治疗不彻底，自身抵抗力较低，再加一定的诱发因素激发的基础上造成。在治疗上多注意和避免这三方面的因素造成的影响，会在一定程度上提高治疗效果，减少疾病复发。

免疫抑制治疗彻底需要医生和患者共同来保证，医生根据病情用药，保证药物治疗效果以及疗程足够，患者需要遵从医嘱，积极配合，避免由于害怕毒副作用随意减药或停药。要定期随访，及时就医非常关键。

中医认为："正气存内，邪不可干，邪之所凑，其气必虚"。因此，保持机体阴阳平衡，五行制衡，保持能吃、能睡、气色好，心情愉快，精神饱满的状态；同时应急能力强，对不良情况适应能力好；耐受疲劳强，抵抗一般疾病能力好，就能从自身抵抗力方法保证复发不易出现。

任何诱因，可助邪损正，导致机体正邪斗争再度活跃，正邪暂时相安的局面被打破，导致旧病复发。主要包括环境、饮食、生活、情绪、生理期、不良习惯等。

334 常见引起葡萄膜炎诱发的因素有哪些?

感冒、熬夜、淋雨、拔牙、烟酒食物不适（干果、辛辣刺激食品）、便秘、生活不规律（生物钟紊乱）、性生活过度、情绪波动、工作生活压力大、气候因素、地域因素等。

335　葡萄膜炎患者常用生活指导有哪些?

（1）保持乐观向上的激情，树立战胜疾病的信心，不要一患病就背上沉重的思想包袱。只要心情开朗、情绪稳定、劳逸结合、生活规律、正规治疗，本病是可以控制的。

（2）查出诱因，设法避免。若有结核、病毒、扁桃体炎、咽炎、上呼吸道感染，应积极治疗。避免各种强烈的物理、化学刺激，如染发、纹身等。

（3）患者要正规治疗，不要滥用药物。

（4）饮食要合理化，不挑食、不偏食、忌烟、忌酒，可多食豆类、粗粮、新鲜蔬菜、水果等低脂肪、富含维生素的食品。

（5）多在户外锻炼，多活动、多出汗、多晒太阳。增强体质，提高机体抗病能力。正是"药补不如食补，食补不如运动"。只有强壮的体魄，才是抵御疾病的良药。

（6）巩固治疗，必不可少。有些患者认为只要眼部症状消失，就算治愈不再治疗。实际有许多时候眼部消退只意味着症状的缓解，而内环境（细胞免疫、体液免疫、微循环等）并不一定调节至正常，充其量只能算临床痊愈，而非根治，这时如果停止治疗，很易复发。因此临床痊愈后，一定要多巩固治疗几次。而且定期复查，一有复发迹象，立即治疗。

336　葡萄膜常见的肿瘤有哪些?

葡萄膜常见的肿瘤包括了虹膜囊肿、脉络膜血管瘤、脉络膜恶性黑色素瘤、脉络膜转移癌和脉络膜骨瘤等。其中虹膜囊肿、脉络膜血管瘤、脉络膜骨瘤是虹膜的良性肿瘤，脉络膜恶性黑色素瘤是成人眼内最常见的原发性恶性肿瘤。全身性肿瘤可经血运转移至葡萄膜，其中尤以脉络膜最为常见，占葡萄膜转移性肿瘤的 50%～80%。

337　脉络膜黑色素瘤有哪些症状？需要进行哪些检查？

脉络膜黑色素瘤发病部位不同，症状有所不同。如果发生于后极部，早期患者便会出现视力下降、视物变形、眼前黑影、视野缺损等症状。后期可能继发视网膜脱离，引发视力严重下降。

脉络膜黑色素瘤患者需要做的检查包括了视力、视野、眼压，病理学检查明确病理类型，眼底荧光血管造影、超声、CT、磁共振等影像学检查。

338　脉络膜黑色素瘤的治疗方法包括哪些？

脉络膜黑色素瘤的治疗包括了定期观察、激光光凝及巩膜板敷贴放射治疗、肿瘤局部切除、眼球摘除、眶内容物剜除、光动力学治疗、经瞳孔温热疗法（TTT）、全身转移时的治疗等。影响这些治疗方法选择的因素包括了视力、眼压、瘤体大小、肿瘤的生长部位和生长类型、肿瘤的活动性等。

339　脉络膜转移癌的发生原因是什么？症状包括哪些？

脉络膜转移癌的主要病因为经血道转移而来的原发于身体其他位置的恶性肿瘤，其主要途径为血行循环至后短睫状动脉进入脉络膜后部，好发于患有乳腺癌或肺癌的群体。老年人是癌症的好发群体，出现其他部位的肿瘤一定要积极治疗，避免扩散转移，若出现转移，同时有眼部疼痛、视力下降或变形等症状，一定要到眼科专科进行专业检查，并进行针对性治疗，以免引起视功能的严重损伤。

脉络膜转移癌的典型症状包括了眼痛（眼球疼痛及头痛可能与肿瘤压迫睫状神经或继发青光眼有关）、视力减退、飞蚊症、闪光感、视物范围内有暗点或局部缺损。也有患者可无任何症状，通过体检发现。患者可并发视网膜脱离、继发性青光眼、虹膜睫状体炎等。

340 脉络膜转移癌的检查包括哪些？眼底表型有哪些？

脉络膜转移癌的检查包括了眼底镜检查、B 超检查、眼眶 CT 检查、眼底荧光血管造影术、吲哚青绿脉络膜血管造影、MRI 检查等。

位于赤道部以后的脉络膜转移癌可见后极部视网膜下均匀一致呈奶黄色或灰黄色圆形扁平隆起，多数伴有渗出性视网膜脱离。在肿瘤表面境界可见清晰的黄棕色成簇色素。有时肿瘤表现为多结节状，生长较快。乳腺癌脉络膜转移常为双侧，多灶性，肿瘤较扁平。肺癌脉络膜转移多为单侧，单灶性，肿瘤较厚，常早于原发灶发现。

341 什么原因能引起葡萄膜移位和脱离？

（1）虹膜向前移位：可发生于老年人晶状体渐增大者，尤其远视眼患者可导致闭角型青光眼。外伤或眼内手术后前房延缓形成，更能促使虹膜向前，甚至与角膜后部相贴，形成前房角部虹膜前粘连。

（2）虹膜向后移位：见于眼压偏低，尤以玻璃体内容物减少或晶状体脱位或摘除后。虹膜向后移位，使前房加深。

（3）外伤性虹膜根部断离：可引起虹膜移位，并形成双瞳孔，妨碍视力，甚至可导致单眼复视。

（4）外伤性睫状体移位：眼球挫伤而引起前房角劈裂时，可发生睫状体向后移位，前房角镜检查可证实。

（5）脉络膜脱离。

342 为什么内眼手术后可发生睫状体脉络膜脱离？

内眼手术后发生睫状体脉络膜脱离，多见于白内障、青光眼、视网膜脱离以及角膜移植术后，多发生于手术当时或数天之后，也可在手术后数月，甚至一年以上发生，但是极为罕见。

内眼手术后发生睫状体脉络膜脱离的机制，是由于眼球切开后，眼压下降，血管扩张，液体渗漏到脉络膜睫状体上腔，或者因手术时前房角受到损伤，使房水进入睫状体和脉络膜上腔，青光眼滤过手术后尤其容易发生，这是由于手术后渗漏过强，长期处于低眼压状态所致。

　　　　　　　　　　　　　　（编者：杨永升　陈子扬　金琪　瞿孟凡）

第九章　青光眼

世界卫生组织将青光眼列为第一位致盲眼病，据统计，2020 年全世界将有 7960 万人患有青光眼，其中 1120 万人最终可能发展为双眼盲；据估算 2020 年我国青光眼患者人数可达 2100 万，致盲人数可达 567 万。由于青光眼患者数量大、种类多、病情复杂、致盲率高，严重影响患者生活质量，因此，积极开展青光眼防治工作成为当前我国眼科工作者面临的严峻挑战，青光眼科普为重中之重。

343　什么是"青光眼"？

青光眼是一种急性或者慢性、部分呈进行性的特征性视盘和神经纤维层形态学改变且不伴有其他眼病或先天异常的视神经病变。该病变与进行性视网膜神经节细胞死亡有关，而病理性眼压升高是原发性青光眼的主要危险因素。

青光眼是中老年人常见眼病，也是世界上第一位的不可逆性致盲眼病，在我国 40 岁以上人群中，约有 2% 的人患有青光眼。而女性的患病率高于男性，在闭角型青光眼中，女性所占的比例就更大了。

现代研究认为，视神经为中枢神经脑白质，如果把我们的眼睛比作灯泡，视神经就像连接灯泡的电线。当眼球内压力不适当的时候，视神经就会由外向内逐渐地损伤、丢失，这直接表现为我们的余光由周边逐步的丢失，也就是视野由外向内逐步的缩小，直至彻底失明。很多患者一开始，只是看东西的范围缩小，生活中与人擦身而过时，无法看清旁边的人，随着病情发展，最终只能看到正中心一点点东西，甚至完全没有光亮。青光眼是一种会终身进展的疾病，而控制病情进展、延缓病情恶化最核心的元素，就是眼压。

344　什么是"眼压"?

眼球是一个密闭的球状器官，就像一个罐子，里面装满了果冻样的物体。眼压是眼球内部的压力，也就是眼球内组织对眼球壁造成的压力，就像篮球内部的压力或轮胎内部的压力一样。眼压的形成主要来源于充斥整个眼球的房水。房水由睫状体上皮不断分泌，又从名为房角的结构流出，因此，眼压是在这样一个动态平衡中形成及维持的，它并不是恒定不变的，随着身体的成长，随着情绪的变化，随着四时昼夜的运转，每天、每时，眼压都在波动。正常眼压为 10～21 毫米汞柱，这指的是大多数正常人的眼压处在这一范围内。过高或过低的眼压，都提示着一定的异常。

345　"房角"在哪里?

房角存在于我们的眼球内部。顾名思义，房角是一个夹角，是在角膜与虹膜之间所形成的夹角，也就是通常所说的前房角，它是由前壁、后壁及两壁之间夹的隐窝所组成。前壁的最前面是一条细细的线，称为Schwalbe 线，实际是角膜后弹力层终止处，灰白色有光泽，微微突起。在它后面是小梁网，是一种网状的结构，如果把我们眼球房水流出通道比作下水道，那么小梁网即是下水道的开口，形状也类似我们常用的地漏。前壁的终点是巩膜突，也呈白色，微突，线状。后壁为虹膜的根部。隐窝是睫状体前部，呈灰黑色，又称为睫状体带。房角是眼内房水流出的主要途径，对于维持眼压有着非常重要的意义，判断房角的宽与窄，开放与关闭，对青光眼的诊断、治疗和预防具有非常重要意义，同时，也是对青光眼进行分型的重要依据。

346 "房角"如何检查?

检查房角的方法很多,最基本是在裂隙灯下,利用裂隙样灯光照射到角膜、虹膜等组织,由检查医生根据与角膜厚度进行比对,估算出前房深度,间接反映房角的开放程度。房角镜检查是更加直接的检查方法。可以通过一种特殊的装置,我们称为房角镜,直接对房角结构进行观察。这种装置需要直接接触角膜组织,因此,进行该项检查时,需要提前应用滴眼液进行表面麻醉。房角镜中有一面斜置的小镜子,通过反射直接呈像房角结构,从 Schwalbe 线、小梁网、巩膜突,到虹膜根部、睫状体带,均可观察到。据此,有多种房角分级的方法,判定房角宽、窄,开放或关闭。另外,超声生物显微镜,前节光学相干断层扫描(optical coherence tomography,OCT)等检查均是现在比较常用的检查房角的方法。

347 "青光眼"有哪些类型?

根据最新的青光眼指南,将青光眼分为原发性开角型青光眼和高眼压症、原发性闭角型青光眼和原发性房角关闭、儿童青光眼、继发性青光眼四大类。其中原发性青光眼所占比例最大。所谓原发性青光眼(primary glaucoma)是因为这一类青光眼截止目前,还没有彻底阐明其具体的病因,据统计,原发性开角型青光眼是最常见的类型,占所有青光眼的60%~70%。

348 "青光眼"如何偷走我们的视力?

急性闭角型青光眼患者的自觉症状较明显,大多急性起病,可以表现为突发视物不清、眼部胀痛、伴同侧头痛,严重时可有恶心呕吐等。一些慢性闭角型青光眼患者,时常有眼部、鼻根部酸胀、眶周疼痛等发作,休息后缓解,疲劳、焦虑、情绪激动、大量饮水或输液、俯卧、散瞳等,可以诱发其发作。还有部分慢性闭角型青光眼患者以及开角型青光眼患者、正常眼压性青光眼患者,早期可以没有任何自觉症状。当患者就医时,往往已至中晚期，出现了明显的视力减退、视野缩小、视神经萎缩等，这些视功能损害大多无法逆转。老人的视力就在不知不觉中，被青光眼这个无情无声的贼偷走了。

349 什么是"原发性闭角型青光眼"？

原发性闭角型青光眼（primary angle-closure glaucoma，PACG）是指房角关闭导致急性或慢性眼压升高，伴有或不伴有青光眼性视盘改变和视野损伤的一类青光眼。

按自然病程可将原发性前房角关闭性疾病分成 3 个阶段：

①可疑原发性前房角关闭（primary angle-closure suspect，PACS）：指前房角拥挤，周边虹膜与小梁网贴合接触或 180°以上范围静态下检查看不见后部小梁网；

②原发性前房角关闭（primary angle-closure，PAC）：在 PACS 基础上伴有眼压升高或周边虹膜前粘连；

③原发性闭角型青光眼：在 PAC 基础上出现青光眼性视神经及视野损害。根据我国原发性闭角型青光眼房角关闭机制多样性理论，其可分为瞳孔阻滞型、非瞳孔阻滞型、两种机制共存型及多种机制共存型。

①急性闭角型青光眼：多发于中老年人，40 岁以上占 90%。女性发病率较高，男女比例为 1∶4。来势凶猛，症状急剧，发病时前房狭窄或完全关闭，表现为突然发作的剧烈眼胀头痛、视力锐减、眼球坚硬如石、结膜充血、恶心呕吐、大便秘结、血压升高，此时全身症状较重易被误诊为胃肠炎、脑炎、神经性头痛等病变。如得不到及时诊治，24～48 小时即可完全失明无光感，但临床上有部分患者对疼痛忍受性较强，仅表现为眼眶及眼部不适，甚至眼部无任何症状，而转移至前额、耳部、上颌窦、牙齿等部疼痛。急性闭角型青光眼，实则是因慢性闭角型青光眼反复迁延而来。

②慢性闭角型青光眼：此型占原发性青光眼患者 50% 以上，发病年龄

为 30 岁以上，老人更多见慢性闭角型青光眼的房角粘连是由点到面逐步发展的，小梁网的损害也是渐进性的，眼压缓慢升高，逐步上升，所以没有眼压急剧升高的症状，不易引起患者的警觉，但视盘则在高眼压的作用下渐渐萎缩，视野随之发生进行性损害，成为老年人失明的常见原因。这些临床表现与开角型青光眼十分相似，唯独房角的开闭不同。

一些患者有反复发作的病史，在情绪紧张、过度疲劳及长时间看书、看电影后发作，表现为眼部或多或少的不适感，一过性视力下降或虹视。此时患者多认为是疲劳所致，休息后就可以恢复。患高血压的老年人会认为是血压控制不好而引起的。

原发性慢性闭角型青光眼在我国是最常见的青光眼类型，在诊断时容易与原发性开角型青光眼相混淆，必须依据前房角镜的检查予以鉴别。由于这两类青光眼的治疗原则不同，所以这种鉴别是非常重要的。

350　什么是"原发性开角型青光眼"？

原发性开角型青光眼（primary open angle glaucoma, POAG）：POAG 是一种慢性、进行性的视神经病变，病理性高眼压是造成视神经损伤的重要因素之一。POAG 的特征是获得性的视神经萎缩与视网膜神经节细胞及其轴突丢失，且无其他可能引起上述病变的眼部及全身疾患，眼压升高时房角始终保持开放。可分为：

①高眼压型：病理性高眼压 ［一般认为 24 小时眼压峰值 > 21 mmHg （1 mmHg = 0.133 kPa）］，眼底有青光眼的特征性损害（视网膜神经纤维层缺损或视盘形态改变）和（或）视野出现青光眼性损害，房角开放，并排除引起眼压升高的其他因素，诊断为 POAG。

②正常眼压型：24 小时眼压峰值不超过正常值上限（眼压 ≤ 21 mmHg），眼底有青光眼的特征性损害（视网膜神经纤维层缺损或视盘改变）和（或）视野出现青光眼性损害，房角开放，并排除其他疾病引起的眼底及视野变化，诊断为正常眼压型青光眼。一般而言，有心血管疾

病、偏头痛及周围血管收缩疾病、高脂血症和血黏度增高、糖尿病或有血压过低病史的患者较易罹患此病，高度近视也是好发因素之一。本病女性发病率较高，有一定的遗传因素。从这些患者的特征可以看出，视神经血流量不足或有微细血管病变等是导致本病的重要因素。

351　眼压高就一定是青光眼吗？

眼压高也不一定就是青光眼。眼压增高是相对眼压正常范围这一概念而言的。对于偶尔一次眼压测量值高，就要分析测量是否准确，如果眼压经常高于正常范围要及时复查。所谓的正常范围并不能涵盖所有的人，有一部分人的眼压就是高于正常范围，即"高眼压症"。高眼压症，指的就是眼压高于正常范围，或昼夜眼压波动大于正常波动范围，但是长期临床观察，没有青光眼的典型视神经、神经纤维层的病理改变，没有视力的下降和视野的缺损。对于这部分患者要注意检查角膜厚度，因为厚角膜也会使眼压测量值高于正常范围，可以对其进行长期临床观察。但当眼压 > 24 mmHg，且中央角膜厚度 ≤ 555 μm 者具有较高的危险性，建议给予降眼压治疗。

352　哪些疾病会引起青光眼？

有一些青光眼的发生已经被我们找到了确切的发病原因，这称为继发性青光眼（secondary glaucoma）。指由于其他眼病或全身性疾病所致眼压升高，进而可造成特征性视神经损害及特征性视野缺损的一类疾病。包括：虹膜睫状体炎等可引起炎症相关性青光眼，眼内出血和房角后退等可导致眼外伤相关性青光眼，晶状体溶解性青光眼、晶状体皮质残留性青光眼和晶状体过敏性青光眼等会引起晶状体相关性青光眼。还有眼底血管疾病导致的虹膜和房角新生血管性青光眼，虹膜角膜内皮综合征和颜面血管瘤综合征等可伴有青光眼；某些药物如皮质类固醇激素可导致药物性相关性青光眼。

353　哪些人容易得"青光眼"？

眼球内的睫状突产生房水，营养眼内的各个组织。房水产生后通过眼内特有的引流通道排出，房水的分泌和排出保持着眼内的压力平衡。无论是何种原因引起房水分泌过多或者房水排出障碍都会引起眼内压力升高。对于大多数青光眼患者来讲，主要致病因素是房水排出出现障碍，容易导致房水循环不畅通的因素都是青光眼的致病因素。

闭角型青光眼主要和眼球结构异常有关，这类患者多见于短眼轴的人，也就是眼球比较小的人。他们多数为远视眼，表现年轻时视力特别好，但很早就花眼，这种结构的异常还具有遗传性，如果父母之中有人罹患闭角型青光眼，则应该定期去医院排除一下青光眼的可能，尤其是 40 岁以上，更应该每年进行一次检查。开角型青光眼也是具有一定的遗传倾向性。另外，高血压、糖尿病、高度近视、过于肥胖或消瘦，以及一些其他全身血管疾病等，都是开角型青光眼发病的危险因素。对于围绝经期的女性，雌激素水平降低，也是青光眼发病的危险因素之一。除此之外，心理学中 A 型性格的人易患青光眼。所谓 A 型性格是指激进暴躁的性格类型。多表现为争强好胜、有时间匆忙感、有戒心及对周围环境适应性差等特征。

354　青光眼与年龄有关吗？

研究表明，青光眼与存在年龄相关性，即年龄越大，青光眼患病率越高，这里指的是原发性青光眼。由于随着年龄逐渐增长，我们眼部小梁网、Schlemn 管等结构功能逐步衰退，再加上白内障的发生，晶状体相对膨胀，更促进青光眼的发作。因此，老年人需要定期进行青光眼排查。

355　"青光眼"会遗传吗？

大量的流行病学调查研究表明，青光眼属于多因素疾病，受遗传和环境等因素的影响。目前青光眼具有遗传倾向性已经得到国内外学者的公认，有家族史者，患病率高于无家族史者，占整个发病人数的 13% ~ 47%，但其确切的遗传方式尚没有确立，研究发现开角型青光眼和正常眼压性青光眼至少有 8 个染色体位点与青光眼的发病有关。因此专家建议，有青光眼家族史的患者每 1 ~ 2 年做一次眼科检查，以便尽早发现青光眼，并及时治疗。

356 如何早期发现"青光眼"？

青光眼是以眼压升高为主要特征的眼病。眼压升高常引起神经器质性的损害和典型的视野缺损，这是造成失明的主要原因之一，因此早期发现早期治疗十分重要。

青光眼的早期表现如下。

（1）眼压升高：正常眼压值为 10 ~ 21 mmHg，用手指触按眼球富于弹性，当眼压上升到 25 ~ 35 mmHg 时，用手指触按眼球好似打足气的球，比较硬。当上升到 40 ~ 70 mmHg 时，再用手指触按，眼球硬得像石头一样。

（2）视野变窄，视力减退：因眼压过高，视神经受到损害，早期多在夜间出现视力下降和雾视，第二天早晨消失，患病时间延长后，视力和视野的损害固定并逐渐进展。急性闭角型青光眼发病急剧，可以短时间内出现严重的视力下降，甚至失明。

（3）头痛眼胀：由于眼压急剧上升，三叉神经末梢受到刺激，反射性地引起三叉神经分布区域的疼痛，患者常感到有偏头痛和眼睛胀痛。

（4）恶心呕吐：眼压升高还可反射性地引起迷走神经及呕吐神经中枢的兴奋，出现严重的恶心呕吐。

（5）虹视：眼压升高时，由于角膜水肿患者看灯管等发光物体时，周边出现彩虹样光晕，称之为虹视。如果是生理性的或白内障性的虹视，则不会有头痛和眼压升高的症状。

青光眼的急性发作多数与精神有关，如重大的精神刺激、激动、失眠和过度疲劳等皆容易诱发。另外，有些患者的青光眼与遗传因素有关，因此，有青光眼家族史的人更应警惕该病的发生。有的青光眼患者也可能毫无早期信号，直到视野很小，行动困难时已到了中晚期，在治疗上常常比较困难。但大多数人在发病早期会出现上述一些症状的，患者应及时注意察觉并及早诊治。

357　医生确诊青光眼需要做哪些检查?

应该做视力及验光矫正视力检查，明确视功能的基本情况；做裂隙灯检查及房角镜以及 UBM 检查，明确眼内组织的结构关系，有无房角狭窄、关闭、色素沉积等；检查眼底并拍摄眼底照片观察有无视盘凹陷加深、盘沿变窄，有无杯盘比加大，有无视神经萎缩等；测量眼压及 24 小时动态眼压，观察有无眼压升高及波动幅度增大；测量视野观察有无视敏度下降及视野缩窄；做 OCT 或者 HRT 等检查眼底视神经纤维层厚度，观察有无眼底视神经纤维层的变薄及萎缩；特殊的情况下，还须测量角膜厚度，修正眼压测量误差。同时可能还需要定期复查上述项目，并与之前的结果相比较。

青光眼是一种需要终身控制的疾病，所以医生对于青光眼的诊断都是非常慎重的，一旦确诊，患者往往需要长期用药或选择时机进行手术。有些青光眼是隐性发病，尤其是开角型青光眼早期、闭角型青光眼临床前期，患者没有任何自觉不适症状，医生需要根据患者的一系列检查结果综合判断其是否患了青光眼。

358　"青光眼"患者为什么要测 24 小时眼压?

正常人的眼压波动在一定范围和幅度内，一般来说，每只眼昼夜的波动差值不超过 8 mmHg。青光眼患者的最早期表现为眼压不稳定，虽然患者的眼压绝对值不一定高于正常范围，但其眼压波动的幅度变大。眼压的变化白天和夜间不同，因此测量 24 小时内不同时间点的眼压有助于早期诊断青光眼，以便有效治疗。同时 24 小时眼压检测也可以了解患者用药期间眼压是否平稳，在哪个时间点眼压高为指导患者用药及评估预后作为参考。所以，在临床上医生经常会给患者测量 24 小时眼压。但由于测量 24 小时眼压并不够精确，影响因素包括测量设备、测量者的技术及患者从梦中惊醒测量时的精神紧张或体位改变造成眼压的波动都会影响测量结果，所以 24 小时眼压测量也只是为青光眼的诊断和治疗提供参考。

359 得了"青光眼"怎么办?

一旦被诊断患了青光眼，首先思想不要过度紧张，因为青光眼是有办法治的，另外也不要怕失明，只要与医生合作坚持治疗，青光眼是可以控制良好的。很多青光眼患者经及时治疗，几十年来眼睛的视功能一直很好。青光眼致盲率高是由于没有早期发现，就诊时间太晚造成的。

青光眼的治疗有药物治疗，手术治疗和激光治疗，药物治疗有局部滴眼、全身用的口服降眼压药，或甘露醇静脉点滴的药物（口服或静滴药物只是暂时、短期应用，不宜长期使用）。还有激光治疗，这是不用手术方法而达到切除预定眼部某处组织的手段，如闭角型青光眼可做周边虹膜激光打孔术控制眼压或预防急性发作，开角型青光眼可进行小梁成形激光控制眼压。手术方法也有很多种，主要根据病情，"开源节流"使眼压控制到正常或偏低的效果。

这三种治疗手段各有优越性和局限性，需要眼科医生在临床中根据患者的实际情况做出相应的选择并在各种手段中相互配合使用，从而达到降低眼压的治疗目的。

360 "青光眼"一定要做手术吗?

"青光眼"不一定需要手术治疗。开角型青光眼和正常眼压性青光眼治疗的主要手段为控制眼压，而控制眼压的首要手段为药物治疗，只有当联合多种药物使用，仍无法达到理想的目标眼压，或者患者无法耐受药物，依从性很差，无法正确地使用药物时，才进行手术治疗，而手术的主要目的也是控制眼压。但闭角型青光眼，一旦确诊，就需尽早手术。

361　"青光眼"可以应用哪些药物?

治疗青光眼的药物有很多，临床上常用的药物包括：

（1）缩瞳剂，常用的为1%～4%的毛果芸香碱滴眼液，它的主要作用是缩小瞳孔，同时可以减少虹膜在房角的堆积，也可以扩大小梁网间隙，减少房水流出阻力，是闭角型青光眼的首选药物，也是急性闭角型青光眼发作时的急救药物之一。

（2）β-肾上腺能受体阻断剂，常用的有0.25%～0.5%的噻吗洛尔滴眼液、1%～2%盐酸卡替洛尔滴眼液等，主要作用为阻断β-肾上腺素能受体，抑制房水生成，生成的少了，眼压自然相对降低；但这一类药物应用时要排除支气管哮喘及心动过缓的患者。

（3）α-肾上腺能受体激动剂，常用的有0.2%酒石酸溴莫尼定滴眼液，这类药物可以抑制房水生成，同时可以增加房水经葡萄膜巩膜途径排出。

（4）前列腺素衍生物，临床上常用的拉坦前列素滴眼液、曲伏前列腺滴眼液等，这类药物主要通过增加房水经葡萄膜巩膜途径外流，每日只在睡前应用一次即可，是开角型青光眼、正常眼压性青光眼、高眼压症等患者的首选药物；但这类药物应用时，应避开活动性眼内炎症，在手术前后也应避开，因为它可能会加重眼内炎症反应，同时，这类药物有一定的副作用，主要为眼表的刺激症状、睫毛生长及眼表的色素沉着，表现为白眼珠上有黑斑。

（5）碳酸酐酶抑制剂，临床上常用的局部药物为1%布林佐胺滴眼液，全身用药为口服的醋甲唑胺片，这类药物主要是抑制房水的生成，作用较强，但磺胺类药物过敏人群不宜应用，口服的药物也不宜长期连续应用。

（6）高渗剂的应用，临床上常用20%甘露醇静脉快速滴注，可以通过浓缩玻璃体，快速排除眼内的"水"，来降低眼压，这是降眼压幅度最大、最快速的药物，但无法持续维持低眼压状态，且在短时间内反复应用可能造成离子紊乱，对于合并严重心脑血管疾病的患者也不宜应用，或经过内科医生诊治后应用。

362 "青光眼"的用药原则是什么？

先局部用药，后全身用药。局部用药时，首先选择单一降眼压药物，在眼压控制不理想时选择两种或三种药物联合使用。对于急性闭角型青光眼及恶性青光眼的治疗是不一样的，因为，这都属于眼科急症，分别是由于瞳孔阻滞及睫状环阻滞造成的，而治疗时就应该立即解除瞳孔阻滞及睫状环阻滞。

363 可以做哪些手术？

青光眼手术，主要方式为"小梁网切除术"，简单、形象地比喻，其实就是把将下水道再打通的过程。通过手术，在眼内人为地做出一条房水流出眼内的通道，将眼球里面的水，引到结膜下方排出。还有青光眼阀植入手术等，基本原理是相通的。所以，术后会发现结膜，也就是我们的白眼仁上会有一个略隆起的泡，我们称为"滤过泡"，其实就是引出的房水在这里暂存，然后排除掉。术后也会要求患者"按摩"眼球，其实是需要通过机械的力量，阻止这条通道内长入瘢痕组织导致通道被阻塞。

364 "青光眼"治疗的最终目的是什么？

一般来说，青光眼患者通常需要终身的医学监护，并且不同类型的青光眼的治疗目的也有所不同。

（1）原发开角型青光眼的治疗目的：尽可能延缓对视功能的损害，最大限度地保持患者在有生之年具有有用的视力。对于大多数患者目前临床唯一有效的治疗手段是降眼压，考虑到不同的个体、不同的年龄阶段及疾病的不同程度，视神经对眼压的耐受力均不同，因此必须根据长期跟踪视神经的损害及视野的缺失程度，制订个性化治疗方案，即临床上常说的"目标眼压"。

（2）原发性闭角型青光眼治疗目的：由于闭角型青光眼的发病多与眼前段结构异常有关，因此治疗的目的主要是通过药物、激光和手术等方法解除瞳孔阻滞，房角关闭等，预防再次发作。

（3）先天性青光眼的治疗目的：主要是通过房角切开和小梁切开等手术方法解除房水流出障碍，对于晚期患者主要是滤过手术降眼压，以保护视功能。

（4）继发性青光眼的治疗目的：主要是查清原发病因，将致病因素去除，使眼压下降。

365　眼压不高就不需要用药吗？

在临床中有一小部分患者眼压在正常范围内仍需要降眼压治疗，我们知道正常眼压值为 10 ~ 21 mmHg，是一个统计学的概念。而有些患者具有原发性开角型青光眼的特征，虽然眼压处于正常范围内，但眼底和视野呈现进行性损害，这部分患者称之为正常眼压性青光眼。对于正常眼压性青光眼的发病机制目前尚不清楚，可能与视盘解剖结构缺陷及局部血供异常有关。对于这部分患者需要将眼压进一步降低，使视功能不再进一步损害。

还有一些中晚期青光眼患者，即使眼压已经控制在正常范围内，但是这时的视神经对于眼压的耐受能力已经明显下降，需要更低水平的眼压来维持现有的视功能，也需要将眼压降到更低的水平。因此这就是临床上遇到的即使眼压不高却需要使用药物降低眼压。

366　"青光眼"患者怎么保护自己的视力？

（1）患者一经确诊就应接受系统正规治疗，最好能固定医院和医师。每天滴药的次数和每次滴药时间应完全遵照医嘱。要定期检查视力、视野、眼底变化和测试 24 小时眼压变化等。

（2）平时心态要平稳，若情绪波动过大，常可引起瞳孔散大，眼压增高，加重病情。因此，要避免生气、焦虑，以乐观宽广的胸怀待人处事，保持良好的精神状态。

（3）饮食宜清淡，多食蔬菜水果，保持大便通畅。忌食辛辣、油腻的食物和酒、浓茶、咖啡等引起眼压升高的饮料。要控制每天饮水的总量和一次饮水量。尽量少量多次饮水，不主张一次性饮水过多，以免引起眼压增高。

（4）注意起居，预防感冒。衣领要宽松，睡眠要充足，睡觉时枕头可稍高，不宜洗冷水澡。这些对防止眼压升高都有一定的好处。

（5）慎重服药，禁用阿托品、东莨菪碱、颠茄、普鲁本辛、胃复安（甲氧氯普胺）、地西泮（安定）及口服避孕药及激素药物等，这些药物可使眼压升高。

（6）切忌在黑暗处停留过长的时间。因为在黑暗的环境中，瞳孔会扩大，使眼压升高。看电视时，应开灯使室内不至于太暗，且观看时间不宜过长。

（7）适当的有氧运动和锻炼，可以短暂降低眼压，促进血液循环。但不要做那些过分弯腰、低头、屏气、负重的活动，举杠铃等运动会增加胸腔、腹腔压力而引起眼压升高，加重病情。同时应当避免长时间吹奏乐器。

（8）及时治疗白内障。青光眼患者如果同时发生了白内障，应该更加积极地接受白内障手术，对改变房角结构及降低眼压，预防青光眼急性发作有一定帮助。

367　一只眼得了青光眼，另一只眼也会得病吗？

如果是原发性闭角型青光眼、原发性开角型青光眼和晶状体膨胀性青光眼，一只眼患了青光眼，由于双眼眼球发育的相对对称性，另外一只眼也容易患青光眼。但是，由于其他继发性因素导致的青光眼，如外伤性青光眼、青光眼睫状体综合征等，一只眼患了青光眼，另一只眼不一定会患青光眼。

368　"青光眼"患者为什么要定期复查？

青光眼是一种终身疾病，为了保持视功能，提高生活质量，患者需要定期复查。医生治疗的目的是要让患者的病情进展得缓慢甚至不进展，使患者在有生之年能够保留有用的视功能。有些患者认为医生给开了眼药，眼压下降了，定期到医院开药就可以了，这是非常错误的。有些患者虽然眼压降低了但是视神经萎缩仍然在进展，而且有些药物也不会终身有效。因此青光眼患者应该定期到医院检查，让医生了解自己的病情有无进展，药物是否需要调整，或者何时需要手术等。

369　"青光眼"患者有什么注意事项？

（1）严格按照医师的指导，按时滴眼药，未经医师允许，不任意擅改用眼药。

（2）按时复诊：记住复诊的预约时间或定期到医院检查。

（3）症状加重立即就医：发现看灯光时有彩色虹视圈、感觉眼痛、视物不清或视力减退，应立即到医院检查，测量眼压。

（4）尽量避免情绪波动，如生气、忧虑、恐惧或失望等，保持精神愉快。

（5）避免在暗室内停留过久，不要在暗光下阅读，少看电视及电影。

（6）注意生活卫生，避免暴饮暴食，保持大便通畅，避免视力、脑力和体力的过度疲劳，注意劳逸结合。

（7）适当增加户外锻炼，如爬山、散步、做操等。

370　"青光眼"患者饮食上需要注意什么？

（1）饮食要规律，量要适当，忌暴饮暴食。

（2）多吃易消化富含维生素的食物，如蔬菜、水果等，经常保持大便通畅。

（3）不要吃或少吃有刺激性的食物，如辣椒、大葱、大蒜、胡椒、韭菜等。

（4）注意节制饮水量，尤其在冬季的夜晚，更不要多饮水。一次饮水量不要超过 200 mL。因为一次饮水过多，可造成血液稀释，血浆渗透压降低，使房水产生相对增多，而导致眼压升高。

（5）忌烟、忌酒、忌饮浓茶：因为烟草中的尼古丁可引起视网膜血管痉挛，导致视神经缺血，氰化物可引起中毒性弱视，危害视功能。大量饮酒可造成眼球毛细血管扩张，眼睛充血加重，甚至导致青光眼急性发作。常饮浓茶则往往引起过度兴奋，影响睡眠，导致眼压升高。

371　青光眼可以预防吗？

青光眼的发病为多种因素，如解剖因素、遗传因素、神经血管系统影响及环境因素等。因此，早期诊断及早期治疗，尽量避免青光眼的发作，是青光眼防治的关键。对于青光眼的高危人群应尽量避免青光眼的发展，是青光眼防治的关键。对于青光眼的高危人群应尽量避免诱发因素。

（1）情绪稳定，不着急，不发脾气：生气和着急以及精神受刺激，很容易使眼压升高，引发青光眼，所以平时要保持愉快的情绪，不要生气和着急，更不要为家务琐事焦虑不安。

（2）保持良好的睡眠，不熬夜：睡眠不安和失眠，容易引起眼压升高，诱发青光眼，老年人睡前要用热水洗脚、喝杯牛奶，帮助入睡，必要时服催眠药，尤其是眼压较高者，更要注意休息。

（3）少在光线暗的环境中工作或娱乐：由于工作需要，经常在暗室工作的人，每 1~2 小时要走出暗室或适当开灯照明。情绪易激动者，要少看电影，看电视时也要在电视机旁开小灯照明。另外，青光眼患者有时戴太阳镜可能会出现眼睛发胀，甚至间歇性的短暂失明。这种现象和昏暗的地方青光眼会发作是一样的道理。人处在黑暗环境里，瞳孔会放大，此时，闭角型青光眼患者因房角闭合导致眼压升高，所以会眼胀并短暂失明；当光线明亮时，瞳孔缩小，眼压下降，眼睛又恢复正常。所以，有青光眼的患者最好别戴太阳镜。

（4）少饮浓茶及咖啡。

（5）保证每日大便通畅。

（6）避免长时间看电脑：有研究显示，每天面对电脑屏幕9小时以上的人，患青光眼的概率是其他人的2倍。其中，近视患者发生青光眼的危险性更大，布满灰尘的电脑屏幕也是发生青光眼的诱因之一。所以，办公室一族应控制使用电脑时间，建议每隔1小时休息一会儿，可以远眺或做眼保健操；注意经常擦拭电脑屏幕以保持其清洁；用电脑时周围的光线不要太暗；适度参加体育锻炼可促进血管扩张，降低眼压。

（7）预防青光眼不可滥用眼药水：很多人出现眼红、眼痒都懒得就医，自己买瓶滴眼液点点就算了。殊不知，滥用滴眼液，特别是激素类滴眼液会有患青光眼的危险。原发性青光眼本多见于老人，但近年来青少年被检出的人数也不少。很多人在春季容易患过敏性结膜炎或春季卡他性结膜炎，尤其一些老人，自认为每年都发作，就自行到药店去买消炎类滴眼液，这就埋下了隐患，因为有些抗过敏的滴眼液含有激素。患者在选用滴眼液时一定要在专业医师指导下进行。对于一些敏感人群，使用激素类眼药水快则2周，慢则1年就可导致青光眼发病。

372　"青光眼"可以被治愈吗?

青光眼是一个终身性疾病，可以被治疗，可以被控制，但目前还没有科学技术将其治愈，也没有特效药物，许多患者需要一辈子坚持用药。目前，对于青光眼的治疗主要是通过控制眼压实现的。眼压就像我们的血压，一天之间在一定的范围内波动，每个人都有自己的安全眼压范围，当波动较大或超过最高限定时，就会伤害我们的眼睛，造成青光眼性损害。

373　什么是"青光眼睫状体炎综合征"?

青光眼睫状体炎综合征（简称"青睫综合征"）是继发性青光眼中的炎症相关性青光眼的一种。虹膜与睫状体相连，构成了前部葡萄膜。虹膜、睫状体发炎（多是自身免疫相关性，非细菌或病毒感染性）的时候，前房房水中的炎症细胞（白细胞等）、纤维素、血清蛋白及受伤的组织细胞碎片等都可能堵塞小梁网，而且这些物质还可以进一步损害小梁网细胞，导致小梁网水肿，也就是眼睛的排水通道出现问题，进一步影响其滤过功能，加重房水流出障碍，导致房水堆积，眼压增高，青光眼发作。传统上认为青睫综合征大多数发生在青年人，疾病痊愈后不影响视力，但在临床上经常出现反复发作的这类患者，日久出现对应的视野缺损这类患者应使用皮质类固醇药物抗感染治疗，同时降眼压处理。

374　如何治疗"恶性青光眼"?

内眼术后，特别是停用睫状肌麻痹药或滴用缩瞳药后，突然发生眼压升高、充血、疼痛、前房变浅等急性青光眼表现时，要考虑恶性青光眼的可能。

很多老年人拒绝及早进行青光眼手术，而长期应用硝酸毛果芸香碱点眼，就容易导致恶性青光眼的发生。恶性青光眼确诊后应及早采取紧急措施，减低眼球后部的压力，打破睫状环阻滞，并及早采用综合药物治疗，局部滴散瞳睫状肌麻痹药，全身使用高渗脱水药是治疗的基本措施，激素的使用是有效的辅助治疗，但一般抗青光眼手术治疗无效。

散瞳药，1%～3% 阿托品或后马托品，10% 新福林点眼，每天 3～4 次，待前房恢复、眼压下降，可将眼药浓度减低，滴药次数减少，但需坚持应用。

高渗脱水药，50% 甘油合剂，每千克体重 2 mL，1 天 2 次，口服；20% 甘露醇，250～500 mL，1 天 1 次，静脉快速滴入。

碳酸酐酶抑制药，醋氮酰胺 250 mg，每日 4 次，口服。

皮质类固醇药物治疗，以减轻炎症反应及睫状体水肿。

如果 5 天内前房不形成，应考虑手术，手术方式是前房内注入空气，同时经睫状体平坦部做后巩膜切开抽吸玻璃体，是专治恶性青光眼的手术方法。在睫状环阻滞缓解后，若眼压仍高，则可口服醋甲唑胺及局部应用噻吗洛尔滴眼液等。

375　中医如何治疗"青光眼"？

中医中有"五风内障"，主要是以眼胀、眼痛、瞳神散大、瞳色改变、视物昏渺为主要病症的一类内障眼病，类似西医中的"青光眼"及其并发症，也对应"青光眼"的不同阶段。此类疾病多由情志不舒、暴怒伤肝，导致肝气郁结，肝郁化火，风火上炎至头目；或因阴虚阳亢，风阳上扰，导致气血失调，气机阻滞，玄府闭塞，神水积聚不疏。治疗时，急性阶段当疏肝解郁，理气和中，活血利水，熄风潜阳为先，缓解急症，再辨证论治，酌情配合滋补肝肾，滋阴活络等，通体治疗。针灸有一定的降低眼压，控制眼部不适，保护视神经作用。中医中药、针灸疗法主要作用在保护视神经，控制症状。

（编者：郝晓凤　李萱　金琪）

第十章 视网膜、视神经疾病

眼底视网膜、视神经是我们外眼看不到的，藏在眼球底部的内表面和眼球的后面。虽然视网膜的厚度只有 0.1 ~ 0.5 mm，但是它拥有 10 层之多，结构复杂，功能强大。其中，视觉最敏锐的地方就叫黄斑。视网膜和神经组织一样，有功能各异的细胞，各级细胞之间存在密切联系，视觉信息到达眼底后，通过视网膜上的细胞层，转换成电信号，在视网膜复杂的神经元网络中被处理加工，最终输出信号传向大脑中枢，我们才能看到五彩缤纷的世界。那么眼底视网膜、视神经会出现哪些病变呢？会对我们有什么影响、该怎么治疗呢？下面我们就一一介绍。

第一节 视神经疾病

为什么我们能够看到各种景象呢？因为景象在人的视网膜上成像，视网膜上的神经细胞在受到光刺激后，产生神经冲动，通过神经系统传至大脑的视觉中枢，其原理就如同照相机，而这种视觉信息的传导径路称为视路。具体来讲，视路由视网膜、视神经、视交叉、视束、外侧膝状体、视放射和枕叶视皮质组成。视路中任何一个环节出现问题，都会影响我们的视觉效果。

◎ 视乳头水肿

视乳头水肿是由于颅内压增高所致的视盘肿胀隆起，是视盘非炎症性阻塞性水肿，约 80% 由于颅内占位性病变所致，其他如炎症、外伤或先天性颅眶畸形等也可以引起。致病因素包括颅内肿瘤占位、感染、外伤、血管畸形、颅内静脉窦血栓形成等。临床分为原发性和继发性视乳头水肿，原发性常见于特发性颅内压增高症，继发性则源于占位、感染等相关因素。临床上需要与视盘水肿相鉴别。视盘水肿是由于压迫、中毒、炎症等众多因素导致视盘周围神经纤维的肿胀、出血。

376　视乳头水肿主要什么表现？

常见三联征：头痛、短暂性视物模糊、波动性耳鸣。眼部表现为视野检查生理盲点扩大，中晚期可出现视野缩小、象限性视野缺损、视力下降等；眼底视乳头充血水肿，隆起 >3 个视盘，生理凹陷消失；附近视网膜出血、渗出，Paton 线；视网膜静脉怒张、弯曲。中晚期视乳头开始苍白萎缩。

377　视乳头水肿需要做哪些检查？

眼科主要检查视盘 OCT、视野、眼底荧光血管造影、超声检查；全身检查需要头颅或眼眶 CT 或 MRI。

378　有哪些药物可以治疗视乳头水肿？

建议到神经眼科或神经内科就诊。首先要去除病因，如切除肿瘤、降低颅压等。病因治疗后，出现视神经萎缩视野、视力受损，此时则以营养神经、改善循环以及中医中药治疗，尤其是针灸治疗在本病修复中具有较好的疗效。

◎ 缺血性视神经病变

379　什么是缺血性视神经病变？

缺血性视神经病变实际上就是视神经血液灌注不足，导致视神经发生相应的病变。中老年朋友注意了，这个病一般好发于 45～70 岁。根据致病因素分为动脉炎性缺血性视神经病变和非动脉炎性缺血性视神经病变，后者根据发病部位分为前部、后部两型，临床以非动脉炎性前部缺血性视神经病变多见。后部缺血性视神经病变常可因大出血或严重贫血引起，而前部缺血性视神经病变常与夜间低血压、缺血性心脏病、睡眠呼吸暂停、高血压病、动脉硬化、糖尿病、高血脂、高血粘、眼压高、视盘玻璃膜疣、视盘先天异常（如小视盘）、视盘后部睫状动脉压等相关。

380　糖尿病可以引起缺血性视神经病变吗？

可以，不仅如此，像急性大出血引起的失血性休克、高血压、动脉硬化、高血脂、高血粘、缺血性心脏病、睡眠呼吸暂停、颈动脉狭窄、拥挤视盘、小视盘、白内障手术摘除、视乳头玻璃膜疣、严重贫血、高眼压、青光眼等均是诱发该病常见致病因素。

381　一只眼睛得了缺血性视神经病变，会影响另外一只眼睛吗？

前部缺血性视神经病变往往是双眼先后发病，两眼发病间隔时间从半个月到数年不等，最短甚至一周左右，所以本病一旦确诊，要积极检查寻找诱发原因，并进行针对性治疗，以预防另外一只眼睛的发病或者减轻发病症状。

382　如何诊断缺血性视神经病变呢？

以临床最常见的非动脉炎性前部缺血性视神经病变为例，该病常在晨起或午后突然发病，部分患者病时或病前合并血压升高，出现偏头痛、眼痛或眶上部疼痛，但这种疼痛与眼球转动无关。早期可有一过性视物模糊，或视物遮挡感，视物变色，视力不同程度减退，轻者接近正常，重者甚至视力极差，但无光感情况鲜有发生。其特征视野为绕过中心注视点的环形或半环形缺损。眼底早期可有视盘水肿、线状出血及软性渗出灶，6～12 周水肿吸收后出现视盘颜色苍白，视神经萎缩。眼底荧光血管造影可见典型的充盈缺损或延迟。视觉电生理检查可见 P_{100} 波的振幅下降，严重者可见潜伏期延迟。

383　得了缺血性视神经病变该怎么治呢？预后怎样？

缺血性视神经病变的治疗方法主要有：①病因治疗：如伴有全身疾病者，治疗全身疾病（如降低血压、降低血糖、降低血黏度、纠正贫血等）；②激素治疗：皮质激素主要针对颞动脉炎导致的动脉炎性缺血性视神经病变患者，非动脉炎性缺血性视神经病变不推荐大量激素和玻璃体腔激素注药治疗，一般在视乳头水肿早期，患者视力下降控制困难时可以局部或口服激素治疗；③降低眼压：可以口服乙酰唑胺或滴降眼压的眼药水，以降低眼压，促进视盘的血液循环；④血管扩张药：如口服地巴唑、烟酸、活血化瘀中药；⑤神经营养药：如甲钴胺、腺苷钴胺、鼠神经生长因子、维生素 B_1、维生素 B_{12}、ATP、辅酶 A、肌苷等。⑥体外反搏治疗：能提高主动脉舒张压，从而增加颈总动脉的血流量。眼动脉是颈内动脉的分支，供血给视盘的后睫状动脉和视网膜动脉，能增加后睫状动脉及视网膜中央动脉的血液供给量，使视神经获得足够的血液，增强组织代谢，活跃微循环，从而改善视神经的缺血和缺氧状态。⑦应用复方樟柳碱治疗：可穴位注射，或者患侧颞浅动脉旁皮下注射，调理血管舒缩功能，缓解血管痉挛，改善眼的微循环，包括改善视神经的供血。⑧中医中药、针刺、推拿按摩等方法在治疗本病中有良好效果，尽早采用中医药治疗对疾病恢复和控制视力继续下降有明显帮助。

患眼的预后：在 6 个月的自然病程中，41% ～43% 患眼视功能得到改善。发病 3 个月内、6 个月内、1 年和 2 年时，分别约 1.0%、2.7%、4.1% 和 5.8% 患眼出现急性期病变进展。NA-AION 的进展或复发几乎均与夜间低血压，尤其低舒张压有关。对侧眼的发病：5 年内对侧眼发生 NA-AION 的比例为 15% ～17%，合并糖尿病的患者对侧眼受累的平均时间为 6.9 年，非糖尿病患者为 9.1 年。

◎ 视神经萎缩

384　什么是视神经萎缩?

视神经萎缩是视神经节细胞及其轴突在各种病因影响下，发生变性和传导功能障碍而致视力减退，为视神经发生的退行性变的一类疾病。

385　引起视神经萎缩的原因有哪些? 如何分类?

颅内高压、炎症、缺血、颅内占位性病变、青光眼高眼压、严重视网膜血管性疾病、中毒、外伤以及遗传代谢和营养因素障碍等病变，后期都可引起视神经萎缩。原发性视神经萎缩又称下行性视神经萎缩，是由于视神经、视交叉、视束以及外侧膝状体相应部位损害所导致的一种疾病类型。

继发性视神经萎缩是长期的视盘水肿或者炎症引发的一种疾病类型。上行性视神经萎缩是视网膜或脉络膜广泛病变所导致的视神经节细胞损害的一种视神经萎缩疾病，常见于视网膜色素变性导致的视神经萎缩。该病病因复杂，可发生于任何年龄，预后差，是致盲的重要原因。

386　得了视神经萎缩，会出现哪些临床表现?

视神经萎缩是众多致病因素引起视网膜神经节细胞及其轴突发生的病变。因致病因素不同，所以临床表现也有一定差异。大多数患者临床表现外眼无变化，有渐进性或突然视力下降、视野缺损、色觉障碍、瞳孔对光反射迟钝等。重症患者可见瞳孔散大，并伴有夜盲等，严重者可致失明。亦有视力突然丧失，之后出现眼底变化者，如急性球后视神经炎及外伤等。视野损害可为各种类型，如向心性缩小，有时呈偏盲或局限性缺损。眼底变化一般分为原发性和继发性两种。原发性视神经萎缩是由于梅毒性脊髓结核、视神经、视交叉、视束等的病变所导致，眼底表现为视盘颜色苍白、色淡，边界清楚，视网膜血管正常。继发性视神经萎缩则是视盘、视网膜、脉络膜的病变所导致，多见于视盘炎或视盘水肿之后，视盘呈灰白色混浊，边缘模糊不清，生理凹陷不能看到；动脉变细，有时伴有白线；静脉最初充盈曲张，以后亦变细。如因脉络膜视网膜炎引起者，则伴有陈旧性炎性眼底改变。

387　视神经萎缩需要做哪些检查？

主要针对引起视神经萎缩的原发病进行相关检查，以明确病因。如全身检查血常规、血液生化以及脑脊液抗体、细胞学检查等。眼部检查：视力、眼底照相、视盘 OCT、视野及视觉电生理检查等。

388　得了视神经萎缩后，视力一定会全部丧失吗？

不一定。一旦视神经萎缩，痊愈较困难，但是其残余的神经纤维恢复或维持其功能是可能的。只要视神经没有完全萎缩，视功能恢复的可能性还是比较大的，因此，患者应充满信心，坚持治疗。

389　视神经萎缩该如何治疗呢？

目前，视神经萎缩的治疗，首先是针对病因，治疗引起视神经萎缩的全身及眼局部疾病。中药及针刺治疗有积极疗效。西医主张，早期应用大量营养神经药物，如甲钴胺、腺苷钴胺、鼠神经生长因子、维生素 B_1、维生素 B_2、ATP 及辅酶 A 等，血管扩张药及活血化瘀类药如地巴唑、维生素 E、曲克芦丁、复方丹参等。还可以通过高压氧、体外反搏穴位注射 654-2 等改善眼部血液循环。此外，患者还应该禁止吸烟及饮烈性酒，配合眼做保健操、气功八段锦等增强机体体质。

390　中医如何治疗视神经萎缩？

视神经萎缩在中医属于"青盲"、"视瞻昏渺"等范畴，中医学认为本病多目中玄府闭塞，致目视不明。其形成与肝肾亏损，精血不足；肝气不疏，玄府不舒，玄府郁闭；脾肾阳虚，精微不化有关。临床中辨证施治，可分为以下几种类型：①肝肾阴亏型，②脾气虚弱型，③脾肾阳虚型，④肝气郁结型，⑤心脾两虚型，⑥气血瘀滞型。

视神经萎缩除了中药辨证治疗外，还可配合针灸、穴位注射、刮痧等中医外治法治疗。

391　视神经萎缩预后如何？

视神经萎缩是多种致病因素导致视神经损害的后期结局，预后不能一概而论，既往研究认为，视神经萎缩后不可再生，但临床上视神经萎缩并未意味着视神经完全"死亡"，只是部分损伤更为多见，因此，虽然眼底显示视神经已经苍白，视神经萎缩已经发生，但视力、视野仍可能好转和提升，甚至部分患者可以完全恢复正常。所以，即使临床医生已经宣布患者眼底出现了视神经萎缩，也并不是就只能放弃治疗了。

◎ 胺碘酮性视神经病变

392　什么是胺碘酮性视神经病变？

胺碘酮性视神经病变是由于全身服用抗心律失常药物胺碘酮所致，但确切病因以及发病机制还不明确。

393　心脏有问题的老年患者，需要长期口服胺碘酮，那眼睛会失明吗？

胺碘酮性视神经病变的症状是伴随药物使用的隐匿性、缓慢进展性视力下降，多数患者视力不低于 0.1；眼底可出现单眼或者双眼视盘隆起；视野缺损，随视神经的损伤而表现各异；获得性色觉障碍；角膜内皮可出现螺纹样混浊。一般建议在服用胺碘酮之前进行眼科基本检查，如视野、视盘 OCT、眼底照片等，出现眼睛症状后复查，以判断是否因胺碘酮导致视神经病变。病情明确后，通常建议用其他药物进行替代，一般不建议继续服用胺碘酮。

394　得了胺碘酮性视神经病变能好吗?

现在还没有有效的治疗方法来逆转胺碘酮导致的视神经病变。在条件允许的情况下,建议停止给患者服用胺碘酮,6~8周后复查。停止使用胺碘酮后,视盘水肿会慢慢消退。约1/3的患者视功能能随视盘水肿消退而提高,其余的患者视力通常不再下降,保持稳定状态。

（编者：张小艳　刘亮　张懿格）

第二节　黄斑部疾病

有时,医生常会听到前来就诊的患者说:"以前看病的时候,有医生说我视力下降是因为得了黄斑,这是怎么回事?"其实,黄斑是眼底结构,患者应该说的是黄斑病变。黄斑区病变时,视力明显下降,甚至失明。我们平时能看清眼前的物体,主要是黄斑的作用,这个区域集中大量视细胞,能够识别形状、大小、颜色、立体感、距离等大多数光学信号,是决定视功能的重要部位。黄斑区中央的凹陷称为中心凹,是视力最敏锐的地方,我们平时常做的视力检查,主要就是查黄斑区的视觉功能,人们常把它比作"眼底的心脏"。有了黄斑,可以使我们认清细小的物体、读书看报、做各种精细的活动,如穿针引线等。如果在某些因素下黄斑发生病变,视功能就会出现相应改变。

395　黄斑部疾病有哪些症状呢?

黄斑部疾病是眼科常见的眼底疾病,在早期并无明显症状,随着黄斑部病变的加重,常常会出现视力下降、眼前黑影、视物变形扭曲等症状,而患者视力下降的速度以及视物变形扭曲的程度要根据黄斑部受损情况而有不同的特点。

396　什么原因可引起黄斑部疾病?

黄斑部疾病的病因大多数是不明确的,可由老年性改变、遗传因素、炎症性病变、外伤或眼部手术史等引起,也可因其他眼底病变而累及到黄斑部,一般而言黄斑部疾病多发生在老年人群中,换而言之,年龄越大,患黄斑疾病的风险也越高,比如多见于 50 岁以上的年龄相关性黄斑变性就是一个典型的病例。

397　为什么应重视黄斑部疾病?

眼睛是心灵的窗户,一旦黄斑部发生病变,会直接影响我们的视觉功能,极大的影响人们的生活质量,若不及时治疗,可能会导致失明,因此,眼睛一旦出现视力降低,视物变形、变色则需引起高度重视,及时去看医师。

398　为什么叫黄斑?

黄斑位于视网膜中央,这两个字很贴切,黄代表这个部位的颜色,成年人呈黄色外观,形成黄色的原因,是因为这个组织里面富含叶黄素。斑,代表形状,呈横椭圆形外观,如同斑块一样形状。

◎ 年龄相关性黄斑变性

399　什么是年龄相关性黄斑变性?

年龄相关性黄斑变性(age-related macular degeneration,AMD)又称老年性黄斑变性,顾名思义,这个病与年龄有关。年龄越大,患病率越高,是一种与年龄相关的多因素综合作用的致盲性退行性视网膜病,已成为发达国家 50 岁以上老人视力丧失的主要原因,75 岁以上老人患病率 25% 左右。由于生活水平的提高,人们平均寿命逐渐延长,我国已进入老龄社会,在我国,AMD 发病率呈逐年增高之势。

400 医生说我眼睛有垃圾，得了玻璃膜疣，这是什么病？

脉络膜的玻璃膜又称为布鲁赫（Bruch）膜，将视网膜的色素上皮层与脉络膜的血管网相隔开。在正常情况下，视网膜细胞处于不停地新陈代谢中，一部分细胞凋亡后，又会生成新的细胞。位于视网膜神经上皮层与脉络膜之间的色素上皮层负责消化和排出代谢过程中产生的废物。年轻时，这种废弃物基本能被完全消化和排出，但视网膜随着年龄增长，色素上皮出现老化，功能逐渐减退，就无法正常排出废物，于是废弃物就慢慢堆积到脉络膜的玻璃膜，这种玻璃膜内的黄白色排泄物就是玻璃膜疣。它可呈颗粒状、管状、线状等多种形状。大量玻璃膜疣是黄斑变性前期的突出表现。

401 年龄相关性黄斑变性眼底为什么会长新生血管？

玻璃膜疣堆积过多，眼底视网膜缺血缺氧而不能得到正常营养，为了对其进行消化吸收，也为了提供组织对营养的供给，需要增加血流量，这样刺激脉络膜，就会生成新的血管，也就是新生血管。这些新生血管非常脆弱，组织结构不完整，因此容易出血，从而导致一系列外观表现和症状。

402 年龄相关性黄斑变性是每个人老了都会有吗？

年龄相关性黄斑变性多发生于 50 岁以上的中老年人，双眼先后或同时发病，是 60 岁以上老年人视力下降不可逆性的首要原因，发病率随着年龄增长而增高，视力损害也逐渐加重。以前年龄相关性黄斑变性在欧美国家发病率较高，随着我国人口趋于老龄化以及饮食方式等的改变，老年黄斑变性正日益成为我国重要的致盲眼病。但并不是每个人到老了都会有。

403 得了年龄相关性黄斑变性有哪些危害?

年龄相关性黄斑变性一般双眼同时或先后发病。主要症状表现为中心视力减退,有中心暗点,视物不清、视物变形等。本病是一种慢性眼病,它可导致不可逆的中心视力的急剧下降或丧失,严重者可导致失明,而中心视力是日常活动所必需的,如阅读、看时间、识别面部特征和驾驶等。

404 城市中的老年人更容易得年龄相关性黄斑变性吗?

由于人口老龄化趋势日益严峻,全球年龄相关性黄斑变性的患者日益增多,其确切发病机制尚未完全明确,但究其原因,主要包括以下几种。①年龄:年龄越大,发生黄斑病变的危险性越大。②性别:女性湿性黄斑病变略多于男性。③家族史:有些家族易患,尽管尚未发现该病的特异基因。④疾病:患有高血压、糖尿病、高胆固醇血症、心血管疾病、肥胖病等人群易并发黄斑病变。⑤嗜好:长期吸烟、饮酒、营养缺乏(如胡萝卜素)也可引发黄斑病变。⑥环境因素:暴露于紫外线、大气污染而产生的有害化学物质都会促使视网膜细胞发生氧化,从而加速其老化。相比农村而言,城市中生活环境和饮食结构使得城市老年人更容易得年龄相关性黄斑变性。

405 年龄相关性黄斑变性有哪两种类型?

年龄相关性黄斑变性根据临床上有无视网膜下脉络膜新生血管的生成而分为干性(萎缩型)和湿性(渗出型)两类。前者发病相对较多。

干性 AMD 特点是视网膜色素上皮层缓慢地进行性萎缩,双眼同时发病,视力减退缓慢。湿性 AMD 特点是玻璃膜疣诱发视网膜下或脉络膜新生血管膜形成,这些新生血管较为脆弱,血液成分会从血管中渗出,表现为出血、渗出等现象。破坏视网膜的视细胞,引起视觉障碍。

406　干性年龄相关性黄斑变性有哪些临床表现？

干性 AMD 患者双眼常同期发病且同步发展。本型的特点为起病缓慢，患者通常难以察觉，进行性色素上皮层萎缩。早期中心视力轻度损害，甚至在相当长的时间内保持正常或接近正常，视敏度下降，Amsler 方格表检查常为阳性，偶有大视症（即看物体比正常大）或小视症（即看物体比正常小）。晚期中心视力严重损害，有中央暗点，可进展为湿性 AMD 或地图样萎缩。眼底表现为中心光反射弱或者消失，散在黄色点状玻璃膜疣，黄斑区色素紊乱，似椒盐状或金箔样外观。萎缩性变性发病缓慢，病程冗长。个体差异较大，所以自早期进入晚期的时间长短不一，很难截然分开，但双眼眼底的病变程度基本对称。

407　湿性年龄相关性黄斑变性有哪些临床表现？

湿性 AMD 的特点是色素上皮层下有活跃的新生血管，从而引起一系列渗出、出血、瘢痕改变。临床上分 3 期。早期中心视力明显下降，下降程度因是否累及中心凹而异。Amsler 方格表检查阳性。中期主要特征为黄斑部由于新生血管渗漏，视力急剧下降。晚期渗出和出血逐渐吸收并为瘢痕组织所替代，此时视力进一步损害。眼底检查见有略隆起的团块状或形状不规则的白色斑块，在斑块表面或其边缘可见出血斑及色素斑。有时，当出血及渗出被瘢痕所替代之后，可在瘢痕边缘处出现新的新生血管，再度经历渗出、出血、吸收、瘢痕的过程。如此反复，使瘢痕进一步扩大，视力严重受损。

408　我都没有感觉，怎么就说我得了年龄相关性黄斑变性？

早期年龄相关性黄斑变性患者的视力大多数正常，许多患者眼底虽有明显的色素紊乱及玻璃膜疣，但对视力影响不大。近年来，国内外对年龄相关性黄斑变性的早期诊断进行了许多研究，力求对年龄相关性黄斑变性做出早期诊断，及时进行预防治疗。

对年龄相关性黄斑变性的早期诊断，可推迟眼底老化及防止新生血管生成，避免浆液性或出血性视网膜脱离，且对防盲具有重要的意义。应注意以下三点：①有早期眼底改变但视力正常，为可疑患者，应定期观察。②注意病史，排除其他黄斑病变。③视力减退者应排除屈光不正和屈光介质混浊。

409　为明确诊断为年龄相关性黄斑变性，需要做哪些检查？

常规的检查有视力、裂隙灯显微镜检查、视野检查等，眼底部检查最好在散瞳后进行，以便确定病变的部位、范围、深度和性质。此外，FFA也是不可缺少的检查方法，以进一步明确病情严重程度，其他的特殊检查还包括如 OCT、视觉电生理（常用的临床电生理检查包括 ERG、EOG 和 VEP）等。此外还有血流成像 OCT（OCTA），不需要注射造影剂即可发现异常血管等情况，最近几年逐渐成为主流的检查仪器。

410　年龄相关性黄斑变性怎么分干的和湿的？

年龄相关性黄斑变性分为干性年龄相关性黄斑变性和湿性年龄相关性黄斑变性。①干性早期可见黄斑区色素紊乱，中心凹反光不清，有散在的玻璃膜疣。发病晚期，黄斑部可有金箔样反光，视网膜色素上皮层萎缩呈地图状，可见囊样变性。FFA 检查呈现透见荧光时，表现为视网膜色素上皮萎缩，色素沉着处可有遮蔽荧光。②湿性多有融合的边界不清的玻璃膜疣，黄斑有暗黑色图形，或不规则的病灶，隆起范围可在 1～3 个视盘直径（PD），大量视网膜下出血，可进入玻璃体内，造成玻璃体积血；晚期病变区呈灰白色瘢痕。FFA 检查早期有花边状或网状新生血管，后期有荧光素渗漏，出血区呈荧光遮蔽。

411　年龄相关性黄斑变性如何与其他眼底病相鉴别？

（1）在 AMD 早期，特别是干性 AMD 的早期，应与视力正常的老年性玻璃膜疣鉴别。其主要不同点为除视功能外，前者 AMD 早期玻璃膜疣大小不一，相当密集，境界比较模糊，玻璃膜疣之间掺有色素斑及脱色斑等色素紊乱。后者玻璃膜疣稀疏，大小相仿，无色素紊乱。

（2）湿性 AMD 在色素上皮层下发生血肿时，应与脉络膜黑色素病例鉴别。最可靠的方法是 FFA 检查，血肿因背景荧光被遮盖呈大片无荧光区。脉络膜黑色素病可因新生血管渗漏而出现多糊状强荧光斑，特别是黑色素瘤呈团状强荧光。

（3）湿性 AMD 还要与中心性渗出性脉络膜炎鉴别。后者多发生于 20～40 岁的青壮年，病变大多以黄斑中心凹为中心，出现黄灰色渗出性病灶及出血，圆形或椭圆形，边界不清，微隆起，大小为 1/4～2/3 个视乳头直径，以 1 个视乳头直径以下为多见。

412 老年性白内障、老花眼都是视力下降，该怎么和年龄相关性黄斑变性相鉴别呢？

（1）老年性白内障

老年性白内障发病位置在眼前段的晶状体，随着年龄增长，晶状体逐渐混浊、变白，相当于是相机镜头的混浊，通常只是表现为视物模糊，视力下降，往往通过手术即可解决视力减退。而黄斑变性发生在眼后段，是视网膜黄斑区的退变，通常肉眼不能观察到，需要借助眼底检查设备才能看到。它不但会看东西模糊、视力下降，还会引起看东西变形、变色。年龄相关性黄斑变性引起的严重视力下降通常治疗相对较难。

（2）老花眼

老花眼是正常的生理现象，一般在 40 岁之后开始出现，就像人老了头发会变白，人的眼睛也会老化，并不是一种疾病。步入中老年以后，人眼的调节能力下降，典型症状是看远处清晰，看近处模糊不清，且需要明亮的光线才能看得清楚，而黄斑部没有器质性病理改变。这种情况下，就需要至医院眼科进行验光检查，根据验光度数，佩戴相应老花镜就能看清楚近处的东西。这与黄斑变性完全不一样。

413　年龄相关性黄斑变性有哪些并发症？

年龄相关性黄斑变性常见并发症有：

（1）局灶性萎缩斑：玻璃膜疣进展的结果是视网膜色素上皮细胞丢失，产生萎缩区，此时玻璃膜疣也消失，最后导致萎缩区与脉络膜毛细血管功能不全。在脉络膜新生血管的患者中，约有30%以上的患者同时具有视网膜色素上皮萎缩斑。

（2）视网膜色素上皮脱离：视网膜色素上皮浆液性脱离是黄斑变性的一种渗出性并发症。由于内层 Bruch 膜弥漫性增厚而容易产生裂隙，这种裂隙实际是 Bruch 膜内部彼此之间的脱离，进而增加脉络膜新生血管发生的危险。

（3）脉络膜新生血管形成：软性玻璃膜疣容易形成脉络膜新生血管。荧光血管造影检查时有进行性渗漏，有融合性玻璃膜疣及黄斑区有局灶性色素增生，发生脉络膜新生血管及其并发症的危险性较大。

（4）盘状瘢痕（disciform scar）：黄斑区发生盘状瘢痕是脉络膜新生血管的最主要结局。位于增厚的内层 Bruch 膜产生裂隙，新生血管侵入，薄壁的新生血管常发生出血及渗出，因而导致视网膜色素上皮及内层 Bruch 膜发生浆液性及出血性脱离，并使两层组织之间的纤维组织增生，使纤维血管瘢痕组织形成。

（5）其他：黄斑盘状瘢痕的患者还可发生其他并发症，如视网膜内或视网膜下广泛渗出（有时称之为老年性 Coats 反应）和邻近的视网膜和/或视网膜色素上皮层的浆液性和（或）出血性脱离。个别病例如缓慢发展的浆液性和/或出血性脱离可波及脉络膜动、静脉，进入盘状瘢痕的区域内。

414　得了年龄相关性黄斑变性该怎么治疗？越早治疗越好吗？

AMD，尤其湿性 AMD 的黄金治疗时间为发病后 3 个月，患者的早期症状主要是因眼内的新生血管导致黄斑区的血管渗血，中心视力变得模糊，视物变形、变色，看直线发生扭曲，视力已开始受损。在发病早期如果及时正确的治疗，可大大减少失明机会，如晚期病变组织已经瘢痕化，其治疗意义已不大。

针对干性 AMD，目前一般采用支持疗法，利用一些药物的抗氧化作用来提高机体对光损伤的抵抗性；或用药物改善眼底血液循环，延缓老年性黄斑变性的发展；也有用微量元素如锌，以期缓解视力的损害，但未取得大规模的研究及进展。目前研究的最多的是对湿性 AMD 的治疗，常见的治疗方法有抗血管内皮生长因子（VEGF）治疗、激光、光动力疗法（PDT）、经瞳孔温热疗法（TTT）以及手术等。

（1）抗氧化剂：口服如维生素 C、维生素 E、生育酚、β-胡萝卜素、微量元素锌、叶黄素、玉米黄质等，可营养视网膜组织，保护视细胞。

（2）抗 VEGF 治疗：抗 VEGF 药物治疗是近期出现的有效的治疗手段，无产生瘢痕反应的并发症，且可反复注射。使用方法为玻璃体内注射，常用的药物有雷珠单抗、康柏西普、阿柏西普等。该类药物可以有效的封闭抑制新生血管的生长，减少出血。早期应用可保持良好的视力。但是，存在个体化差异，治疗效果因人而异，同时也存在费用较高、长期治疗后疗效下降、视网膜疤痕、纤维化等问题，也有发生眼内感染的风险。

（3）激光治疗：用激光所产生的热能摧毁黄斑区的异常新生血管。临床上隐匿型新生血管膜由于浆液性或出血性色素上皮脱离及大量渗漏，影响了对新生血管膜的诊断，ICGA 可以较清楚地进行定位及指导治疗，使复发率降低。多数学者认为对渗出型者，应及早施行激光光凝新生血管，以避免病情恶化。但激光光凝并不能阻止新的新生血管的形成，仅仅是一种对症治疗。激光稍一过量，本身可以使脉络膜新生血管增生，且对附近的正常组织也产生损坏，影响视功能。目前较先进的激光治疗为微脉冲激光。

（4）PDT 和 TTT：能有效地闭合血管出血和渗漏，减少治疗的不良反应，但远期可产生瘢痕而影响视力。

（5）手术治疗：主要针对黄斑下出现的新生血管膜，可在玻璃体切除的同时撕掉黄斑下新生血管膜，然后行视网膜色素上皮移植。目前手术技术已基本成熟，但也有其不足之处，如：视网膜色素上皮移植后视功能的恢复还不理想；手术可能有一些并发症，如视网膜下出血、视网膜撕脱、视网膜脱离、RPE 萎缩、白内障等。

由于患者个体差异，黄斑部病变程度的不同，治疗上需要结合患者个人情况，选择最佳的治疗方式，最大程度提高视力，改善患者视功能。

415　中医如何治疗年龄相关性黄斑变性？

年龄相关性黄斑变性属中医的"视瞻昏渺"、"视直如曲"的范畴，本病有虚有实，病因病机可归纳为：老年人肝肾不足，精血亏虚，目失濡养或阴虚火炎，灼烁津液以致神光暗淡；或饮食不节，脾失健运，不能运化水湿，聚湿生痰，湿遏化热，上泛清窍；或脾气虚弱，气虚血瘀，视物昏朦，或脾不统血，血溢络外而遮蔽神光；或劳思竭视，耗伤气血或素体气血不足所致，以致目昏不明。①属肝肾亏损者，症见眼底有玻璃膜疣，黄斑部色素紊乱，呈萎缩性改变，或是形成机化和瘢痕，视物模糊，眼内干涩。伴头晕耳鸣，腰膝酸软，失眠多梦，舌质红，少苔，脉细数。治宜补益肝肾、益精明目，可选用六味地黄丸、杞菊地黄丸等。②属脾虚湿困者，症见视物模糊，或视物变形，眼前暗影，眼底可见黄斑区有较多的玻璃膜疣，中央凹光反射消失，或黄斑区出现浆液性盘状脱离，兼见纳差腹胀，面色萎黄，疲乏无力，舌质淡胖，苔白腻，脉细濡。治宜健脾利湿、活血明目，可用参苓白术散等。③属脾不统血者，症见视力突然下降，眼底可见黄斑区有大量的玻璃膜疣，黄斑区视网膜下有青灰色和灰红色渗出及出血病灶，甚或可见视网膜前出血，伴神疲乏力，面色萎黄，纳差便溏，舌质淡胖嫩，脉细弱。治宜健脾益气、养血活血，可用归脾丸等，早期出血多者，可酌加茜草炭、蒲黄炭、棕榈炭、仙鹤草等。

416　中医治疗黄斑变性还有哪些办法？

中医药治疗黄斑变性除了口服中药外，还有静脉滴注中药注射剂、中药离子导入、针灸、理疗、耳穴治疗以及其他适宜技术治疗。其实，几千年来，中医中药治疗黄斑变性积累了非常丰富的经验，那么，这么多治疗方法究竟怎样选择？这需要根据患者病情决定。

417　怎样才能预防年龄相关性黄斑变性？

（1）防紫外线：长期接触紫外线辐射，可导致慢性蓄积性晶状体损伤，诱发或加速老年性黄斑变性的生成和发展，所以要避免在强烈的阳光、灯光或其他辐射线照射下工作和学习，在户外活动时，应戴有色防紫外线眼镜。

（2）管控情绪：要避免过度情绪激动，保持心情舒畅，保证全身气血流通顺畅，提高机体抗病能力，这对老年性黄斑变性的康复同样很重要。

（3）用眼有度：用眼应以不觉疲倦为度，并注意正确的用眼姿势，距离、光源是否充足等。每用眼 1 小时左右，让眼放松一下，如闭眼养神、走动、望天空或远方等，使眼得到休息。尽量不要长时间在昏暗环境中阅读和工作。

（4）眼部按摩：可做眼保健操进行眼部穴位按摩，如按摩睛明、攒竹、瞳子髎、太阳、翳风等穴位。通过按摩，可加速眼部血液循环，增加房水中的免疫因子，提高眼球自身免疫力。

（5）禁止吸烟、少量饮酒：目前研究已证实，烟草可导致和加重黄斑变性，不饮或少量饮酒，不宜大量饮酒或喝烈性酒。

418　年龄相关性黄斑变性预后如何进行自我监控？

AMD 患者可在家自行 Amsler 方格表检查。检查时，将表格放置在视平线约 30 厘米处，近视或远视者可佩戴眼镜。先用一只手遮住一只眼睛，另一只眼睛盯住表格中央的黑点，然后用同样的方法检查另外一只眼睛。

如果发现表格的线条不均匀或者格子不方正，中心变形，视物变暗或有黑影的话，那么就表明黄斑有问题，严重的病变会感觉表格的中心有黑影遮挡。如出现以上症状，请尽快到医院眼科就诊，以免延误病情。此外，AMD 患者应积极治疗全身疾病，血压应控制在 140 mmHg/90 mmHg 以下；空腹血糖应控制在 3.9 ~ 6.1 mmol/L；外出佩戴深色眼镜，减少光损伤；禁止吸烟，尽量少饮酒或不饮酒。

Amsler 方格表检查见图 10.1 ~ 10.4。

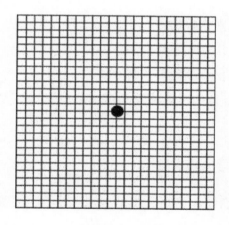

图 10.1 正常

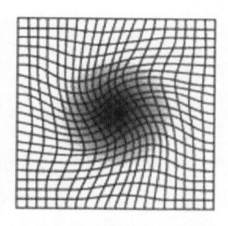

图 10.2 表格线模糊不清，中心暗点

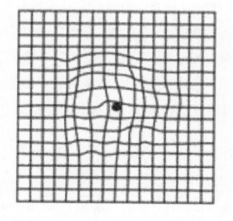

图 10.3 表格中心变形，视野变暗

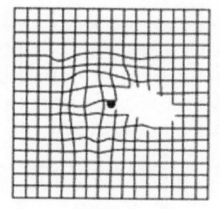

图 10.4 表格部分缺损

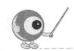

419 为早期发现年龄相关性黄斑变性，及早防治，老年人应多久去医院检查一次眼底呢？

定期去医院眼科进行眼部专科检查对早期发现年龄相关性黄斑变性十分重要：

年龄越大，患老年性黄斑变性的可能性也越大，为了早期发现黄斑变性，需定期进行全面的眼科体检。根据我国老年性黄斑变性诊疗规范，建议：

40～54 岁人群，每 2～4 年进行 1 次常规眼科检查；

55～64 岁人群，每 1～3 年进行 1 次常规眼科检查；

65 岁以上人群，每 1～2 年进行 1 次全面眼科检查。

眼科检查有助于发现和确定黄斑变性的危险因素和早期迹象，这一点非常重要。

420 年龄相关性黄斑变性患者如何合理饮食？

AMD 的产生与体内缺乏维生素 C、维生素 B_6、氨基酸、叶黄素、某些微量元素有一定关系，应多食富含上述物质的蔬菜、水果、鱼、肉（动物肝）、蛋类食物，少食辛辣香燥、油腻食物，并戒烟酒。适量补充抗氧化剂、维生素 E、叶黄素、胡萝卜素及矿物质锌，可减少病情恶化的机会。类胡萝卜素中的叶黄素及玉米黄素，经长期食用后可进入视网膜黄斑部，保护内部的神经细胞免于受到病变伤害及退化。枸杞子也富含玉米黄素，可从天然食物中摄取；也可补充其他可能有预防作用的食品，如黄豆类食品及含抗氧化物质的水果。

421 平时有哪些食疗方法呢？

（1）枸杞猪肝汤：猪肝 100 克，枸杞子 50 克，加清水共煮至猪肝熟后即可。吃肝饮汤。功效：补肝肾、益精血，增强视力，改善视功能。

（2）羊肝粥：羊肝 60 克切片，加生葱 3 根切碎，翻炒片刻。另起锅加入 100 克粳米，煮至熟烂后加入炒好的羊肝，再煮片刻即可。功效：补肝明目，适用于黄斑变性的辅助治疗。

（3）女贞桑葚饮：女贞子 12 克，桑葚 15 克，制何首乌 12 克，旱莲草 10 克，水煎，去渣取汁后分 3 次服。可加入白糖调味。功效：滋补肝肾，养血明目。

（4）枸杞鸡蛋汤：枸杞子 15 克，鸡蛋 2 只，红枣 6 枚，同煮至鸡蛋熟后，去壳再煮片刻，吃蛋饮汤。功效：补肝明目。

以上均为食疗常用方法，但不宜长久服用，以免引起蛋白质、脂肪、维生素等过多症，造成烦躁不安、皮肤干燥等症状，或引起脂肪肝、肥胖等其他病症。

◎ 黄斑囊样水肿

422 什么是黄斑囊样水肿（黄斑囊样水肿简称 CME）？

黄斑这个地方是看东西最敏感、最敏锐、最重要的地方。黄斑囊样水肿是指在黄斑区发生的水肿，顾名思义，这种水肿有很多的囊腔存在，囊腔就是一个一个小空腔，有的是一个大空腔，这种以囊腔形式出现的水肿，称之为黄斑囊样水肿。

423 黄斑囊样水肿是什么原因引起的？

黄斑囊样水肿（CME）并非独立的一种眼病，多继发于以下眼病：①视网膜血管病：如视网膜静脉阻塞、糖尿病性视网膜病变等。②炎症：如葡萄膜炎、视网膜血管炎等。③内眼手术后：如青光眼、白内障、视网膜脱离手术后。④原发性视网膜色素变性。后极部毛细血管受多种因素影响发生管壁损害渗漏，液体积聚黄斑视网膜外丛状层。

424　黄斑囊样水肿有何临床表现？

由于黄斑是视觉最敏感的地方，因此一旦黄斑水肿，最典型的表现就是 CME 患者自觉视力下降，视物变形。眼底检查可见黄斑水肿，视网膜反光增强，典型者可见囊样改变。

425　黄斑囊样水肿做什么检查？

黄斑囊样水肿最特征性的检查是眼底荧光造影和 OCT 检查。FFA 检查具有特征性表现，静脉期黄斑区毛细血管渗漏，造影晚期（10～30min）荧光素在囊腔内积存，呈放射状排列的花瓣状强荧光。OCT 可更准确地检查出 CME 及其严重程度，OCTA 还可分层检查，能够看到血管密度的变化。

426　黄斑囊样水肿如何治疗？

CME 的治疗主要根据病因不同采取不同的治疗方法。

①首选给予抗 VEGF 治疗，常规药物有康柏西普、雷珠单抗、阿伯西普；

②视网膜血管病所致者，可采用黄斑格栅样激光光凝治疗，目前最先进的激光是微脉冲激光。

③玻璃体牵拉、黄斑前膜引起的黄斑水肿，可以考虑玻璃体手术，切除局部牵拉和黄斑前膜。

④近年，玻璃体腔内注射地塞米松缓释剂对炎症所致 CME 的治疗取得较好效果，但同样有复发可能。

427　中医能治疗黄斑水肿吗？

中药有抗衰老、抗水肿及改善微循环的作用，对黄斑水肿有较好疗效。根据情况给以补益肝肾、健脾利水、气血双补、活血利水等方法，对促进水肿吸收、减少抗 VEGF 药物的使用，防止另眼病情发展方面也有一定作用。

◎ 高度近视黄斑变性

428 高度近视会引起黄斑病变吗？

高度近视也会引起黄斑病变，而且很常见，病理变化也会很多。高度近视眼患者随年龄增长眼轴进行性变长，眼球后极部向后扩张，产生巩膜葡萄肿，可有以下眼底改变：视盘颞侧出现脉络膜萎缩弧，黄斑区 RPE 和脉络膜毛细管层萎缩，萎缩区大小不等，相互可连接。萎缩区内可见裸露的脉络膜大血管及不规则色素，由于后极部扩张，黄斑部玻璃体视网膜线样破裂产生漆样裂纹、黄斑出血、Fuchs 斑及脉络膜新生血管膜，患者常因黄斑出血视力突然明显降低、视物变形或中心固定暗点来诊。FFA、ICGA、OCTA 检查有助于确定是否有脉络膜新生血管的存在。此外，由于上述黄斑区视网膜和脉络膜的萎缩变性改变，玻璃体液化及黄斑劈裂，高度近视眼易发生黄斑裂孔，继而发生视网膜脱离。依据高度近视眼病史和典型眼底改变即可诊断。

429 高度近视眼底有新生血管了，听说可以用光来照射治疗，是真的吗？

光动力疗法是在光敏剂的引导下，通过一种特定的非热能激光照射病变部位，可激活光敏剂，随之释放大量自由基等，破坏黄斑部异常的新生血管，从而减少黄斑区病变组织的出血、水肿和渗出，稳定患者视力，提高患者生活质量，是早几年国内外公认的治疗黄斑脉络膜新生血管（CNV）的安全有效微创的新技术。PDT 主要用于治疗湿性黄斑变性、病理性近视合并黄斑病变、中心性渗出性视网膜病变、中心性浆液性视网膜脉络膜病变等黄斑部新生血管疾病。对于某些对抗 VEGF 药物治疗反应迟缓或者耐受的 CNV 患者，或者对激光治疗有禁忌的患者，可联合或者更改为 PDT 治疗，往往会取得一些令人满意的治疗效果。所以说，高度近视眼黄斑下脉络膜新生血管可行 PDT 治疗，但最近光敏剂药物缺乏，因此很多医院开展不了。目前一线治疗推荐使用抗 VEGF 药物。

◎ 黄斑裂孔

430　黄斑裂孔是怎么回事？

黄斑裂孔是指由各种原因引起的视网膜黄斑区损伤，视网膜神经层发生组织缺损而导致黄斑区发生裂孔。黄斑裂孔可影响视力，严重者仅保留光感的残余视力。视网膜脱离引起眼内压降低，周边组织僵硬甚至机化，导致眼球萎缩，严重者可影响眼部和面部美观。

431　黄斑裂孔是怎么形成的？

按照发病原因，可分为继发性黄斑裂孔和特发性黄斑裂孔。继发性黄斑裂孔多由高度近视、黄斑变性、黄斑囊样水肿、眼部外伤等引起。特发性黄斑裂孔多发生于老年人，又称为老年性黄斑裂孔，是指在正常的视网膜黄斑区，从中心凹开始的全层视网膜裂孔。黄斑裂孔多见于老年妇女，占发病人群的 67%～91%，发病年龄平均 65 岁，95% 为 50 岁以上。单眼发病较多，双眼发病者约占 25%。外伤、炎症、高度近视、视网膜变性类疾病等诸多因素，导致黄斑区出现破洞。它是老年人视力丧失最严重的眼病之一，一般认为，发病原因与玻璃体的牵拉有关。

432　黄斑裂孔会出现哪些症状？

视物模糊，中央部暗影，看东西变形，中心视力明显减退。眼底可见黄斑中心或中心凹旁有新月形、椭圆形或圆形发红的视网膜裂孔。视野有中心或旁中心暗点。

433　黄斑裂孔有哪些分期？

临床上可将黄斑裂孔分为 4 期。①Ⅰ期：裂孔形成前期，仅中心凹脱离，尚未形成裂孔，黄斑区黄色斑点或环，视力轻度下降，半数病例会自发缓解。②Ⅱ期：早期裂孔，由半月形、马蹄形的偏心形裂孔发展为圆形裂孔。③Ⅲ期：大于 400 微米的全层裂孔，伴有中心凹脱离，此时视力明显下降至 0.05 ~ 0.3。④Ⅳ期：黄斑裂孔伴有玻璃体后脱离。

434　如何诊断黄斑裂孔？

眼底镜检查，特别是裂隙灯下的前置镜观察多能诊断本病。OCT 可直观显示玻璃体与黄斑裂孔之间的关系，其检查精度可达 10 微米，可以清楚看到黄斑裂孔处的组织缺损情况，并可测量出裂孔的大小，是黄斑裂孔诊断的金标准。此外，荧光血管造影可以显示黄斑区视网膜裂孔处呈窗样缺损。

435　黄斑裂孔如何治疗？

Ⅰ期黄斑裂孔无须治疗，可观察。板层黄斑裂孔视力大于 0.5，无视物变形无前膜增生时不需治疗，可随诊观察。全层裂孔特别是伴视网膜脱离者，应选择玻璃体切割术，加内界膜剥离，如果是巨大黄斑裂孔，即裂孔直径大于 400 微米，需行内界膜剥离联合裂孔填塞术，眼内气体填塞或气 - 液交换。复发性黄斑裂孔特别是直径大于 800 微米，或高度近视患者，可进行羊膜移植填塞以达到封闭裂孔。

436　得了黄斑裂孔应如何护理？

1）注意休息，保证充足睡眠，避免用眼过度。

2）定期复查，发现视力异常、视物变形及时就诊。

3）对于存在明确病因的非特发性黄斑裂孔，可通过治疗原发病以及密切随诊检查观察。

4）特发性黄斑裂孔目前尚无有效预防方法。

5）黄斑裂孔术后体位护理很重要。

437　黄斑裂孔术后应注意什么？

1）术后注意避免食用辛辣刺激性食物，多吃清淡及含纤维素的食物。

2）定期复查，发现视力异常及时就诊。合并高度近视的黄斑裂孔每 6 月复查 1 次；其他患者每年复查 1 次；若出现视网膜脱离，所有患者需尽快手术；由于对侧眼也存在发病的危险，故应告知患者可在家中用 Amsler 表监测，如有视物变形，眼前黑影遮挡，尽快看医师。

◎ 黄斑前膜

438　什么是黄斑前膜？

由于各种原因引起的视网膜前膜样增殖，如果发生在黄斑及其附近就成为黄斑前膜。黄斑前膜多发生于老年人，因为发病原因不明而被称为特发性黄斑视网膜前膜。

439　什么原因可引起黄斑前膜？

特发性的，也就是没有特别原因，通常老年人多见。本病也可以由内眼手术、眼内炎症、出血性视网膜疾病、眼外伤等引起纤维组织增生，形成前膜。

440　黄斑前膜有什么表现？

黄斑前膜患者表现为不同程度的视力下降、视物模糊、看字变大或变小、看东西扭曲。但是黄斑前膜刚长出来时是很小片的，大多数情况下非常缓慢地变大，并且刚长出来时是很透明的，所以绝大多数的患者早期没有任何感觉，眼底检查可见不同程度的增殖膜，轻者仅表现视网膜表面反光增强，似一层玻璃纸样；重者黄斑视网膜前可见半透明膜或呈不透明灰白膜，可伴有黄斑皱褶，血管迂曲，黄斑移位，偶见视网膜出血。

441　做哪些检查能帮助诊断黄斑前膜？

1）FFA 可见黄斑区视网膜血管迂曲向黄斑中心汇集，较重者可见荧光渗漏、黄斑染料积存。

2）OCT 显示黄斑区视网膜表面膜组织呈不平整的信号增强，及黄斑组织不同程度的增厚水肿。

3）散瞳检查眼底、彩色眼底照片也能看到眼底情况，及时发现黄斑前膜。

442　黄斑前膜可以治愈吗？

目前黄斑前膜尚无有效药物治疗，如果只有轻度视力下降，并且病情比较稳定，可以暂时观察，定期复诊。一旦发展迅速，就需要采取前膜剥离术。手术治疗条件一般认为有：

1）视力在 0.3 或以下。

2）视力 0.4 以上，但特殊或辅助检查存在黄斑部水肿。

3）前膜范围较大，牵拉黄斑视网膜小血管明显扭曲变形者。

不同患者的前膜特性和范围不同，治疗效果存在差异，而且术后也有复发的可能。因此，对于发现较早，前膜薄，视力影响不严重者，可定期检查和观察。需要手术治疗者也不必紧张和过于害怕。术后视力恢复期颇长，一般需要半年以上。粘连较紧前膜手术难度大。

443　黄斑前膜手术治疗效果好吗？

黄斑前膜手术主要为前膜剥离术，即剥除造成黄斑持续损害的前膜，松解其对黄斑的牵拉，避免进一步的发展，一般黏连较松前膜手术难度相对小，相反前膜和视网膜黏连较紧者，手术难度较大。

不过，手术的效果并非"立竿见影"，通常不能直接提高视力，患者术后的视力水平，主要取决于黄斑水肿的严重程度和黄斑结构的损害程度。尽管做了手术，黄斑水肿仍然长期存在，需要缓慢吸收，1年甚至数年都有可能。

患者术后感觉到的最大改善，是眼前玻璃膜的遮挡感消失了。而手术最大的意义，也在于阻止前膜对黄斑的进一步损害。

444 如何预防黄斑前膜呢？

1）那就需要日常要多吃对眼睛有益的食物，比如富含维生素 C、E、叶黄素、玉米黄素的食物，可多摄入一些高纤维素以及新鲜的蔬菜和水果；

2）营养均衡，摄入蛋白质、糖、脂肪、维生素、微量元素和膳食纤维等必需的营养素，荤素搭配，做到食物品种多元化。

3）控制好血脂、血糖等，能防止眼睛玻璃体液化（俗称飞蚊症），对预防黄斑前膜同样有效；

4）建议日常强光下要佩戴遮光眼镜，平时生活少用电子产品。

（编者：谢立科 吴改萍 刘健 杨华）

第三节 眼底血管性疾病

视网膜在眼内相当于感光底片，它是眼球壁最内层的一层非常薄的透明膜。平时我们接打电话，其信号的传递需要多个接收塔接收传递信息，视网膜也是如此。同样的，视网膜也需要"吃饭"，需要营养物质，那么这些营养物质怎么到视网膜呢？答案是：眼底的血管，包括动脉和静脉。通俗来讲，眼底血管供给视网膜氧分及营养物质，如果眼底血管发生病变，视网膜得不到供养，势必影响我们正常的视觉功能。下面我们就来讲讲老年人与眼底血管有关的疾病。

445　视网膜的血液供应是怎样的?

视网膜有两套供血系统。视网膜中央动脉供应视网膜内层,睫状后动脉发出分支形成的脉络膜毛细血管供应视网膜外层,同时分支形成睫状视网膜动脉,并供应视网膜内层小部分地区。

446　眼底血管性疾病主要有哪些?

眼底血管性疾病主要有视网膜静脉阻塞、视网膜动脉阻塞、视网膜静脉周围炎、外层渗出性视网膜病变、高血压性视网膜病变、肾病性视网膜病变、糖尿病性视网膜病变、以及视网膜血管瘤等。

◎ 视网膜静脉阻塞

视网膜组织,除了有动脉对其进行供应血液、养分,同时,由静脉将其产生的代谢产物带走,这样才能形成完整闭合的血液循环。当"视网膜静脉"发生血管阻塞,我们称为"视网膜静脉阻塞"。

447　视网膜静脉阻塞是什么病?

"视网膜静脉阻塞"(retinal vein occlusion,RVO)是常见的眼底血管性疾病。根据美国统计发病率占眼底病的第二位,仅次于糖尿病视网膜病变,在我国也是主要的眼底病之一。大多数发生于 50 ~ 60 岁或以上的人群,其发病率随年龄增长而增加,因此成为危害老年人视觉健康的常见病,常为单眼发病。患眼视力易于受损甚至因并发症而致盲。发病时由于静脉血回流受阻而形成血栓,引起视网膜广泛的出血、水肿和渗出,视功能损害虽不如动脉阻塞急剧,但也很严重,特别是视网膜中央静脉阻塞的患者。

448 "视网膜静脉阻塞"有哪些症状?

视网膜静脉阻塞的症状主要为中心视力下降或部分视野缺损,患者感觉眼前或一侧有浓密的黑影遮挡,患眼不红不痛,外表如同正常眼睛一样。眼底检查可见视盘充血,严重者出现水肿,边界模糊,视网膜静脉高度怒张,呈紫红色,腊肠样外观,有时埋在水肿的视网膜组织里,时隐时现,视网膜动脉变窄变细,视盘表面及视网膜上有大量放射状、火焰状及斑点状出血,其间掺杂有白色渗出斑,出血偶尔进入玻璃体内,引起不同程度的玻璃体混浊。后期视网膜及黄斑水肿消退,出血和渗出逐渐吸收,视网膜遗留下不规则的色素沉着,阻塞的静脉有时可再通(多为不完全性阻塞)。有时静脉管腔闭塞,呈白线状外观(多为完全性阻塞),在视盘或静脉周围常可见新生血管增殖。个别患者新生血管长入玻璃体、虹膜表面和房角内,导致新生血管性青光眼、视功能丧失。

449 "视网膜静脉阻塞"的原因有哪些?

视网膜静脉阻塞的病因比较复杂,为多因素致病。一般来说,只要是能引起动脉血供不足、静脉管壁阻塞和血流动力学改变的疾病,均可引起视网膜静脉阻塞。

450 引起"视网膜静脉阻塞"的原因在老年人与青壮年有何不同?

(1)在老年人,大多数发生于视网膜动脉硬化,而此症常见于高血压或动脉硬化的患者。

(2)在青年人则多为静脉本身的炎症引起,常见于视网膜静脉周围炎、葡萄膜炎、白塞病、结节病、外层渗出性视网膜病变及脓毒性栓子等。

451 为什么老年人容易患"视网膜静脉阻塞"?

研究表明,与"视网膜静脉阻塞"发生率相关的因素中,年龄首当其冲。在"视网膜动脉阻塞"一章中，我们已经介绍过老年人易患的原因，其实同理，老年人血管硬化、老化，同时血液变得黏稠，易形成血栓，静脉阻塞的主要原因就是血栓的发生及静脉功能的损害。

452　高眼压为何会引起"视网膜静脉阻塞"？

高眼压在本病发展中有一定的作用，本病同时合并原发性开角型青光眼者占 10%～20%。高眼压首先影响筛板区视网膜中央动脉灌注，并且静脉受压影响静脉回流产生血流淤滞而形成血栓，眼压增高可刺激筛板区中央静脉使内膜细胞增殖，管腔变窄导致血流动力学改变而形成血栓。

453　"视网膜静脉阻塞"需要进行哪些检查？

（1）眼科检查

a. 全面的眼科检查，包括眼压测量，详细的裂隙灯和前房角镜检查，以排除虹膜和前房角新生血管（散瞳前检查便于观察），散瞳检查眼底，照眼底像。

b. 荧光素眼底血管造影：毛细血管无灌注范围越大，发生新生血管的危险性越大。

c. OCT 检查，判断有无合并黄斑水肿。

（2）全身检查

a. 病史　有无内科疾病？有无药物治疗？有无眼病史？

b. 测血压。

c. 血液检查　空腹血糖，糖化血红蛋白，全血细胞计数及分类，血小板，凝血酶原时间/部分促凝血酶原激酶时间（PT/PTT），血沉，血脂谱，同型半胱氨酸，抗核抗体（ANA），螺旋体抗体吸附荧光测定（FTA-ABS）。

d. 如果有临床指征，可行血红蛋白电泳、性病实验室检查（VDRL）或快速血浆反应素试验（RPR）、冷球蛋白、抗磷脂抗体、狼疮抗凝血因子、血清蛋白电泳检查及胸片。

e. 全面内科检查 特别注意心血管疾病或血液高凝状态。

454 荧光素眼底血管造影对"视网膜静脉阻塞"有何意义?

本病过程漫长,从数月至数年,视网膜表现一直在变化。FFA 对区分缺血型静脉阻塞和非缺血型静脉阻塞有非常重要的意义,还可区分静脉阻塞的病因,以确定是否需要做激素治疗。另外,还可了解其眼底的动态变化,发现用眼底镜观察不到的病变,所以应定期随访,做 FFA。

455 "视网膜静脉阻塞"如何分类?

视网膜静脉阻塞有多种分类方法。

(1)按阻塞的原因分类:可分为硬化性和炎症性两种。

(2)按阻塞部位分类:可分为主干(即中央静脉阻塞)、分支(包括半侧静脉阻塞)2 种。

(3)按阻塞程度分类:可分成完全和不完全两种。

(4)按是否有无动脉供血不足表现分类:可分为非缺血性与缺血性两种(这一分类尤为重要,因为这两者预后差别较大,并对决定是否需行视网膜激光光凝治疗有重要的意义)。

456 视网膜中央静脉阻塞的病因有哪些?

(1)视网膜中央动脉粥样硬化,在筛板处,粥样硬化的视网膜中央动脉压迫视网膜中央静脉,使其血流受阻。

(2)全身疾病,高血压,高血脂,高血糖等。

(3)视盘水肿。

(4)青光眼,常与视网膜中央静脉阻塞合并存在。

(5)视盘玻璃体疣。

(6)血液流变学及血流动力学改变,血液高凝状态如红细胞增多症、

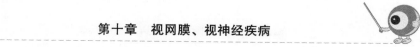

淋巴瘤、白血病、镰状细胞贫血病、多发性骨髓瘤、抗磷脂综合征、活化蛋白 C 抗性增高性疾病、高胱氨酸尿症等。

（7）血管炎症，如结节病、梅毒、系统性红斑狼疮。

（8）药物，如口服避孕药、利尿药。

（9）血小板功能异常。

（10）球后压迫，甲状腺相关性眼病、眼眶肿瘤。

457　视网膜中央静脉阻塞有哪几种类型？有哪些临床表现呢？

因病变严重程度不同，分为两种类型，即缺血型和非缺血型，缺血型病变及预后较非缺血型要严重。一部分患者视力下降严重，视网膜大量出血，多呈火焰状或片状浓厚出血，后极部较多，周边部出血较少且小；大血管旁有多少不等的棉绒斑，视盘和附近的视网膜水肿，视盘边界不清，视网膜静脉高度迂曲扩张，甚至出血进入视网膜前或玻璃体，易形成缺血型。另一些病例上述病变较轻，未累及黄斑时患者可无或轻度视力下降，眼底则仅沿血管散在浅层出血，直至周边部，静脉充血迂曲，多为非缺血型。非缺血型病例多在数月吸收。但不管是缺血型还是非缺血型，都易并发黄斑水肿。其中约 1/3 非缺血型患者可发展为缺血型。

458　视网膜静脉阻塞影响视力的原因是什么？

视网膜静脉阻塞主要的危害是影响视力，导致视力不好的局部原因是黄斑缺血和黄斑水肿。当然视神经病变也是影响视力的关键因素，如视乳头水肿，视神经萎缩，可导致视力严重受损。

459　视网膜中央静脉阻塞如何与其他疾病进行区分？

（1）眼部缺血综合征：静脉扩张管壁不规则，但不迂曲，部分患者出现视盘新生血管，视盘水肿及视网膜出血较为少见，出血多分布在中周部。患者常有一过性黑矇，暂时性的缺血发作或眼眶痛的病史，眼压常低。颈动脉 B 超可发现颈动脉不同程度狭窄。

（2）糖尿病视网膜病变：常双眼发病，出血或微血管瘤通常集中在后极部。眼底荧光素血管造影有助于鉴别诊断。

（3）视盘水肿：视盘水肿有时伴有视盘周围的出血，但出血量少，散在片状。

（4）放射性视网膜病变：有明显的放射性治疗史，视盘水肿伴放射性视盘病，可出现视网膜新生血管。棉绒斑是其特征性改变。

（5）急性视盘炎：视觉障碍，视盘水肿。但出血较视网膜中央静脉阻塞明显少。静脉迂曲扩张也较视网膜中央静脉阻塞轻。

（6）恶性高血压：视盘水肿较视网膜中央静脉阻塞为轻，眼底改变为典型的高血压性视网膜病变。

460　视网膜分支静脉阻塞是怎么引起的？

视网膜分支静脉阻塞（BRVO）以视网膜动、静脉交叉处，增厚硬化的动脉壁对静脉的压迫为主要原因。其次为局部和全身炎症、血管内皮因素诱发。

461　哪些分支静脉容易阻塞？

阻塞点多见于静脉第一至第三分支的动、静脉交叉处，黄斑小分支静脉也可发生阻塞。颞上支阻塞最常见，鼻侧支阻塞较少。由于解剖学变异，也可有上或下半侧静脉阻塞。

462　视网膜分支静脉阻塞有哪些临床表现？

视力减退的状况根据压迫点位于静脉主干或小分支而有不同，阻塞位于主干和黄斑分支者，视力有不同程度减退。视野有与视网膜受损区域相对应的改变。眼底检查视网膜动脉常变细有硬化改变，阻塞点在动、静脉交叉处，该处静脉常位于动脉之下，若静脉位于动脉之上则在动脉表面走行如过桥状，管径也变窄或不规则，有时可见血管阻塞点处有白色纤维组织增生如细纱状或薄膜状，动、静脉被包裹在薄膜内，阻塞点远端静脉迂曲扩张如腊肠状，沿静脉呈现扇形分布的视网膜浅层和深层出血。重者也可有视网膜前出血或玻璃体积血，视网膜水肿增厚，可见棉絮状斑，如侵犯黄斑则黄斑区水肿隆起，并可为出血掩盖，还可产生黄斑囊样水肿，视盘及其他处视网膜正常。FFA 检查能查见受累静脉迟缓充盈，或可见血管壁荧光渗漏；造影晚期阻塞点静脉可呈现强荧光点，表示血管内皮细胞受损，阻塞点远端静脉扩张，管壁有荧光素渗漏，毛细血管迂曲扩张，交通支形成，视网膜出血呈荧光遮蔽，黄斑拱环可部分断裂，如有黄斑囊样水肿则形成不完全花瓣状强荧光。

463　视网膜分支静脉阻塞也有分型吗？

根据荧光造影检查，BRVO 也可分为：①非缺血型：阻塞区毛细血管扩张渗漏，在阻塞支静脉近端与远端之间侧支形成，半侧静脉阻塞眼的侧支位于视盘。无明显毛细血管无灌注区形成。②缺血型：有大片毛细血管无灌注区（大于 5 个视盘直径），甚至累及黄斑区，视力预后差。该型BRVO 发病半年以后易出现视网膜新生血管，进而引发玻璃体积血，甚至牵拉性或孔源性视网膜脱离。

464　视网膜静脉阻塞有哪些治疗方法？

（1）抗血小板聚集药：常用药物有阿司匹林。阿司匹林可抑制胶原诱导血小板聚集和释放二磷腺苷，具有较持久的抑制血小板聚集的作用。每天口服 100 mg，可连续口服半年。

（2）皮质类固醇制剂：对青年患者特别是由炎症所致者和有黄斑囊样水肿者用皮质激素治疗可减轻水肿。

（3）活血化瘀中药制剂（临床上最为常用的方法）：可扩张血管，抑制血小板聚集，降低毛细血管通透性，改善微循环。常用药物有和血明目片，复方血栓通胶囊等。

（4）抗 VEGF 药物玻璃体腔注射治疗：主要用于黄斑水肿的患者，常用抗 VEGF 药物有康柏西普、雷珠单抗、阿柏西普等。

（5）碘制剂：可促进视网膜出血和渗出的吸收，常用药物有卵磷脂络合碘片。

（6）激光治疗：其机制在于减少毛细血管渗漏，形成屏障从而阻止液体渗入黄斑；封闭无灌注区，预防新生血管形成；封闭新生血管，减少和防止玻璃体积血。

（7）玻璃体切割术：用于治疗因出血较多导致的严重玻璃体积血患者。

（8）眼压升高大于 21 mmHg 时，降眼压治疗。

（9）积极治疗全身其他疾病。

465　视网膜静脉阻塞激光治疗的原则有哪些？

（1）视网膜无灌注区大于 10 个视乳头直径，如果有新生血管趋势，小于 10 个视乳头直径也可以采用激光治疗。

（1）经药物治疗 4 个月以上未见好转者可以采用氩或氪离子激光治疗。

（2）用小能量激光沿着阻塞支的两侧，在缺氧区内散在均匀稀疏的照射，激光斑大小为 200 u，间距约 1 个激光斑，在 2 周内分 2~3 次完成。

（3）光凝点应避开大血管、黄斑区及视盘黄斑束。

466　视网膜静脉阻塞时激光光凝方法有哪些？

（1）格栅样光凝：主要用于治疗黄斑区毛细血管渗漏或毛细血管广泛破坏而造成的视网膜水肿增厚。近年微脉冲激光是治疗黄斑水肿比较先进的办法。

（2）全视网膜光凝（PRP）：主要用于视网膜中央静脉阻塞和视网膜

有大片无灌注区或出现新生血管时。

（3）局部光凝：视网膜分支静脉阻塞有大片无灌注区时，需要光凝受累静脉分布区的视网膜。

467 激光治疗对视网膜静脉阻塞有用吗？

（1）微脉冲或格栅样光凝可以改善因毛细血管渗漏而引起的黄斑水肿；因黄斑水肿而使视力低于0.5的视网膜分支静脉阻塞患者，行黄斑光凝后视力显著改善。至于视网膜静脉总干阻塞伴发的黄斑水肿，格栅样光凝虽能使水肿消退，对此类患者的视力改善并无显著性差异，故不主张对此类患者的黄斑区行光凝治疗，目前首选抗 VEGF 药玻璃体腔注射。

（2）全视网膜光凝能够预防新生血管的产生，消除无灌注区，减少需氧量，从而减少新生血管引起的并发症的发生。但对一些晚期病例，特别是视盘产生新生血管及黄斑部已发生囊样水肿者，疗效不佳，常留有永久性的视力损害。

468 所有的视网膜静脉阻塞患者都需要进行眼底激光治疗吗？

视网膜静脉阻塞患者应先行 FFA 检查明确非灌注区和新生血管的有无，以决定是否需行激光治疗。①对于非缺血型静脉阻塞，当出现明显黄斑水肿、视力下降严重时，可行格栅样光凝治疗，如无黄斑水肿时则不需激光治疗。②对于缺血型静脉阻塞，出现大片无灌注区或新生血管时，则需行全视网膜光凝。全视网膜光凝即破坏缺氧区的视细胞，减少耗氧量，并增加脉络膜与视网膜的通透性，从而改善视网膜缺氧，少了刺激新生血管生长的因素；另一方面，光凝可直接破坏新生血管的生长。

469 视网膜静脉阻塞黄斑水肿首选的治疗方法是什么？

不管是美国、欧洲指南，还是我们国内指南，视网膜静脉阻塞黄斑水肿首选治疗方法是抗 VEGF 或者地塞米松缓释剂玻璃体腔注射。

470　视网膜静脉阻塞有哪些并发症?

（1）黄斑区并发症，包括黄斑囊样水肿、黄斑裂孔、黄斑前膜、黄斑萎缩形成。

（2）新生血管并发症，包括新生血管性青光眼，玻璃体积血、机化、增殖牵拉视网膜脱离等。其中，新生血管性青光眼是本病最常见的并发症之一，多在静脉出血后 3 ~ 4 个月发生，不易治疗，预后不良。

471　什么是"黄斑"? 静脉阻塞与黄斑的关系怎样?

在我们视网膜上，"黄斑"是一个比较特殊的结构。它位于视网膜的中央偏外下一点点，在上下血管弓之间。"黄斑"是我们眼睛的光学中心，是视力轴线的投影点。"黄斑"因富含叶黄素，看起来要比周围视网膜颜色稍暗些，也因此得名。在"黄斑"的中央有一个称为"中心凹"的区域，这里直径约 1 mm 左右，这里的视网膜相对于别处都要薄，甚至还少了几层，但这里的神经元是一对一的传导信号，是视力最敏锐的地方，也是我们中心视力的主要来源。实际上，"黄斑"决定了我们 90% 以上的中心视力。因此，静脉阻塞一旦引起黄斑病变，就会影响视力。

472　视网膜静脉阻塞为什么会发生黄斑水肿?

"黄斑"区视网膜较薄，但确实较低洼的区域，同时，这里组织较为疏松，因此，当视网膜静脉发生闭塞，无法正常将视网膜的代谢废物、废水排出时，多余的水就很容易积聚在"黄斑"，造成"黄斑水肿"。

473　"黄斑水肿"会有什么表现?

"黄斑"决定了我们的中心视力，因此，当"黄斑水肿"时，视力会直线下降，还会出现视物变形、变暗、变大、变小、中央视物遮挡感等等不适症状。

474　中医如何辨证治疗视网膜静脉阻塞?

（1）分期论治：

止血——化瘀——明目中医三步疗法

● 出血期，宜止血活血，方选生蒲黄汤或宁血汤

● 瘀血期，瘀血内阻宜活血化瘀，辅以行气解郁，轻者以桃红四物汤，重者以血府逐瘀汤；痰瘀同病者，痰瘀互结宜痰瘀同治，选用血府逐瘀汤合用二陈汤。谢立科带领团队最近几年经过研究，将视网膜静脉阻塞发病机理总结为络损积阻，自拟祛积通络方治疗，取得了较好疗效。表现为促进眼底出血水肿吸收，减少抗 VEGF 药物使用，提高视力。

● 干血期，宜扶正散结，标本兼治，分别以八珍汤或驻景丸加减方为主

（2）热瘀脉络：除眼睛症状外还见口苦咽干，烦躁易怒，口渴喜饮，便秘等症状。

治法：清热凉血，活血止血：生蒲黄汤加减。

药物组成；生蒲黄、旱莲草、荆芥炭、牡丹皮、郁金、丹参、川芎、仙鹤草、白茅根。

（3）瘀阻水停：视视网膜渗出较多，黄斑部渗出、囊样水肿，伴见胸胁刺痛。

治法：活血利水。

方剂：血府逐瘀汤合五苓散加减。

药物组成：桃仁、红花、川芎、赤芍、丹参、柴胡、桔梗、枳壳、车前子、泽泻、茯苓、白术、薏苡仁、猪苓、水蛭。

（4）气滞血瘀：伴见胸胁胀痛。

治法：行气活血。

方剂：血府逐瘀汤加减。

药物组成：柴胡、枳壳、桔梗、桃仁、红花、川芎、赤芍、丹参、三

七粉、牛膝。

（5）气虚血瘀：伴易疲劳，乏力，气短，面色无光，饮食不佳等症状。

治法：益气活血，软坚散结。

方剂：补阳还五汤加减。

药物组成：黄芪、桃仁、红花、川芎、地龙、赤芍、丹参、法半夏、鸡内金、山楂。

（6）阴虚阳亢证：眼外观端好，视力急降，全身症状有：头晕耳鸣、面热潮红，头重脚轻，失眠多梦，烦躁易怒，腰膝酸软。

治法：滋阴潜阳。

方药：镇肝息风汤加减

药物组成：怀牛膝、白芍、生牡蛎、生龟板、玄参、天冬、石生、龙骨、生麦芽、川楝子、茵陈、甘草。

475 视网膜静脉阻塞怎样进行预防？

（1）平时注意保护眼睛，避免眼部疾病和损伤。

（2）应注意休息，合理运动，避免情绪激动，戒烟酒。

（2）预防高血压、冠心病等。注意营养的搭配，少吃辛辣刺激等食物，建议饮食清淡而富有营养，注意膳食平衡。可多吃新鲜蔬菜和水果，补充维生素，多吃富含蛋白质的食物，比如牛奶、豆浆、豆腐、精瘦肉等食物，提高人体免疫力。

◎ 视网膜动脉阻塞

提到"中风"，大部分人只听说过"脑中风"，却从来不知道眼睛也会"中风"。"眼中风"跟"脑中风"是一样的，实质是人体组织缺血缺氧造成的，同样危急，需要我们高度重视，尤其是老年人。

476　眼睛也会"中风"吗?

"眼中风"即为视网膜动脉阻塞（retinal artery occlusion，RAO），是由于视网膜动脉血管被血栓或者其他栓子阻塞，或者动脉血管功能受损，视网膜不能及时得到血液供应引起视网膜组织缺血，导致视力急剧下降、视力范围明显缩小，严重者极易导致失明。由于眼动脉是颈内动脉第一个分支动脉，视网膜中央动脉是眼动脉供应视网膜的末端分支，缺少侧支血供代偿，一旦发生血流阻塞，将使视网膜缺血坏死，导致不可逆的视力丧失。"视网膜动脉阻塞"的人群发病率其实只有 1/10000，但却是一种严重的急性致盲性眼病，致盲率高达 80%，4 小时内是抢救"眼中风"患者的黄金时间，错过黄金救治期后视力预后常常很差。本病好发于老年人，因此，在此提醒老年朋友，一旦眼睛视力下降，应该立即看医师。

477　怎样发现自己视力不好?

本书主编谢立科主任医师从事眼科临床工作 30 多年来，诊治了无数眼病患者，目睹很多患者由于没有及时诊治，而遗憾失明，很令人心疼！他在临床上总结了一首打油诗，很管用，能够及时发现哪只眼睛视力不好：

遮住左眼右眼看，

遮住右眼左眼看，

简单动作很重要，

视觉异常早知道！

478　为什么老年人容易患视网膜动脉阻塞?

研究表明，"视网膜动脉阻塞"的发生率与年龄高度相关，也就是老年人群体中发病率较高。因为老年人群，全身血管系统老化、硬化，包括视网膜动脉，这就导致老年人视网膜动脉管径偏细，弹性较差，同时多少会伴有一些全身心脑血管系统性疾病，如高血压、冠心病等，甚至有些老年人已经发生了脑梗死，在一些特殊诱因情况下，视网膜动脉极易痉挛、闭塞，造成了"视网膜动脉阻塞"发生率较高，因此，对于老年人，应该格外重视这个疾病。

479 视网膜动脉阻塞有哪些类型？

根据阻塞的部位不同，可分为"视网膜中央动脉阻塞"、"视网膜分支动脉阻塞"、"睫状动脉阻塞"、"视网膜动脉阻塞联合静脉阻塞"，"视网膜毛细血管前微动脉阻塞"，这类又被称为"棉绒斑"。

480 哪些因素会导致视网膜动脉阻塞？

导致视网膜动脉阻塞形成的因素有：血栓形成、药物性栓塞、其他可能导致眼动脉血液循环障碍的疾病。

481 哪些因素会引起血栓形成进而导致视网膜动脉阻塞？

（1）高脂血症、颈动脉粥样硬化：患者血脂增高导致血液黏稠度增高，脂类物质容易在血管壁内膜沉积，逐渐形成斑块。斑块增多、增大，逐渐堵塞血管，使血管管腔狭窄，血液流通不畅。斑块钙化后导致动脉硬化，未钙化的斑块则容易脱落、破裂形成血栓，随血液运行至全身各处，造成阻塞，运行至视网膜动脉则造成 RAO。并且眼动脉是颈内动脉的第一主要分支，因此颈内动脉血管斑块、狭窄对眼部供血具有重要影响。

（2）高血压：高血压导致动脉血管管壁增厚、弹性下降、动脉硬化，使血管内皮缺氧受损，同时血小板聚集、活化并激活凝血因子和凝血酶，血液呈现高凝状态，导致血栓形成。

（3）心脏疾病：①冠心病（冠心病的病理基础是高脂血症，且多伴有高血压）；②心梗（心肌梗死患者伴发 RAO 是由左心室附壁血栓脱落阻塞引起，但不排除在急性心肌梗死发生时，机体处于高凝状态，小动脉内血栓形成阻塞视网膜分支动脉）；③房颤（房颤过程中会形成很多微小血栓，这些微小血栓随血液运行至视网膜动脉就会导致 RAO。

（4）脑梗死：基本同心梗。

（5）终末期肾病：终末期肾病患者多同时合并高脂血症、颈动脉硬化或斑块、冠心病、高血压等疾病，从而增加了发生 RAO 的风险。

（6）高同型半胱氨酸血症：其可能的作用机制包括：a. 高水平的同型半胱氨酸可诱发氧化应激反应，使血管内皮细胞受损；b. 同型半胱氨酸促进血管平滑肌细胞增生和持续收缩，使血管壁增厚、血管痉挛，造成阻塞；c. 同型半胱氨酸抑制组织型纤溶酶原激活物分泌，促进血小板聚集，导致血栓形成；d. 同型半胱氨酸促进低密度脂蛋白胆固醇的氧化，使泡沫细胞产生增多，加速动脉粥样硬化和斑块的形成。

（7）原发性血小板增多症：出血和血栓形成是原发性血小板增多症的主要临床表现。血小板聚集、活化并激活凝血因子和凝血酶，使血液处于高凝状态，导致血栓形成，一般发生在小血管，动脉较常见。

482　哪些因素会引起药物性栓塞进而导致视网膜动脉阻塞？

（1）头颈部放疗：头颈部放疗增加了颈动脉粥样硬化及斑块形成的可能性，间接导致 BRAO 的发生，是 RAO 的风险因素。

（2）颜面部及眼周注射：如某些自体脂肪、整形美容的填充材料等，如果在颜面部、眼周注射的药物较大甚至成颗粒状，进入血液循环后会形成药物性栓塞，运行至视网膜动脉可能会导致 RAO 发生。最近几年，由于隆鼻等美容术，导致的动脉阻塞越来越常见，老年朋友一定要高度注意，防止美容带来烦心事！

483　哪些因素可导致眼动脉血液循环障碍进而导致视网膜动脉阻塞？

（1）眼动脉瘤压迫：眼动脉瘤对视网膜动脉产生压迫时促进栓子形成，栓子堵塞动脉血管可能导致 RAO。

（2）眼眶蜂窝织炎：炎症引起水肿压迫视神经及动脉血管，导致血液循环障碍，最终引发 RAO。

（3）机体免疫调节失常：长期俯卧导致机体免疫应答受到影响（或可见于部分需要全身麻醉的脊柱手术患者或糖尿病视网膜病变玻璃体切割术后患者，需要较长时间俯卧，眼球受到直接压力或者眼压增高者）。

（4）应激性反应：过度紧张等出现应激性交感神经兴奋，分泌激素如肾上腺素等增多，引起外周血管收缩、诱发视网膜动脉痉挛。

（5）手术后：①白内障术后后囊膜破裂：其机制可能与后囊膜破裂导致玻璃体涌入前房，眼内瞬时压力变化较大，使用黏弹剂压迫玻璃体对抗外涌以及术后眼内黏弹剂残留导致高眼压有关；②球后麻醉因素：a. 麻醉药物扩散进入视网膜中央动脉造成血管反应性痉挛收缩；b. 麻醉药物容积增高眼压导致中央动脉关闭；c. 局部麻醉药物压力及注射后按压对视网膜动脉产生局部机械作用；d. 或以上三种机制的联合作用。

484　"视网膜动脉阻塞"有哪些症状？

视网膜动脉阻塞的主要症状通常为急性发病的单眼无痛性视力下降。其发病突然，但也可呈渐进性的缓慢起病。一些患者发病前可有阵发性的黑矇。

485　突然眼睛黑了是怎么回事？

阵发性黑矇是视网膜中央动脉阻塞典型的先兆症状，患者常将其描述为"突然看不见了，一会儿又能看见了"。发生黑矇的原因是视网膜中央动脉或分支动脉痉挛，其供应的相应部位视网膜会暂时缺氧、缺血，导致突然的视力障碍。常发生在年轻人、高血压和肾脏病的老年人，可在压力大、视疲劳、工作紧张等情况下发生。此时血管痉挛可以解除，解除后视网膜血供就会恢复，视力也就恢复正常。但此时已是视网膜中央动脉阻塞的信号，如不加以治疗，黑矇发作持续时间就会延长，间隔时间就会缩短，最终导致不可逆的视网膜中央动脉阻塞。

486　视网膜动脉阻塞需要做哪些眼部检查？

视网膜动脉阻塞应做视力检查、眼底检查、眼底荧光色素造影检查及视网膜电图检查等，黄斑OCT往往能发现黄斑水肿增厚情况，微视野可以尽早发现黄斑小分支阻塞。

487　视网膜中央动脉阻塞有什么特点？

视网膜中央动脉阻塞发病急、病情进展迅速。原因是视网膜中央动脉是大动脉层层分支的最后一站，属于微血管，一旦发生阻塞，则无代偿和回旋余地，视网膜的氧气供应立即被切断，而视网膜本身对缺氧十分敏感，极短时间内即可发生永久坏死，视功能无法恢复。

488　视网膜中央动脉阻塞需要抢救吗？

视网膜动脉阻塞属于典型的眼科急诊。一般来说，如果阻塞1小时内能解除，视功能多能恢复；4小时以上则很难恢复。所以，必须争分夺秒地加以抢救。但是在临床上，这类疾病往往被延误治疗。这是因为本病多发生于患有各种血管性疾病的老年人，常被认为是老花眼、白内障或糖尿病眼病等导致的，休息之后就会恢复，从而贻误治疗。因此，一旦患动脉阻塞就需要积极抢救。

489　视网膜中央动脉阻塞为何被称为"眼卒中"？

临床上，一些脑血管疾病起病急、预后差，主要表现为偏瘫、视力障碍，失语或语言功能障碍，因而被称为"卒中"。视网膜中央动脉阻塞表现为单眼突然看不见东西，表面看无任何异常，视网膜缺血超过90min光感受器的死亡将不可逆转，是一种严重的致盲性疾病，与脑卒中的发病过程有些类似，所以被称为"眼卒中"。

490　视网膜中央动脉阻塞有哪些表现？

（1）即刻或几分钟内视力突然消失。部分患者有先兆症状，出现无痛性、一过性失明，数分钟后可缓解。反复发作数次后视力突然严重下降。中央动脉阻塞尤其凶险。

（2）瞳孔散大，直接对光反射消失。

（3）眼底所见：①视盘颜色苍白，轻压眼球后引不出视盘上血管搏动。②视网膜动脉显著狭窄，小分支细至几乎不易看见；血柱颜色发暗，反光变窄或消失。视网膜静脉可能稍变窄、略有扩大或正常大小。血柱呈节段状，称为"车厢现象"。③视网膜呈灰白色，与阻塞部位一致。黄斑中心凹反光消失，在中心凹处有圆形暗红色的"樱桃红点"。④如合并睫状循环阻塞，黄斑中心凹无樱桃红点，呈现暗褐色调。如有睫状视网膜动脉，在其供应区呈现正常眼底颜色，多为舌形或矩形橘红色区，并保留相应的视网膜功能。

（4）视野：根据阻塞的程度和范围有所不同，可保留部分周边视野。黄斑区如有睫状视网膜动脉供应，可保留小部分中心视力。

（5）可出现视网膜充血：晚期少数患者发生新生血管性青光眼等并发病。

（6）荧光素眼底血管造影：①约有10%患者的脉络膜完全充盈时间延长。若脉络膜充盈时间显著延长，应考虑存在眼动脉或睫状动脉阻塞。②视网膜动脉充盈迟缓，臂–视网膜循环时间延长，可超过30秒。阻塞动脉内荧光血柱普遍变细，且不均匀，甚至呈节段状或串珠状移动。③视网膜静脉充盈迟缓。④视盘荧光来自睫状动脉小分支的充盈。荧光素由视盘上的毛细血管进入视盘处的中央静脉，于视盘上呈现逆行充盈。异常血管与毛细血管渗漏荧光素，管壁着染。⑤大量毛细血管无灌注，不仅见于急性期，也见于发病数月至数年的患者。

（7）眼电生理检查：视网膜电图（ERG）b波下降，a波一般尚正常。

除非脉络膜血循环也受累，眼电图一般均正常。

491　视网膜分支动脉阻塞的临床表现有哪些?

视网膜分支动脉发生阻塞，以颞上支动脉发病为多见。

（1）视力受损程度与眼底表现取决于视网膜动脉阻塞的部位和程度。

（2）患者感到部分范围看不见。

（3）眼底所见：①通常在视盘附近或在大的动、静脉交叉处，可见受累动脉变细窄，相应静脉也略细。②阻塞动脉内可见白色或淡黄色发亮的小斑块状"栓子"。③阻塞动脉供应的区域内，视网膜水肿呈象限形或扇形乳白色混浊。若影响黄斑血循环供应，也可出现"樱桃红"点。

（4）荧光素眼底血管造影：①阻塞动脉和相应静脉较未阻塞支充盈迟缓，有的受累动脉至晚期仍无灌注。②静脉期阻塞处依旧弱荧光。阻塞远端可见动脉逆行灌注，相应静脉仍无灌注。有的病例静脉阻塞处出现强荧光，管壁荧光素染色与渗漏。③发病 2～3 周后视网膜水肿消退，阻塞动脉变细并有白鞘。荧光素眼底血管造影可恢复正常。少数阻塞与未阻塞支或睫状血管形成侧支循环。

（5）视野为相应的神经束或扇形缺损。

（6）视网膜电图正常或有轻度异常。

492　睫状视网膜动脉阻塞的临床表现有哪些?

（1）中心视力突然消失。

（2）眼底所见：①视盘颞侧缘到黄斑区，与其供应区视网膜呈现一舌形或矩形乳白色混浊，并有"樱桃红"点。②行经该区的睫状视网膜动脉管狭窄或局限性狭窄。其他视网膜血管正常。

（3）荧光素眼底血管造影：脉络膜循环期，阻塞的睫状动脉不充盈，其供应区呈毛细血管无灌注的弱荧光区。

（4）与病变相应的视野缺损，包括中心注视点的大暗点，而周边视野正常。

493　视网膜毛细血管前微动脉阻塞是什么？

棉绒斑为视网膜表层黄白色斑片状病灶，一般小于 1/4 视盘面积，大多在 5～7 周内消退，但糖尿病患者则会持续较长时间。棉绒斑继发于视网膜微动脉的阻塞导致的视网膜神经纤维层缺血性梗死。多见于糖尿病性视网膜病变、高血压、肾病性视网膜病变、系统性红斑狼疮、白血病、艾滋病等。眼底如发现棉绒斑，应查找系统性病因。约有 95% 的病例可发现有一个隐藏的严重全身性疾病。

494　视网膜动脉阻塞发生时会有哪些先兆表现？

（1）最近视力有所下降。

（2）视野中央看不清楚。

（3）视野内出现黑影。

（4）看的东西局部或者整体突然模糊不清。

（5）视野变暗。

但大部分患者可能毫无征兆。

495　视网膜动脉阻塞如何处理？

要警惕阵发性黑矇等发作前兆，注意血管性原发病的治疗。急性期，本病的治疗原则是紧急通过扩张血管药物和降低眼压来扩张血管，恢复视网膜血供。具体措施如下：

（1）紧急处置可以立即给予球后注射阿托品或山莨菪碱，舌下含硝酸甘油或吸入亚硝酸异戊酯，静脉滴注葛根素或其他扩血管药。

（2）吸氧，吸入 95% 氧和 5% 二氧化碳混合气体，每次 10 分钟，用以增加脉络膜毛细血管血液的含氧量，从而缓解视网膜的缺氧状态。

（3）眼球按摩，前房穿刺，降眼压。口服乙酰唑胺降低眼压，减少动脉灌注的阻力，使栓子向较小分支移动。

（4）如果患者出现血管栓子，还可以使用纤溶制剂，若纤维蛋白原正常，尿激酶 1 万 ~3 万 U 溶于生理盐水中静脉滴注，1/天。

（5）针灸治疗。

本病后期主要是使用药物、高压氧等活血化瘀、改善微循环，同时治疗原发病。

496　使用尿激酶治疗视网膜动脉阻塞有哪些注意事项？

（1）应用前，应对患者进行血细胞比容、血小板计数、凝血时间（TT）、凝血酶原时间（PT）、活化部分凝血活酶时间（APTT）测定。

（2）用药期间密切观察患者体征，如脉搏、体温、呼吸频率和血压、出血倾向等，至少 4 小时记录 1 次。

（3）静脉给药时，要求穿刺一次成功，以免局部出血或血肿。

（4）动脉穿刺给药时、给药毕，应在穿刺局部加压至少 30 分钟，并用无菌绷带和敷料加压包扎，以免出血。

（5）下述情况使用注射尿激酶会使所冒风险增大，应权衡利弊后慎用注射用尿激酶：①近 10 小时内分娩、进行过组织活检、静脉穿刺、大手术患者及严重胃肠道出血患者；②极有可能出现左心血栓的患者，如二尖瓣狭窄伴心房纤颤；③亚急性细菌性心内膜炎患者；④继发于肝肾疾病而有出血倾向或凝血功能障碍的患者；⑤妊娠妇女、脑血管病患者和糖尿病出血性视网膜病患者。

497　视网膜动脉阻塞溶栓目前常用哪些静脉滴注药？

目前常用的药有 t-PA（组织型纤溶酶原激活剂），其他还有尿激酶。中成药主要有葛根素注射液。

498　中医如何治疗视网膜中央动脉阻塞？

视网膜中央动脉阻塞在中医里被称为"络阻暴盲"。《抄本眼科》描述其"不害疾，忽然眼目黑暗，不能视见，白日如夜。"又述其发病机制为"元气下陷，阴气上升"。中医辨证施治分型为气血两虚证、气血瘀阻证、肝阳化风证、痰热上壅证等，可分别用补阳还五汤（黄芪、当归尾、赤芍、地龙、川芎、桃仁、红花）、通窍活气汤（赤芍、桃仁、红花、川芎、老葱、生姜、红枣、麝香、黄酒）、天麻钩藤饮（天麻、钩藤、生石决明、栀子、黄芩、川牛膝、杜仲、益母草、夜交藤、茯神）、涤痰汤（半夏、南星、陈皮、枳实、茯苓、人参、石菖蒲、竹茹、生姜）加减施治。在用中药治疗的同时，重要的是积极寻找病因进行治疗。视网膜动脉阻塞发病与全身血管性疾病有关，特别是老年人应控制高血压、糖尿病、动脉硬化、避免紧张、情绪波动等。

499　视网膜动脉阻塞能够被预防吗？应该怎么做？

"视网膜动脉阻塞"如此难以治疗，发生后预后又非常不好，很少有患者能够恢复至病前状态，预防其发生就变得尤为重要。显然，目前医学可知的预防措施有限，只能一定程度降低其发生概率，但是对于我们平时日常生活保健，还是非常重要的。

（1）保持乐观心情

生气、发怒、情绪激动，是引起高血压的重要原因之一。因此，控制情绪，保持心情舒畅能起到良好的降压作用，有时甚至比服药更重要。

（2）平稳降压

降压药使用不当也可引发"眼中风"。有资料显示，3/4的"眼中风"引发因素为夜间血压过低，这与睡前服用降压药或降压药用量过大有关。因此，高血压患者要按照医嘱服药，不要一下子把血压降得过低，降压药尽量不要放在晚上睡前服用。

（3）适度运动，保证睡眠

中老年人应加强锻炼，以维持身体各种功能的正常运转。高血压患者血液循环差，静坐少动会进一步加剧血流减慢而形成血栓，发生血管堵塞性疾病。高血压患者锻炼时间要适量，强度要适中，不宜剧烈运动。要注意休息，不要过度劳累，保持充足睡眠。冬季以及季节转换、温差变化大时要注意保暖。

（4）保持良好的生活习惯

老年人视觉功能减退，不可长时间看手机打游戏，保持一个姿势看屏幕等，改变不良生活习惯。

（5）定期检查，提早预防

90%以上的高血压患者都有不同程度的动脉血管硬化，而眼底血管是全身唯一可以直接看到的血管。中老年人尤其是有高血压、高血脂、糖尿病等慢性疾病的患者平时要注意定期监测血压、血糖、血脂等，做好心血管维护，还应定期检查眼底，以便早发现视网膜中央动脉的早期病变，及早采取干预措施，减轻延缓病变，避免"眼中风"。

500　视网膜动脉阻塞患者还会发生哪些疾病？

其实，"视网膜动脉阻塞"只是一个预警，它提示着全身血管状态。

研究表明，"视网膜动脉阻塞"的患者，很多都伴有各种身体问题，发病之后，继而发生脑梗、脑出血或者其他心脑血管疾病，甚至严重至危及生命的概率远远高于正常人群。

眼动脉是人体唯一一处可以进行活体可视检查的血管，它的健康程度同时也代表了全身，包括心血管、脑血管等的健康程度。当眼动脉发生问题时，已经是心脑血管系统在向我们发出严重警告。

所以我们提醒"眼中风"的老年朋友们，一定要重视全身情况，定期进行心、脑、颈部各处动脉超声、造影检查，定期进行心脏彩超，头颅CT、MRI等相关检查，明确其他风险。

◎ 眼底出血

其实，"眼底"并不是一个组织的名称，而是对我们通过眼底镜看到的包括玻璃体、视盘视神经、视网膜、视网膜血管、脉络膜等全部结构的总称。因此，"眼底出血"也主要是指我们通过眼底镜看到了出血。

501　"眼底出血"到底是哪里出血了？

眼底出血不是一种独立的眼病，而是许多眼病和某些全身病所共有的病症。眼底出血以毛细血管病变最为常见，主要是毛细血管内膜损坏，渗透性增加，使血流渗出；其次是来自静脉方面的出血，多发生在局部或全身病变，血流动力学的改变、血液黏稠度增高、静脉血流迟缓或潴留、静脉血栓、静脉壁的炎症等；由动脉方面发生的出血比较少见，主要见于血管壁局部粥样硬化或血管栓塞等情况。

502　引起眼底出血的眼病有哪些？

引起眼底出血的眼病很多，常见的有视网膜静脉阻塞、视网膜静脉周围炎、视盘血管炎、老年性黄斑盘状变性、中心性渗出性脉络膜视网膜炎、高度近视黄斑出血，还有外伤性眼底出血、糖尿病性视网膜病变、高血压视网膜病变，以及肾性视网膜病变等。

503　引起"眼底出血"的全身性疾病有哪些？

（1）血管病：高血压、动脉硬化、糖尿病、肾病、妊娠毒血症等常伴有眼底出血。

（2）血液病：各种原因引起的贫血，红细胞计数在 2.5×10^{12}/L 以下，即可发生视网膜及脉络膜出血，如白血病、再生障碍性贫血等。

（3）颅内疾病：颅内压增高引起视盘水肿、蛛网膜下腔出血、搏动性眼球突出（如海绵窦动静脉交通血管瘤）等。

（4）外伤：头部外伤、胸部挤压伤、产钳伤等。

（5）其他：系统性红斑狼疮、结节性红斑及磷、砷、铅、亚硝酸银等药物中毒等。

504　眼底出血对视力有什么影响?

由于眼底出血的原因及部位不同，预后及对视力的影响也不一样。视盘、视网膜上的少量出血可以完全吸收，不影响视力。如果出血位于黄斑部或累及黄斑或出血量多，血液进入玻璃体内，视力就会受到严重损害，预后不良。所以，如果发现有眼底出血，一定要到医院仔细检查，确诊是什么病，以便对症治疗。

第四节　视网膜脱离

视网膜脱离是视网膜神经上皮层与色素上皮层之间的分离，造成大脑接受从眼部来的图像不完整或全部缺失，视网膜脱离是一种很严重的疾病，一旦发生，就像照相机里的底片脱落一样，物体就不能在眼里形成物像，因而引起严重的视力减退。如脱离范围较大或伴有黄斑区脱离，治疗又不及时，常可导致失明。发生视网膜脱离的患者，男性较女性多一些，50 岁以上的成年人较多，特别是高度近视的人群，为高发人群。

505　视网膜在哪里?

视网膜存在于我们的眼球里。我们的眼球，近似于一个球体，球壁可以分为三层，从外向内有纤维膜、葡萄膜、视网膜，一起包裹着我们眼内的组织。球体里面有个较大的空间，占整个球体体积约 3/4，称为玻璃体腔，其内容物称为"玻璃体"，玻璃体支撑着视网膜，并且与视网膜紧密相贴。

506　视网膜会"掉"吗?

视网膜分为十层结构，其中最里面的九层结构统称为视网膜神经上皮层，它和最外层的视网膜色素上皮层两层之间，在胚胎形成期起就存在着潜在的腔隙。当各种原因导致视网膜神经上皮和色素层上皮分离时就形成了"视网膜脱离"（retinal detachment，RD），也就是"视网膜掉了"。

507　为什么会发生视网膜脱离?

视网膜脱离与许多因素有关，有些因素极易导致视网膜脱离，因而被称为易患因素。①近视眼：近视眼易产生玻璃体变性及后脱离。视网膜变性如格子样变性、铺路石样变性等更可能在近视眼中见到。近视眼周边视网膜的脆弱性，又有玻璃体视网膜牵引，很容易导致视网膜脱离。②无晶体眼：白内障手术伴有玻璃体并发症的人特别容易发生视网膜脱离。在白内障囊内摘除术后，可能与填补原晶体空间的玻璃体运动有关，玻璃体腔的增大，增加了玻璃体摆动的空间，使其对视网膜的牵引力增强。术中玻璃体的丢失加剧了这种作用。③年龄：老年人玻璃体大多变性、液化，常伴有各种视网膜变性，因而容易发生视网膜脱离。④视网膜变性：有些视网膜变性，如格子样变性、霜样变性、铺路石样变性，特别容易形成视网膜裂孔。这是因为变性降低了视网膜的黏着力，抗牵引力降低。⑤外伤：在挫伤中，撞击运动的瞬间可使眼球暂时变形，尽管眼球壁能够顺应外力，但玻璃体不能，此时玻璃体基底部与球壁分开，容易产生视网膜锯齿缘离断。穿孔性外伤可直接造成视网膜脱离，而后期玻璃体增殖可导致牵引性视网膜脱离。

508　视网膜脱离分为几类?

依据发生原因，视网膜脱离分为原发性视网膜脱离和继发性视网膜脱离两种。

（1）原发性视网膜脱离（也称孔源性视网膜脱离）：真正原因还不十分清楚，这种患者常由于某种因素而存在视网膜变性、萎缩、变薄，或有高度近视、玻璃体液化、脱离、浓缩及与视网膜粘连等，在这些异常情况下，眼球受到震动，与视网膜粘连的玻璃体牵引，可促使变薄的视网膜形成破口，液化的玻璃体经破口处进入视网膜神经感觉层与色素上皮层之间，形成视网膜脱离。

（2）继发性视网膜脱离：原因比较明确，是眼部其他疾病或某些全身性疾病引起的，如渗出性视网膜炎、急性弥漫性脉络膜炎、妊娠高血压综合征性视网膜病变等，有大量渗出液积聚于视网膜下，造成视网膜脱离。某些眼外伤或视网膜静脉周围炎、玻璃体积血以后，激化增殖的玻璃体牵引，把视网膜拉下来。还有一些脉络膜肿瘤或视网膜下寄生虫可把视网膜顶起来，形成视网膜脱离。还有如全身疾病的糖尿病玻璃体视网膜病变，由于玻璃体增殖牵引导致视网膜脱离。还有一些特殊眼病引起的视网膜脱离，如先天性脉络膜缺损等，均与眼底先天发育不良有关。

509 视网膜脱离有哪些危害？

视网膜脱离是一种严重的致盲性眼病，脱离的视网膜无法感知光刺激，如不及时治疗，会造成视神经细胞不可逆的凋亡，致使视网膜功能不可逆的丧失，最终导致彻底失明，甚至眼球萎缩变小。

510 玻璃体变性后为什么易发视网膜脱离？

玻璃体为一透明状胶体样结构，充填于眼球内后部 4/5 的空腔内，贴着于视网膜色素上皮层，起着支撑作用。玻璃体变性后，伴随着玻璃体稠度的变化，即玻璃体液化和凝缩。液化的玻璃体充满了后脱离后留下的空隙，一旦视网膜裂孔形成，液化玻璃体会由此进入视网膜下腔，当进入液体超过色素上皮向后转运能力时，液体就逐渐积聚，最终发生视网膜脱离。

511 视网膜脱离有哪些症状？

视网膜脱离的早期症状有以下几种：①飞蚊与闪光：视网膜脱离出现最早的症状通常是飞蚊与闪光，可以呈微小斑点状、线条状、片状，这实际上是玻璃体后脱离的表现，可能是视网膜脱离的前兆。中老年人特别是高度近视患者，突然出现大量飞蚊、某一方位持续闪光时，应警惕视网膜脱离的可能。②中心视力下降：后极部的视网膜脱离，视力可急剧下降，这也可以作为视网膜脱离的首发症状。周边部初脱时，对中心视力无影响或影响甚小。高危患者在视力下降时应详细检查眼底。③视物变形：当周边部视网膜脱离波及后极或后极部发生浅脱离时，除中心视力下降外，尚有视物变形。④视野缺损：视网膜脱离时，部分敏感患者可发觉视野缺损，但仅下方视野缺损有早期诊断价值。

512　哪些人容易得视网膜脱离？

任何人在一定的诱因下，都可能会发生视网膜脱离，但有些人的患病风险更高：

（1）有视网膜脱离家族史。

（2）年龄：老年人多数存在玻璃体变性，常伴有各种视网膜变性，如格子样变性、铺路石样变性、霜样变性等，特别容易形成视网膜裂孔，从而引起视网膜脱离。

（3）外伤：眼球受到撞击时，眼球可以瞬间变形，致使玻璃体基底部与眼球壁分开，容易产生视网膜锯齿缘离断。

（4）白内障手术：伴有玻璃体并发症的人群，进行白内障手术时，容易发生视网膜脱离。

（5）玻璃体后脱离：当玻璃体和视网膜之间逐渐发生分离时，视网膜被牵拉，可形成视网膜裂孔，引起视网膜脱离。

（6）近视眼：尤其是高度近视患者，容易发生玻璃体后脱离，当眼球屈光度增加，眼轴拉长，后部眼球壁逐渐扩张，进而导致视网膜被拉伸变薄，容易形成视网膜裂孔，导致视网膜脱离。

（7）全身疾病：如高血压、糖尿病引起的眼底出血，还有一些眼底的血管病在眼底产生病变，也会引起视网膜脱落。

513　孔源性视网膜脱离有哪些表现和体征？

孔源性视网膜脱离：脱离时眼前闪光，漂浮物，一方出现帘幕或阴影遮挡，视物变形，周边或中心视力下降，或二者兼有。主要体征是视网膜隆起合并视网膜裂孔。其他体征可见前玻璃体中出现色素细胞，玻璃体积血，玻璃体后脱离，患眼的眼压常比对侧眼低，视网膜下液透亮但不随体位而改变，有时有固定性视网膜皱褶，脱离的视网膜常常呈波浪形，可以出现传入性瞳孔缺陷，可有视网膜变性区。

514　视网膜裂孔的形态大致分为哪几种？

（1）圆形裂孔：即萎缩孔。以视网膜退行变性萎缩形成的圆形或卵圆形裂孔为最多。

（2）马蹄形裂孔牵拉孔：这种裂孔形似马蹄，或呈半月状及箭头形。

（3）锯齿缘断离：常发生于正视眼受严重的钝挫伤之后，重击的瞬间眼球变形，致视网膜在锯齿缘附着处发生撕脱。

515　牵拉性视网膜脱离有哪些表现和体征？

牵拉性视网膜脱离可见视觉损害和视野缺损。主要体征是脱离的视网膜显得表面光滑而向下凹，出现牵拉视网膜的玻璃体膜，如果形成视网膜裂孔，脱离就会变成凸起的原发性（孔源性）视网膜脱离。其他体征是视网膜固定，而且脱离很少延伸至锯齿缘，可以出现轻度传入性瞳孔缺陷。

516　渗出性视网膜脱离有哪些表现和体征？

渗出性视网膜脱离可见轻微至严重的视觉或视野损害。主要体征是浆液性视网膜脱离，合并有可移动的视网膜下积液（当患者改变体位时，视网膜脱离的位置发生改变，坐位时视网膜下积液聚积于下方，使下方视网膜脱离。平卧位时液体聚积于后部，使黄斑区视网膜脱离），没有视网膜裂孔。其他体征是脱离的视网膜光滑，而且可以呈明显的球形，可以出现轻度传入性瞳孔缺陷。

517　诊断视网膜脱离需做哪些检查？

主要包括①视功能检查：包括检查双眼裸眼视力、矫正视力、视力不足 0.1 时，需查光感、光定位及红绿色觉。②视野及眼压测量。③裂隙灯显微镜及眼底检查：需充分散大瞳孔，注意眼前节有无充血，房水有无混浊，玻璃体是否液化等。眼底检查常用间接眼底镜或直接眼底镜。眼底检查需画出详细的眼底示意图，并标明裂孔的位置、脱离的范围、玻璃体粘连的情况等。④特殊检查：包括三面镜检查、视网膜电流图、眼 B 型超声检查等。⑤全身检查：继发性视网膜脱离应按可能病因做相应的检查，如血压、血糖、肝、肾功能及心脏情况等。这些检查对手术方式的选择、预后的判定有重要意义。

518　视网膜脱离如何治疗？

多数需手术治疗，孔源性视网膜脱离的手术方法有很多种，手术目的是封闭裂孔，消除或减轻玻璃体对视网膜的牵拉，去除增殖膜使视网膜松解，使脱离的视网膜神经上皮层和色素上皮层重新贴附，从而恢复视网膜的营养供给，使其恢复功能。因此医生会根据视网膜脱离的性质、范围、裂孔的大小、形态、变性区域、视网膜表面膜形成情况，玻璃体萎缩程度等因素选择手术方式。总之，视网膜脱离要根据原发病的不同，选择合理地对因治疗方案，才能取得理想的效果。

519　视网膜脱离是否必须做手术？

视网膜脱离的类型不同，治疗方案也不一样。并非所有的视网膜脱离都需要手术治疗。如果是孔源性视网膜脱离，则需要积极完善检查，尽快手术，防止病情加重进而导致失明。如果是渗出性视网膜脱离，则应积极治疗导致视网膜脱离的原发疾病。

520　为什么视网膜脱离要做玻璃体切割手术？

玻璃体切割术的基本作用是切除混浊的玻璃体或切除玻璃体视网膜牵拉，恢复透明的屈光间质和促进视网膜复位，治疗玻璃体视网膜疾病，以恢复患者视功能。视网膜脱离合并玻璃体混浊，巨大裂孔合并增殖性玻璃体视网膜病变，黄斑裂孔，玻璃体增殖引起的牵引性视网膜脱离，糖尿病性视网膜病变引起的视网膜脱离等情况，适合做玻璃体切割术。一些复发性视网膜脱离，玻璃体视网膜增殖重，也需选择玻璃体切割术。

521　激光可以治疗视网膜脱离吗？

对于视网膜脱离，激光治疗有无效果要根据具体情况做具体分析。许多人因为惧怕眼科手术，要求医生使用药物或激光治疗视网膜脱离，但这两种方法治疗视网膜脱离有严格的适应症要求，否则会延误手术治疗时机，造成不可挽回的后果。激光治疗视网膜脱离有严格的选择性。对那些视网膜脱离范围大视网膜下积液多、有明显玻璃体牵引者，则只能选择手术治疗，而在激光治疗过程中，也应密切观察眼底及裂孔的变化，一旦发现视网膜脱离范围扩大，或裂孔边缘翘起，则应立即改用手术治疗。

522　哪些因素影响视网膜脱离术后视力的恢复？

影响视网膜脱离术后视力的恢复主要看术前和术后不同时期眼部情况而定，特别是导致黄斑部是否脱离及脱离持续时间。

术前影响因素主要有以下几方面：①黄斑部是否脱离：黄斑部是否脱离在很大程度上决定术后视功能的恢复，一旦发生脱离，中心视力很难完全恢复。在较新鲜脱离情况，术前的视力为术后视力的35%～40%，如术前视力为0.1，术后最终可能恢复到0.3左右。一般情况下，视力的恢复多在6个月内，但也有部分患者恢复时间达数年者。因此应让患者了解术后视力有一个缓慢恢复的过程。②黄斑脱离时间：黄斑脱离时间越大，视力恢复愈差，脱离超过 1 个月，术后最终视力不超过 0.3，如果脱离超过 3 个月，术后视力则很难达到 0.1。③视网膜脱离范围：脱离范围愈大，对视力影响愈大。④术前视力：术前视力对判断术后视力恢复有帮助。如果术前有一定视力，甚至是指数时，术后可能恢复一定视力，在仅有光感患者中，特别光定位不明确者，预后很差，视力改善可能很小。⑤手术时间：脱离时间越短，手术时间越早，术后视功能恢复可能越好。

术后影响因素主要有以下几方面：①黄斑皱褶：由黄斑部视网膜前膜发生所致。表现为黄斑区血管扭曲，呈金箔样反光。一般在视网膜复位术后 3 周内形成，一旦发生，大部分患者视力持续性减退，并引起不同程度视物变形。视网膜脱离术后引起黄斑皱褶主要原因为玻璃体积血、黄斑部脱离、多次手术放液术后、电凝、冷凝和光凝等。②黄斑出血：术中低眼压或放液时脉络膜视网膜出血。由于重力关系沉积于黄斑区。另外，广泛电凝、冷凝、光凝也可导致黄斑区出血，出血吸收后，黄斑区出现色素沉着，囊样变性或皱褶发生。③黄斑水肿：通常发生在术后 4～6 周，多与术中突然眼压下降、手术损伤后炎症反应有关，冷凝可使细胞内酶质释放、并破坏了血～眼屏障，易发生黄斑水肿。④黄斑色素紊乱：术后由于色素上皮细胞释放、游离和沉积于黄斑区影响视觉功能，冷凝有促进色素上皮细胞释放的缺点。⑤屈光改变：视网膜复位术后约有 76% 的患者有近视改变，屈光改变在术后 6 个月趋于稳定，所以术后的最佳视力应为矫正视力。

523　视网膜脱离复位术后为什么采取特殊体位？

对于视网膜脱离采用的玻璃体切割术，并填充气体或硅油，其原理在于惰性气体和硅油比重轻，可利用其上浮力顶压视网膜复位。合适的体位是影响手术效果最重要的因素，所以必须指导患者采取正确的体位，不同裂孔部位卧床时间不一样，需要严格遵守医嘱。头部不可剧烈晃动，并使裂孔处于最高处。体位不正确，不仅会影响手术效果，还会引发一系列并发症。

524 视网膜脱离复位术后怎样更舒适地采取合适的体位？

长时间保持这种术后恢复体位对于绝大多数患者都是难以坚持的，患者在保持头部不动的情况下适当活动四肢，或者患者可以坐在床边小凳上，上身伏在床沿，保持低头姿势。坐卧交替会使患者的疲劳感减轻。另一方面，由于持续低头和俯卧位，使额部、眼眶长时间受压导致眼部肿痛以及呼吸不畅，患者应使用气垫圈或吹塑泡沫垫支撑于面部，在双肩部、胸部垫小软枕等一系列措施减轻不适。

525 视网膜复位术后容易引起哪些并发症？

常见的并发症包括：

（1）高眼压：表现为手术后术眼胀痛，甚至伴头痛、恶心、呕吐。

（2）感染：通常发生在手术之后一周内，眼痛视物模糊是其特征性表现之一，还表现为眼睑肿胀，结膜水肿，一般持续疼痛超过6小时或疼痛减轻后又加重，结膜囊有脓性分泌物，可进行分泌物培养，进行诊断和治疗。

（3）术后出血：术后头部用力摇动，用力咳嗽、大便等，均有可能发生出血。

（4）眼睑水肿：俯卧位患者一般上下眼睑均会肿胀，轻者可自行消退，严重者上下睑不能分开，术后3天后，适当热敷或面部按摩以促进局部循环（有新鲜出血者不能进行热敷及按摩），可有助于水肿消退，或者适当调整体位。

526 如何早期发现视网膜脱离？

有很多患者在早期已经出现视网膜变性或裂孔病灶，由于玻璃体贴合与视网膜面，所以并不发生视网膜脱离的状况，45岁以上人群玻璃体会发生各种退行性变化，这种变化如果发生在高危人群中，视网膜发病率显著提高，所以建议 40 岁以上（玻璃体出现液化）、近视、眼球受撞击后、视网膜脱离家族史等人群，尽可能行眼科检查。在瞳孔散大的条件下，有经验的眼科医生会用专门的反射镜做详尽的检查，便能知道你是否有视网膜裂孔的存在或视网膜脱离的危险。而一眼曾经发生过视网膜脱离的患者，切记要对另一眼的随访检查。

527　患者如何判断自己是否视网膜脱离？

当视网膜发生部分脱离时，患者在脱离对侧的视野中出现云雾状阴影，如果发生黄斑区脱离时，中心视力大为下降，脱离之前往往有先兆症状，在眼球运动时出现闪光，由于玻璃体混浊，视野内常有黑影飘动，视力减退的程度取决于脱离的部位、范围、玻璃体混浊程度和变性等因素，如果视网膜全脱离，视力减至光感或完全丧失。

528　哪些危险的运动容易导致视网膜脱离？

坐山车等比较剧烈地旋转，人的眼球不自觉地跟着过度转动，从而造成玻璃体对视网膜的牵拉，最终造成视网膜脱落。而跳水、拳击者由于眼球容易受到外力冲击，也容易发生视网膜脱离，所以要特别注意。生活有规律，不能过度劳累。尽量保持眼睛的舒缓状态，忌疲劳用眼。不要长时间看书、看电视和电脑。对于高危人群，一定要定期进行全面的眼部检查，一旦发现视网膜裂孔，需要立即激光治疗封闭裂孔，避免发展成视网膜脱离。

529　视网膜脱离及术后患者日常应注意什么？

（1）忌食辛辣刺激性食物。辛辣食品辛散助热可使内热加重，病情加剧。

（2）忌食发物。鱼、虾、蟹、公鸡、牛肉等食物具有一定的致敏因素，可使人体发生过敏反应，能使炎症加重。

（3）忌食肥腻厚味食物。这类食物易聚湿生痰，助热化火，可使体内湿热内盛，症状加重。

（4）视网膜脱落术后注意增加粗纤维食物，多吃新鲜蔬菜、水果及适量的猪肝等富含维生素 A、维生素 B、维生素 C 的食品，忌吸烟，禁饮酒；保持大便通畅，养成定时排便的习惯，避免过度用力大便，保证眼睛恢复时的足够营养和防止患者视网膜再次脱离的发生。

（5）术后要注意眼皮清洁、避免撞伤、按时滴药水和复诊。如果注入了气体，医生会指示患者要保持某一种姿势（如面向下伏），要严格执行，不要乘飞机。

（6）术后 1～2 个月内尽量避免搬运重物。采用仰卧位洗头法，轻轻地冲洗，并保护好眼睛，勿使头部剧烈运动，做好保暖，预防感冒咳嗽，遇大力咳嗽或打喷嚏时，应用舌头顶住上腭。

（7）看书、看电视要适当，注意劳逸结合，避免用眼过度，保证睡眠质量；防止眼部外伤，注意珍惜和保护已恢复的视力，确保手术疗效。

（8）视网膜脱离术后注意应定期来院复查，以早期发现视网膜病变部位及程度，及时治疗，防止再次视网膜脱离发生。

（编者：谢立科　郝晓凤）

第五节　视网膜色素变性

视网膜色素变性是世界范围内常见的遗传性致盲眼病，其遗传方式可为常染色体显性、常染色体隐性、X 染色体连锁遗传和散发型，15%～25% 的患者表现为显性遗传，5%～20% 的患者表现为隐性遗传，5%～15% 的患者表现为性连锁遗传，少数患者表现为双基因和线粒体遗传。铜、锌和维生素 A 异常也可能与 RP 发病有关。本病为慢性疾病，常双眼发病，视网膜感光细胞和色素上皮细胞的变性致功能障碍是其发病的主要机理。

530　老年人也会得视网膜色素变性吗？

有人说，视网膜色素变性这种遗传性眼病在出生时就会发病，或者祖父辈、父、母辈就一定会发生，其实并非如此，患者发生夜盲及眼部病变的发生与发展的迟早与本病的遗传方式有关，到中年或老年时因黄斑受累视力严重障碍而失明。通常双眼发病，极少为单眼。

531　视网膜色素变性有哪些辅助检查？

（1）视野检查：发病早期视野呈环形暗点，逐渐向中心和周边扩展，表现为视野进行性缩小，晚期形成管状视野，但中心视力可较长时间保留，双眼表现对称。

（2）FFA检查：由于视网膜色素上皮层广泛变性萎缩，眼底弥漫性斑强荧光，严重者有大面积透见荧光区，色素沉着处为荧光遮蔽。有的病例可见染料渗漏，多见于视盘、血管弓区及黄斑区，可伴有黄斑囊样水肿。晚期患眼脉络膜毛细血管萎缩，呈斑片状，多位于赤道部附近。

（3）眼电生理检查：ERG在发病早期即显著异常，甚至无波形，尤其b波消失是本病的典型改变，其改变常早于眼底出现改变。EOG LP/DT明显降低或熄灭，即使在早期，当视野、暗适应、甚至ERG等改变尚不明显时，已可查出。故EOG对本病诊断比ERG更为灵敏。

532　视网膜色素变性眼底最突出的改变是什么？

眼底检查最突出的改变是在视网膜赤道部有骨细胞样外形的黑色素沉着。视网膜血管普遍狭窄，尤以鼻侧血管狭窄明显。视盘可呈蜡黄色。可合并白内障、近视、玻璃体混浊、黄斑病变、视神经萎缩等。

533　视网膜色素变性有哪些症状？

以夜盲、视野狭窄、眼底色素沉着为主症。主要是视网膜光感受器功能异常，大多数病例视杆细胞受累更为严重，使患者夜视力受损更重。患者早期即有夜盲症状，但中心视力可正常。最初视野出现环形暗点，以后随着病情的缓慢发展，视野呈向心性缩小，夜盲症状逐渐加剧，直至日间行路亦感困难。后期视野成为管状，甚至陷于失明。检查早期可发现暗适应减退。周边视野逐渐缩窄形成管状视野；中心视力也日渐下降终致失明。眼底检查见视盘呈蜡黄色，视网膜血管显著变细，视网膜呈青灰色，见骨细胞样色素沉着。偶也可全无色素，称为无色素型视网膜色素变性。另有布散针尖状结晶样闪光亮点或白点，为本病的特殊表现，称结晶样视网膜色素变性。

534　有夜盲症就一定是视网膜色素变性吗？

本病早期症状是夜盲，但不是出现夜盲症就一定是视网膜色素变性。像脉络膜缺失，特点是双眼进展性发病，从小出现夜盲；回旋状脉络膜视网膜萎缩这类营养不良性遗传性眼病，与氨基酸代谢障碍有关，属于常染色体隐性遗传；维生素 A 有维持暗光下的视功能，若维生素 A 缺乏，暗适应力降低，患者也可发生夜盲。

535　视网膜色素变性是如何导致视力丧失的？

RP 损害视网膜中感知光的细胞，这些单元称为杆和锥——视杆与侧视和夜视相关，视锥与清晰的中央视觉和彩色视觉相关。RP 突变杆状细胞的基因是缓慢停止工作的。当杆状细胞停止工作时，周围的视力会逐渐消失，直到您只能看到笔直的小视野。RP 会导致严重的视力丧失。

536　视网膜色素变性该怎么治疗？

目前治疗视网膜色素变性的方法包括：①佩戴太阳镜：避免紫外线和蓝光的过度照射，减少光线对感官细胞的损伤；②补充叶黄素：可多食玉米、胡萝卜、蓝莓、猪肝等富含叶黄素的食物，保护视网膜；③明确病因：可采用基因测序的方法明确致病基因和遗传方式；④综合治疗：营养神经、基因治疗、干细胞治疗等，可在一定程度上提高视力，改善视野。⑤手术治疗：比如肌肉移植和色素上皮移植，疗效不甚明显。对 RP 的并发症如白内障和青光眼的手术治疗。

537　该如何预防 RP 呢？

①禁止近亲结婚。

②避免"病病结合"：隐性遗传患者应尽量避免与本病家族史者结婚，更不能与也患有本病者结婚，显性遗传患者其子女发生本病的风险为 100%。

③补充维生素 A：对维生素 A 缺乏类型有效。

538　中医如何治疗视网膜色素变性？

本病中医治疗重在补益肝肾、健脾益气、活血化瘀。同时可配合针刺、穴位注射、推拿按摩等方法。自我按摩可取阳白、睛明、瞳子髎、四白等穴位按摩，早晚各 1 次，每次 10 分钟。常用的食疗验方有以下几种：

（1）猪肝 100 克，夜明砂 30 克，望月砂 30 克。夜明砂和望月砂煎汤后放入猪肝，吃肝饮汤。

（2）猪肝，或羊肝、鸡肝 100 克，与粳米 100 克及葱、姜、油、盐等调料共煮粥。功效：补肝明目。

（3）菟丝子 50 克，水煎取汁后加入粳米 100 克同煮粥，可加白糖调味。功效：补肾益精，养肝明目。

（4）龙眼肉 500 克，桑葚 1000 克，加清水熬煮成膏。每次 10 克，每日 2 次食用。功效：滋补肝肾，养血明目。

539　针灸可以治疗视网膜色素变性吗？

本病针灸治疗有一定效果，它有助于促进眼底血液循环，提升视细胞活性，改善视神经功能，经临床观察，针灸治疗后，患者视力提高，视野一定程度扩大。如联合中药口服，效果更好。

540 视网膜色素变性能够治愈吗？

视网膜色素变性是遗传性眼病，目前全球都在探讨治疗方法，但至今没有治愈措施，经过中医中药，针灸、营养神经等治疗措施，可以一定程度推迟失明期。

（编者：谢立科　吴改萍　袁航）

第十一章 屈光不正

　　我们用眼睛观察物体时，由于环境、生理、心理等因素，眼睛的瞳孔能缩小或扩大来调节光线的强弱，同时睫状肌牵动其相连的悬韧带调节人眼内晶状体的屈光度，从而使光线正好聚焦在视网膜上，产生清晰的图像。由于人眼所观察的物体是三维的，双眼的瞳孔距离不断调节，使我们的双眼形成单一视觉。

第一节　眼的屈光系统和屈光不正

541　眼的屈光和屈光系统是指什么？

　　光线通过眼球的角膜、房水、晶状体和玻璃体，经过折射有聚焦的功能系统，使外界物体在视网膜上形成清晰的物像，这个系统称为眼的屈光系统。

　　眼球能使从外界远近物体发出的或反射出来的光线，经过屈光系统的屈折和调节后，在视网膜上形成清晰的、缩小倒立的物像，眼的这种生理功能，称为眼的屈光。

542　屈光不正是怎么回事儿？

　　正常人的屈光状态是在眼没有调节的状态下，远处物体反射的平行光线，经角膜、晶状体屈折后，焦点准确地落在视网膜上，此时可看清外界物像，称为正视眼。反之，如果眼睛在不进行调节时，平行光线经屈折后不能准确地在视网膜上形成焦点，即眼在静止状态下不能看清远处的物体，叫非正视眼，也就是屈光不正。

543 屈光不正就是指近视吗？

屈光不正并不单纯指近视，它包括近视、远视、散光。

（1）近视。轻度或中度近视，除视远物模糊外，并无其他症状；但在高度近视眼，用眼时目标距离很近，两眼过于向内集合，常常出现视疲劳症状。

（2）远视。轻度远视，远、近视力都可以正常，一般无症状；稍重的远视或眼睛调节力不足的，远、近视力均不好，很容易发生视疲劳症状。

（3）散光。散光度数低者可没有任何症状；较高度数的散光可有视力减退，看远、近都不清楚，似有重影，而且常常伴有视疲劳症状。

544 什么情况下会形成屈光不正？

环境因素、饮食因素、遗传因素从多方面影响我们的视力，是形成屈光不正的主要因素，屈光不正并非只发生于青少年，老年朋友一样的也可能发生。

（1）环境因素：当今人们使用手机、电脑等时间过长，户外活动较少；甚至有些老年人热衷于手机上网，这些长期不良的用眼习惯都会促使视疲劳、屈光不正的患病率上升。

（2）饮食因素：现在的食物做得越来越精细，口味多样适合不同的人群，同时也使很多人养成了挑食偏食的习惯，从而导致一部分微量元素无法通过饮食被人体正常吸收；长期的不合理饮食使人眼维持正常功能所必需的微量元素缺乏，就会导致屈光不正。

（3）遗传因素：屈光不正有一定的遗传性，尤其是高度近视或者高度散光者，遗传倾向是非常大的，随着年龄增加，高度近视眼底病变成为老年人视力不良的常见原因。

（4）其他眼部病变：眼外伤、白内障、球后肿瘤、眼科术后等均可导致屈光不正。

第二节　老　视

545　老视是老花眼吗？

老视又称老花眼，它是一种生理现象，不是病理状态也不属于屈光不正，是人们步入中老年后必然出现的视觉问题。随着年龄增长，眼的调节能力逐渐下降从而引起视近困难，以致在近距离工作中，必须另加凸透镜才能看清，这种现象称为老视。老视眼的发生和发展与年龄直接相关，大多出现在45岁以后，其发生迟早和严重程度还与其他因素有关，比如原先的屈光不正状况、阅读习惯、身高以及全身健康情况等。

546　老视会有哪些表现？

老视者主要表现为：视近困难，阅读需要更强的照明度，视近不能持久。这种不适感觉因人而异，因为它与个人基础屈光状态、用眼习惯、职业及爱好等因素都有关。比如说，一位从事近距离精细工作者对老视的主观感觉就会比以观看远距车辆和交通灯为主要任务的交通警察强烈得多。

547　哪些现象提示患老花眼可能？

老花眼有迹可循，以下7种症状中，若符合3种以上，就要警惕：

①裸眼时比较难看清手机按键或文字信息。

②远近交替看物体时，对焦时间较长。

③看书时易犯困。

④离物体近距离工作时会头痛。

⑤做精细近距离工作时常会失误。

⑥看近距离物体时要眯起眼睛才能看清。

⑦要把书或手机放很远才能看清字。

548　老视眼有哪些表现？

（1）视近困难：患者会逐渐发现在往常习惯的工作距离阅读，看不清楚小字体，与近视患者相反，患者会不自觉地将头后仰或者把书报拿到更远的地方才能把字看清，而且所需的阅读距离随着年龄的增加而增加。

（2）阅读需要更强的照明度：开始时，晚上看书有些不舒适，因为晚上灯光较暗。照明不足不仅使视分辨阈升高，还使瞳孔散大，由于瞳孔散大在视网膜上形成较大的弥散圈，因而使老视眼的症状更加明显。随着年龄的增长，即使在白天从事近距离工作也易于疲劳，所以老视眼的人，晚上看书喜欢用较亮的灯光。有时把灯光放在书本和眼的中间，这样不但可以增加书本与文字之间的对比度，而且还可以使瞳孔缩小。有些老人喜欢在阳光下看书，就是这个道理。

（3）视近不能持久：调节不足就是近点逐渐变远，经过努力还可看清楚近处物体。如果这种努力超过限度，引起睫状体的紧张，再看远处物体时，由于睫状体的紧张不能马上放松，因而形成暂时近视。再看近处物体时又有短时间的模糊，此即调节反应迟钝的表现。当睫状肌的作用接近其功能极限，并且不能坚持工作时，就产生疲劳。因为调节力减退，患者要在接近双眼调节极限的状态下近距离工作，所以不能持久。同时由于调节集合的联动效应，过度调节会引起过度的集合，这也是产生不舒适的一个因素，故看报易串行，字迹成双，最后无法阅读。某些患者甚至会出现眼胀、流泪、头痛、眼部发痒等视疲劳症状。

549　引起老视的原因有哪些？

（1）年龄与调节：老视的实质是眼的调节能力减退，年龄则是影响调节力的一个最主要的因素。随着年龄的增加，晶状体密度逐渐增加、弹性逐渐下降，则眼睛调节力减弱。

（2）屈光不正：远视眼比近视眼出现老视的时间早；戴角膜接触镜比戴普通框架眼镜者出现老视要早。

（3）用眼习惯：从事精细的近距离工作的人比从事远距离工作的人出现老视要早。

（4）身体素质：长手臂的高个子比手臂较短的矮个子有比较远的工作距离，需要比较少的调节，因此后者矮个子较早出现老视症状。

（5）地理位置：由于温度对晶状体的影响，生活在赤道附近的人们较早出现老视症状。

（6）药物影响：服用胰岛素、抗焦虑抗抑郁药、抗组胺药、抗痉挛药和利尿药等的患者，由于药物对睫状肌的作用，会比较早出现老视。

550　老视该如何进行治疗？

目前矫正老视眼的方法仍为配戴老视眼镜，借凸透镜的力量代替调节，从而把近点移到习惯工作的距离以内。

为了能够把眼镜配得合适，首先要了解患者的工作种类及其习惯阅读距离，并且要测定眼的屈光度和调节程度。根据这些情况给予适当的矫正镜片，不但要补足近距工作所需的调节力，还要有足够的保存力量。

老视眼的矫正，必须以每个人的调节力为基础。在任何年龄，调节范围变化的个体差异很大，所以每名患者都要分别测定两眼的近点。所戴镜片的深浅，应根据近点距离而不是根据年龄。

一般的近距作业工种，并不是经常使用 25 cm 的阅读距离，最常用的近距离约为 30 cm，一般学习和其他任务的工作距离还要远些。为这些病例配的镜片度数可以低一些。因为调节同时发生集合，为了得到好的视力，并感觉舒适，也要求镜片的度数低些。老视眼的人只能给自己解决很小的调节，但其睫状肌所花费的努力，与年轻人的较大调节程度所用的努力几乎差不多。

双焦点透镜（bifocal lens）可使老视者戴着既可看远又可看近，但因双焦镜的像跳作用，戴着这种眼镜从事户外活动时会有不适感觉和可能发生危险，因而近年来又有渐进多焦镜片（progressive multifocal lens）的产生。它由双焦和多焦镜片发展而来。即镜片的上半部分用来矫正眼固有的屈光不正，下半部分根据患者近工作习惯距离加上相应度数的凸透镜，在上下两部分之间即所谓过渡区或由看近转为看远再由看远转为看近时的视线通道上，其屈光度由上向下逐渐增加凸透镜度或逐渐减少凹透镜度，这样就可避免双焦镜片交界处的像跳现象，因而戴着这眼镜可以从事各种活动。由于这类眼镜均由树脂材料制成，重量轻又不易破碎，并能一副眼镜从起床到睡眠整日佩戴，所以它将成为老年人佩戴的理想眼镜。由于低度凸透镜具有预防近视发生和发展的作用，因而渐进多焦镜可能成为预防近视的理想途径。

551　什么习惯可有效延缓老花？

（1）打乒乓球

打乒乓球时，双眼必须紧紧盯着穿梭往来、忽远忽近、旋转多变的来球，使眼球不断运转，血液循环增强，眼神经机能提高，可有效延缓老花。

（2）戴老花镜

有些人觉得没必要买老花镜，然而时间长了，眼睛易疲劳，甚至出现头痛、肩膀酸痛等症状。65岁左右之前眼睛持续老化，度数会改变2~3次，看不清楚时，请到眼镜店重新测量度数。

（3）冷水洗眼

每天晨起和睡前用冷水洗眼。将眼睛浸泡在洁净冷水中1~2分钟或用手泼水至眼中，再用毛巾擦干眼部，然后用手指轻揉眼睛周围30次左右。

（4）出门戴太阳镜

水晶体失去弹性是形成老花眼的原因之一，水晶体变硬的主要原因则是紫外线所致。建议出门时佩戴太阳镜或帽子阻隔紫外线。

552　近视老人会老花吗?

不少人常说，近视了老了不会老花，虽然我们进入老龄化社会，但将来老花的人肯定会越来越少了，看来近视也有好处的哦，你说对吗?

近视者进入中年后到底会不会老花呢? 我们需从老花与近视的本质说起。

人眼很神奇，外界信息 80% 左右是通过视觉获得。其中人眼内部的一重要组织——晶状体，如同我们照相机的调焦镜头，它在年轻时能灵活快速聚焦不同视野范围远中近的物体，这种调节能力发挥了重要作用。

老花（老视）是一种属于中老年人所特有的，如同皮肤、头发以及身体机能等会逐渐松弛、白发出现及衰弱等，人眼内本身具有很灵活的能轻松快速聚焦不用远中近距离物体目标的调节能力逐渐衰退，如同生锈或老化的弹簧逐渐失去弹性一样，我们的眼睛失去了灵活聚焦的能力，而主要表现为不能快速切换看远中近，切换得越来越慢，越来越累了，越来越模糊了，这就是老花。

大家都知道，手机拍照的时候，对焦在远处的景物上，远处的景物拍出来就清楚。对焦在近处，近处就清楚。

人眼也像照相机一样，对焦在远处，远处的电视机屏幕就清楚。对焦在中距离，中距离的笔记本屏幕就清楚。对焦在近距离，近距离的平板屏幕就清楚。

人眼对焦的实现，主要通过眼内的一个镜片（晶状体等）实现。控制晶状体的肌肉（睫状肌）紧张用力，晶状体变凸，对焦"变近"。（肌肉越用力，对焦越近。）

控制晶状体的肌肉放松，晶状体变平坦，对焦"变远"。（肌肉放松，对焦变远。）

老花就是随着年龄的增长，控制晶状体的肌肉（睫状肌）功能下降，同时晶状体变凸的能力下降，导致看近（对焦）功能下降，从而引起看近模糊、疲劳。所以当到了一定的年纪以后，人人都会出现"老花"。

那为何不少人会说近视的人不会老花？在普通人眼里，只要近的看得见，就不是老花，看不见才是老花，80 岁大伯："我好着呢，还没老花呢，现在不戴眼镜我还看得见报纸呢！哈哈。"那么，近的能看得见就不是老花了么？

这时候我们来简单讲讲近视，近视指调节放松（对焦放松）时，无法看清远方。即不戴眼镜时，近的看得清，远的看不清。

简单来说，近视度数与看得见的最远距离成倒数关系，比如 100 度近视不戴眼镜，最远只看清 1 米处的东西，1000 度近视不戴眼镜，最远只看清 10 厘米处的东西。近视度数越深，其不戴眼镜矫正时，能看近的距离也越近。

同时，近视度数越深，尤其是 500、600 度以上的，其可能发生的眼底视网膜病变、青光眼、白内障等风险较正常眼的将高达 4～20 倍以上。

前面讲了，老花就是年龄增长导致看近的对焦能力下降。那么打个比方，正常人老花后，看近对焦的能力下降。导致近处 40 厘米处的报纸就模糊看不见。

这时候假设同样情况的一个人，但是有 100 度近视。我们看见，带上眼镜后，这个人的因为老花，对焦的能力没变，还是看不见近处，还是看不见报纸。

但是我们脱掉眼镜之后，由于这个人有 100 度近视，所以最远看清 1 米处，同样的对焦能力，但是由于只需要从 1 米处对焦到 40 厘米处，对焦能力能应付，就实现了所谓的"没有戴老花镜，但是看得清近处的东西"。

同样的，当这个人是 200 度近视，摘了眼镜最远看清 50 厘米的距离，离报纸 40 厘米更近，需要的对焦能力越少，看近就更不容易模糊。但是当近视太高，比如 400 度，最远看清 25 厘米，比报纸距离近了，就需要改变报纸距离，拿的很近看才能看清了。

所以很多轻中度近视的人，在已经老花的情况下，通过摘掉眼镜看近，觉得看得清了就认为自己还没有老花，实际上只是把对焦的起点移近了，对焦的能力没有改变。但尴尬的是，戴上眼镜看清远的，近的看不清。摘掉眼镜，近的看得清，而远的模糊了，这就是老花导致的。

所以近视的人也会老花，因为老花是跟年龄增长相关的，调节功能（看近对焦能力）下降引起的看近模糊，与是否近视，散光，远视等无关。近视的人，由于摘镜后改变了看近模糊的结果，但是没有改变调节（看近对焦）功能下降的事实，所以仍旧会老花。

现在，你知道了吗？所有年龄段都有可能近视，这个是眼部屈光问题。而老花，是随着年龄增长，组织器官逐渐产生退行性变，生理功能逐渐衰退，眼睛调节力下降，是所有中老年人都难以逃避的，就像皮肤松弛，体能下降一样。

553　老花了怎么处理？

通常老花处理是配两副眼镜，一副远用眼镜（解决近视，远视，散光引起的看远模糊），一副近用眼镜（解决老花引起的看近困难问题），根据使用条件交替佩戴。

无屈光不正的人，如没有近视的，需要考虑予以补偿调节力不足的度数，40~45岁约戴+100~+125度老花镜，50岁左右约戴+150~+175度老花镜，以此类推。60岁以后，基本保持+250~+300度不变。如果有近视的老花者，其看近的老花镜度数是在看远的近视度数（负的）加上上述提到的调节力不足（正的度数）补偿。

当其近视度数与老花程度相似时，则刚好是接近没有度数的眼镜，因此此时，可以不戴眼镜能阅读。这是造成不少人误解为近视了不会老花的主要原因。

近几年，有一种渐变多焦点眼镜，越来越受人们的欢迎。采用特殊设计，镜片不同位置度数不同，通常镜片上方为远用度数（解决近视，远视，散光引起的看远模糊），下方为近用度数（解决老花引起的看近困难问题），一副眼镜就可以看清远近，非常方便，并且镜片外观和常规眼镜差不多，比较美观。但是由于特殊设计，需要学习使用，需要慢慢适应，大约适应时间2周左右。

另外还可尝试多焦点隐形眼镜以及屈光手术。由于老花的影响主要是视近困难，而近的看不看得清，与戴不戴眼镜、看近距离多少、字体大小、灯光亮暗、瞳孔大小等等有关。而每个人的眼睛状态，调节能力以及用眼情况又不同，导致每个人的自我感受会不同。所以需要到专业场所进行专业检查，才能明确每个人的老花状态，以及需要的老花度数，同时排查可能伴随的或潜伏的眼部其他病变，根据每个人的情况进行专业规范处理。

554 老视饮食保健有哪些呢？

（1）苹果蛋奶

原料：苹果、芦柑、鸡蛋各1个，牛奶200毫升，蜂蜜10毫升。

制用法：将苹果和芦柑切成小块，一起放入榨汁机中榨成混合汁待用。将鸡蛋打入碗中搅匀待用。将牛奶倒入锅中，用中火煮至快沸腾时加入搅匀的鸡蛋，煮沸后离火，然后趁热加入混合汁和蜂蜜，搅拌均匀即成。此饮料可早、晚各饮一次。

（2）复合黄瓜汁

原料：黄瓜、西红柿各150克，柠檬汁5毫升。

制用法：将黄瓜和西红柿切碎，一起放入榨汁机中榨成混合汁，再在此混合汁中加入柠檬汁，搅拌均匀即成。此饮料可早、晚各饮一次。

（3）芹菜鲜藕汁

原料：芹菜、鲜藕备150克，黄瓜100克，柠檬汁5毫升。

制用法：将芹菜、鲜藕和黄瓜切碎，一起放入榨汁机中榨成混合汁，再在此混合汁中加入柠檬汁，搅拌均匀即成。此饮料可早、晚各饮一次。

555　如何预防老视？

（1）冷水洗面法：清晨起床后，坚持用冷水洗面及眼部，然后再用双手轻轻揉搓脸部及眼眶 20～40 次。

（2）经常眨眼法：平时一有空就利用一开一闭的眨眼来振奋、维护眼肌。同时用双手轻度搓揉眼睑，增进眼球的滋润；闭眼时竭力挺起肩，两眼紧闭一会儿再放松。如此反复操作。

（3）热水敷眼法：每天晚上临睡前，用 40～50 ℃的温热水洗脸。洗脸时先将毛巾浸泡在热水中，取出来不要拧得太干，立即趁热敷在额头和双眼部位，头向上仰，两眼暂时轻闭，约热敷 1～2 分钟，待温度降低后再拿水洗脸。

（4）中药泡服法：自购中药枸杞子、草决明，每次各用 12 克，白菊花 5 克，以刚开的沸水泡好，频频饮服以当茶水，可收到滋补肝肾、清肝明目的功效。

（编者：郝晓凤　魏春秀　祁怡馨　袁航）

第十二章　眼外伤、异物入目及电光性眼炎

尽管眼睛有着一整套完整的防御体系，但严重的意外损伤仍然时刻威胁着我们的眼睛。大到火灾、地震、爆炸、刀伤，小到异物进眼睛，甚至消毒液溅入眼睛、紫外灯照射眼睛，都可出现不同程度的眼外伤。轻者可治愈，而重者可留有后遗症，甚至失明，特别是老年朋友，近几年眼外伤发生率有增高趋势，因此，加强眼外伤防护显得很重要。

第一节　眼　外　伤

眼外伤是最常见眼病之一。病情有轻有重，重度眼外伤如果错过最佳治疗时机，可能造成不可挽回的后果。根据发病原因，可将眼外伤分为机械性眼外伤和非机械性眼外伤。

◎ 机械性眼外伤

556　被物体打伤眼睛严重吗?

被物体打伤眼睛，医学上称为"机械性眼外伤"，顾名思义就是外力击打于眼睛引起的眼睛受伤，机械性的眼外伤根据外力轻重及损伤部位可出现不同眼部症状，需及时至医院眼科就诊。

557 角膜外伤会出现哪些情况?

首先，角膜外伤是最常见的眼外伤之一。由于角膜位于眼球最前端，并且暴露在外，故容易受外界突然的伤害波及。角膜外伤主要有角膜异物、角膜上皮擦伤、角膜穿通伤等几种。

角膜异物是常发生于电焊、工地等工作场所的疾病，另外板栗收获季节，板栗刺伤眼时有可见。主要表现为角膜上皮附着铁质或非铁质异物如板栗刺等情况。角膜异物尤其是铁质异物，一定要到医院表面麻醉下挑出，否则长期附着于角膜易引发炎症和铁锈症。铁质异物还可积存于眼内，发生生锈反应，引发葡萄膜炎、青光眼、眼底病变、视神经萎缩而失明。所以及时诊疗是极为重要的。第二种情况是角膜上皮擦伤，常表现为怕光、睁不开眼，一般患者都因症状过重主动急诊就诊，如果眼内没有异物，一般行结膜囊冲洗和抗生素眼膏涂抹包扎为主要治疗手段，辅以滴用促进角膜上皮生长眼药水和眼膏帮助伤口修复，一般可自然愈合。板栗刺伤眼，有时处理很麻烦，甚至需住院治疗。角膜穿通伤是最严重的角膜外伤，需急诊进行缝合处理，常合并眼球外伤，需进一步积极处置。

558 眼睑和结膜外伤会出现哪些情况?

眼睑和结膜的外伤相对比角膜外伤损害轻一些。眼睑和结膜都是眼球的保护组织，如果损伤不牵涉眼球，一般对视力没有说明影响。

眼睑外伤包括眼睑挫伤、皮下瘀血、眼睑裂伤、结膜裂伤等。

眼睑挫伤和皮下瘀血属于轻度眼睑损伤，一般早期冷敷，24 小时后，每天做热敷 2~3 次，每次 10 分钟，24 小时后改为热敷。如果合并有眼睛转动受限、复视、眼眶骨疼痛等情况需要到医院进一步检查诊治。如果发生眼睑皮肤裂伤、眼白部位结膜裂伤需要至医院诊治，必要时手术缝合。一般判断是否有伤口的简便办法是观察伤口有无流血，一般流血提示存在通向外界的创口。

如果有伤口特别是由铁质或污染物引起，则必须在 24 小时内去医院进行破伤风抗毒素、注射液注射。

559　眼眶外伤会出现哪些情况?

眼眶外伤指眼球外部的结构损伤，主要是眶骨。眼眶骨如骨折，常常会引起眼外肌受压、嵌顿，进而发生复视、皮肤麻木、眼睛转动受限，甚至发生眼睑睁不开、瞳孔放大、失明等异常症状。眼眶外伤如果引起眼肌或眼神经的受累，需要至眼眶专科进行治疗。

560　眼外肌损伤和泪小管损伤会出现哪些情况?

眼外肌损伤常合并眼眶外伤，主要包括复视、眼皮抬不起、眼睛转不动等症状，最严重的眼外肌损伤是眼外肌断裂，表现为受伤侧眼球偏向一侧固定不能转回，这种情况需要进行手术修复并且手术比较复杂难度大。预后不良。

泪小管的损伤主要是泪小管撕裂和断裂。泪小管损伤的影响是溢泪症，将会长期流泪，冷风刺激下更明显。泪小管损伤的影响低于其他严重损伤，所以泪小管损伤手术治疗的优先级相对靠后，需在保证生命和眼球情况安全的前提下进行手术。

561　眼球损伤有哪些表现呢?

眼球损伤的严重程度比眼外保护系统损伤的严重程度重。因为眼球损伤将会直接影响到视力。眼损伤按致病原因可分为机械性眼外伤和非机械性眼外伤，机械性眼外伤较为常见。按损害方式分为开放性眼外伤和闭合性眼外伤，也就是眼球挫伤，其中对视力影响最大的是视网膜挫伤，轻度的挫伤称为视网膜震荡，就和脑震荡的概念十分相似，是一种可逆性的视网膜神经上皮层挫伤，散瞳眼底检查可发现视网膜受伤区域灰白色水肿，3 周到 1 月后逐渐恢复。视网膜永久性挫伤，最常累及的部位是眼底黄斑区和视神经，这部位损伤将会引起较严重后果，常引起不可逆性视力下降。

开放性眼外伤分为眼球破裂伤、穿通伤、贯通伤，可伴有眼内异物存留。无论何种眼外伤均可引起、晶体损伤、晶体脱位、玻璃体积血、视网膜脱离、脉络膜脱离、眼球萎缩等。这些情况需要根据严重程度进行针对性手术治疗。早期治疗可最大程度挽救眼球和视力。如果已经造成失明，则很难补救。

需要注意的是，如果发生眼球挫伤，可能症状和严重程度不一致。比如，眼前房积血可立即视力急剧减退，随出血吸收视力逐渐恢复，而眼房角后退症则是早期影响不大，随着眼压慢性上升引起继发性青光眼，逐渐失明。因此，眼外伤至医院进一步检查治疗是必要的。

562　被物体打伤眼睛如何急救？

被物体打伤眼睛常发生在老年人运动、外出活动当中。如果没有进行及时妥当的早期处理，将会对后期的医疗救治增添困难，影响治疗效果。因此，了解一些眼外伤急救知识是十分必要的。

1. 先看是否出血。是否有出血漏到外部是一个重要的判断指征。如果有出血，一般意味着存在开放性伤口，这种情况视伤口大小有可能需要缝针，并且注射破伤风抗毒素针。所以存在出血是一个重要的判断信号。

2. 看有无视力下降。如果受伤后视力完全不受影响，那么可能屈光间质和眼底没有受到严重损害，但也不代表一定不需治疗，因为有可能发生继发性眼压升高等，仍然需要到医院进行全面眼部检查确定情况。而如果视力明显下降，那么有很大可能是眼内发生出血、各种组织结构的损伤，可能需要进行急诊治疗，所以这种情况更应当尽早就诊。

3. 如果合并眼睑和眼保护组织化学伤，伤口存在污染物，那么伤口的早期处理是十分讲究的。如果存在强酸、强碱等化学物质损伤，那么一定要早期进行大量清水冲洗，避免伤口受到化学腐蚀，减轻损害的严重程度，然后再及时到医院做下一步处置。另外，如果不确定化学物质种类，用清水冲洗是最正确做法，不要使用酒精、碘酒、甲基汞等物质涂抹眼部。如果眼球存在严重的开放性眼外伤，眼内大量物质伴随血液流出，那么不要进行清水冲洗，而是应该立即进行包扎后送医。

563　眼外伤后是否需要包扎？

伤口包扎是一个很多人都困惑的问题。这个问题应该分几个方面看。如果是闭合伤口，撞击伤，没有出血，没有开放性外伤，那么不需要包扎。如果包扎过紧，可能影响血液循环，甚至引起血流停滞而视力下降。如果是开放性有出血的外伤，那么应该进行简单消毒后无菌纱布敷料包扎，然后就医。这种情况纱布敷料的清洁程度十分重要，如果使用了遭受污染的布类或其他材料，可能使感染加重。

564　眼外伤后是否需要持续冷敷？

一般来说机械性眼外伤多需要冷敷，但也需要注意一些误区。有些单位和学校的医生将冷敷冰袋交给患者，然后持续冷敷。这种做法是不正确的。首先，冷敷是有时限的，每次冷敷不超过 15 分钟，太长时间会使组织缺血缺氧而发生坏死。正确的做法是每次短时间冷敷，每天可以多冷敷几次。其次，冷敷需要注意卫生情况。如果是开放性的眼外伤，那么需要注意伤口清洁干燥，冰袋应该垫一层辅料间接冷敷，而不是直接接触伤口，甚至还有人用冰块放在伤口上，这也是不正确的，冰块融化会造成伤口污染，而且温度过低，不利于伤口的恢复，也容易造成感冒等其他问题。最后，冷敷总体时间不超过 48 ~ 72 小时。伤口不再有肿胀趋势后，转为缓解期，应该改为热敷。

565　眼外伤后是否需要上药？

眼部不像一般皮肤外伤，眼外伤消毒不方便，眼球不能直接接触碘伏、酒精等消毒剂。所以眼部外伤需要点抗生素眼药水预防和治疗感染。

眼药水的选用很有讲究，很多患者自己在药店购买的眼药水并不对症。外伤用的眼药水和一般抗视疲劳的眼药水不同，一般需要点抗生素滴眼液，如妥布霉素滴眼液、氧氟沙星滴眼液、红霉素眼膏等。

566　眼外伤后是否需要吃消炎药？

一般轻度的、闭合性的眼外伤不需要吃消炎药。但是如果是严重外伤，尤其是开放性创伤，伤口接触空气，并且血常规检查血像异常或者病原菌检查阳性的时候，为控制细菌感染，可以遵照医师医嘱合理使用抗生素。

567　中药对眼外伤有效果吗？

中药是外伤疾病缓解过程中重要的治疗措施。很多患者一看开了三七粉、云南白药、龙血竭、独一味等中药或中成药，普遍不愿接受。但这些中药对于外伤散血消肿、化瘀止痛是十分有效果的，正确使用中药可以明显让伤病痊愈速度加快，甚至减少后遗症。因此，合理使用中药是行之有效的方法，特别是建议应用中药饮片辨证论治效果更好。

568　老人摔伤眼睛怎么办？

老人摔伤是十分常见的问题，也是影响老人眼睛甚至生命安全的严重事件。老人摔伤眼部常见的损伤是眼睑皮下瘀血、眼睑钝挫伤、皮肤裂伤、眼眶骨折，甚至眼球破裂伤。眼睑皮下瘀血和钝挫伤最常见，相对不很严重，可逐渐自愈，而较严重的是眼睑皮肤裂伤，这种情况就需要及时就诊，必要时清创缝合伤口，如果伤口较深，还需要进行破伤风抗毒素注射。眼眶骨折一般轻度的凹陷性骨折不伴有斜视、复视、眼球转动受限等并发症的，可保守治疗，如果出现眼外肌嵌顿等并发症则可能需手术整复。眼球破裂伤是最严重的情况，需要及时进行手术和抗感染治疗。

569　如何预防被物体打伤眼睛？

这就需要强调工作和生活中自我防护的重要性。面对有可能使物体溅入眼内或刺伤、刮伤眼睛的工作，一定不能怕麻烦，需要佩戴防护镜或穿戴相应的防护用具，防止眼睛受到伤害。平时在生活中，一定要注意用眼安全。对于成年人，避免接近烟花爆竹、酒精及化学气体泄漏的事故现场；对于老年人，尤其是注意带孩子的时候避免被孩子踢伤或者手打伤眼睛。

570　被球打伤眼睛看不见是暂时的吗？

这种说法并不准确，而且存在很大的误导性。有些人有些轻度的钝挫伤可能造成虹膜组织出血，造成暂时看不见，医学上称为前房积血，这种情况可以导致暂时失明，当前房积血吸收之后又可以重新恢复视力。但这种情况仍然需要进行医学检查，因为如果同时伴有晶体半脱位，房角后退，玻璃体视网膜出血，视神经损伤，黄斑损伤等情况，后续将会极大影响视力。尤其是房角后退，常常1个月之内由于睫状体损伤而不表现出症状，1个月之后眼压将会升很高，引起继发性青光眼，导致失明。视网膜脱离、视神经损伤等疾病也是引起视力下降甚至失明的原因。因此，医学检查是必不可少的，切勿大意。以前曾经有一名患者外伤后听信"外伤看不见是暂时的"而未及时就诊，结果因外伤性视网膜脱离错过治疗时机而永久失明，这是极大的教训，眼外伤的全面检查十分重要。

571　如何防范老年人眼外伤？

老年人由于身体机能下降、反应力下降、视力减退和偶然发生晕倒等情况，高发摔伤和撞伤情况。严重的外伤可导致长期卧床，对老年人的心脑血管及生命安全都是极大威胁。因此防范老年人眼外伤十分重要。

首先，很多老人视力较差，容易发生绊倒、摔伤等事故，同时由于老年人腿脚不利落，也可能发生站不稳、支撑不住而摔倒的情况，还有的老人从轮椅或床上翻倒，这些都是严重的事故隐患。因此，要预防发生这些情况，首先要注意老人的居住生活环境，排查安全隐患，设置及时警报装置和方案。常见发生摔伤的地方包括加重床边、潮湿地面、厕所等处。因此这些地方最好进行防滑处理，对于坚硬的桌角也要进行安全化改造，减小产生危险的可能性和损伤程度。老人独居或行动不便的情况可以根据风险程度设置预警措施以免发生意外。其次，需要教育老年人安全的生活居住方式，尤其是患有脑萎缩、健忘、老年痴呆等疾病的老年人，更应注意风险，必要时写一些小提示避免忘记。

572　知道什么叫"民法典"所描述的"自甘冒险"行为吗？

小案例：

2021 年 1 月 4 日，北京首例适用《中华人民共和国民法典》（以下简称"民法典"）"自甘冒险"条款的案件在北京市朝阳区人民法院公开开庭审理，并当庭宣判。原告为 70 多岁的宋先生，2020 年 4 月 28 日与其"球友"在某公园举行羽毛球 3V3 比赛，赛程中，宋先生被对方周先生打出的一球击中了右眼，后被诊断为右眼人工晶体脱位、前房积血等。5 月 28 日，宋先生入院接受治疗。7 月 6 日，医院出具诊断证明，证明显示宋先生"术前见右眼视神经萎缩，术后 5 周余验光提示右眼最佳矫正视力为 0.05"。于是，宋先生以侵害其健康权为由，将周先生诉至朝阳法院，要求赔偿医疗费、护理费、住院伙食补助费等各项费用，共计 8500 多元。根据民法典第一千一百七十六条第一款的规定，法院驳回原告全部诉讼请求，认定原告为"自甘冒险"的行为。

"自甘冒险"这一条款的确立，对于司法裁判尺度的统一，以及文体活动的健康有序发展，都具有积极意义。同时也在提醒我们，体育运动注意保护眼睛。尽管眼睛有着一整套完整的防御体系，但严重的意外损伤仍然时刻威胁着我们的眼睛。在日常生活中，除上述案例中提到的羽毛球运动伤眼之外，篮球、排球、足球甚至乒乓球运动等均为典型的对抗性体育运动项目，除扭伤、拉伤等风险外，较为突出的风险即为运动者易被球击中，伤及眼睛，可出现不同程度的眼外伤，像这种因外力击打于眼睛引起的眼睛受伤，医学上称"机械性眼外伤"，根据外力轻重一般可以损害眼睛各层结构，从表面的眼睑、角膜、结膜到内层虹膜、睫状体、脉络膜、视网膜和视神经全部结构都有可能受到损伤。轻者可治愈，而重者可留有后遗症，甚至失明。

温馨小贴士：严冬时节，正直天气寒冷，机体运动神经和感觉神经功能都会受到抑制，发生皮肤血管收缩和温度调节性肌紧张，可造成皮肤和肢端感觉下降，骨骼肌的协调能力减弱，关节的灵活性也减弱。作为体育运动的爱好者，双方秉持自愿参加原则，对于自身和其他参赛者的能力以及运动项目的危险性，应当有所认知和预见，减少眼外伤的发生。如因眼外伤出现眼睛红痛伴视力下降等症状，建议及时去医院眼科就诊，医生会根据您的眼部受伤情况给您进行诊治。另外，疫情期间，就诊时应做到合理有效自我防护，戴口罩、勤洗手、保持一米就诊距离。

573　什么叫非机械性眼外伤？

非机械性眼外伤包括眼部化学伤、眼部热灼伤、眼冻伤、眼部光损伤和眼部辐射伤等。

574　强酸强碱等化学品溅入眼睛了要不要紧？

眼部化学伤包括酸烧伤、碱烧伤和腐蚀性物质烧伤等。酸烧伤常见的有盐酸、硫酸、有机酸等。盐酸和稀硫酸一般造成角结膜表面腐蚀伤，短期内大量清水冲洗有助于有害物质的稀释去除，然后至医院就诊则容易恢复。浓硫酸、有机酸除早期治疗外，还需注意对眼附属器和皮肤的炭化作用、特殊毒性作用等。

碱烧伤比酸烧伤危害更加强烈，常见的碱烧伤包括氢氧化钠爆炸损伤、石灰溅入眼内等。碱烧伤的危害在于，早期症状不明显，甚至有些患者未就诊，但随着时间延长，碱性物质慢慢向眼内渗透，造成眼部大范围腐蚀伤。碱烧伤根据损伤程度，早期大量清水冲洗，然后就医，必要时需急诊行结膜切开冲洗，羊膜覆盖缝合等手段缓解症状。对于石灰烧伤，可使用依地酸二钠滴眼液对钙离子进行螯合反应，去除多余钙质，减轻角膜损伤。

腐蚀性物质烧伤包括氰化物等。很多工业物质进入眼内，可能有很严重的危害，除了立即大量清水冲洗再就医外，还需要注意这些物质说明书上自身的解毒剂，如果需要解毒剂的话也应尽快应用，减少毒性反应。

575　眼睛被热油烫伤或冻伤是否要紧？

眼部热灼伤发生于火灾、特殊工作或异常气候下，常表现为眼部和全身皮肤的烧伤，对于眼睛，常见症状是眼角结膜急性损伤，结膜充血，角膜混浊，时间久后引起角膜白斑、角膜血管翳，甚至睑球粘连、失明。常用的治疗为早期冷敷，点用抗生素滴眼液和促进角膜愈合滴眼液等。

眼部冻伤相对较少见，主要是因液氮、干冰等物质溅入眼内引起，主要引起眼部充血、炎症等，严重者可引起软组织损伤坏死。眼部冻伤的治疗主要包括对症抗炎消肿治疗。

576　老年人点错眼药怎么办？

老年人由于节约成本的思想观念问题，常常一瓶眼药水长期点用，这种观念不可取，眼药水开瓶后半个月应丢弃。更有甚者，将眼药水瓶和滴耳朵、鼻子甚至脚气水一起放置，由于长时间使用导致标签磨损，包装大小也比较类似，一旦点错药损伤眼睛很严重。

如果误将脚气药等毒性药品点入眼中，应立即争分夺秒用大量清水洗眼，流动水冲洗 20 ~ 30 分钟，这样最大限度稀释腐蚀性物质，减少毒性作用时间，同时还有冷却作用，减轻炎症。然后再去就医，处理就容易很多，并发症也会减少。很多外用药，如脚气药、洗耳朵和皮肤消毒的药对眼角膜结膜都有强烈的腐蚀性，一旦入眼将会引起大面积角膜烧伤上皮脱落，严重者还会导致永久性角膜混浊、瘢痕甚至穿孔而失明，因此毒性药物一定要贴好标签，放置于特殊位置，避免轻易接触到。

577 眼睛被强光照射是否严重？

眼部光损伤包括眼部激光损伤、日光损伤、强光照射损伤等。

眼激光损伤主要是激光笔照射和其他激光源照射。常发生于工作中激光笔误伤。被照射引起视网膜黄斑不可逆损伤十分多见。

日光损伤主要是观看日食防护不当引起，造成的影响和激光损伤类似，也是黄斑区不可逆损伤。进行眼部 OCT 检查可以查出。

强光照射损伤多一过性发生，逐渐恢复，如果光线太强，也有不恢复者。

还有一种特殊的被紫外线或辐射照到引起的眼外伤，叫做电光性眼炎，患者眼痛很厉害，需要积极治疗。

第二节 异物入目

异物入目是指外界物体进入眼中引起损害的眼病。包括眼表面异物、眼角结膜异物和眼球内异物。

578 眼睛溅入铁渣怎样治疗？

眼表面异物伤临床上很常见。异物主要存留于角结膜中，也就是上下眼皮之中的空间内，常见的部位位于上眼皮内表面的浅层沟状缝隙中，常常引起剧烈磨痛流泪，甚至红肿视力下降，为异物摩擦划伤角膜所致。眼表面异物的处理原则是闭紧双眼让泪水冲出异物，或棉签蘸生理盐水轻轻擦除，之后点抗生素眼药水消炎。如果实在无法取出者可至眼科急诊请大夫帮忙取出异物。如果已经存在角膜划伤、角膜炎等情况，需要点用促进表皮生长因子和抗生素眼药水帮助修复角膜和抗感染。

眼角结膜异物包括铁质异物和非铁质异物。无论哪种异物，都应尽快取出，如果存留在角膜或结膜内可发生感染或进一步腐蚀眼内组织。

579　502 胶进眼睛了怎么办？

502 胶是一种黏性非常大的黏合剂，一旦进眼睛，如果处理不及时可能引起严重的角膜炎甚至角膜白斑和失明。一旦发生 502 胶进眼睛，一定要在第一时间大量清水冲洗，早期大量清水冲洗能够去除绝大多数胶样物质，然后再到医院处理就很容易。如果错过了初期的冲洗，再进行处理就相应麻烦，胶水会形成透明薄膜样物，覆盖在眼表面，去除相应比较困难，需要到医院点表面麻醉药后仔细清除胶样物。如果去除完之后在眼角膜表面残留少量胶样物，可再次进行结膜囊冲洗处理，治疗后涂抗炎眼药水和修复眼角膜组织的眼用凝胶，重建眼表结构。万一发生眼睑被粘住无法睁开的情况，也不能惊慌，更不能用剪刀或刀具自行切割眼皮，一定要去医院让专业医师根据伤情进行处理。

580　眼睛里面打进东西看不见了怎么办？

眼球内异物包括磁性和非磁性两种，磁性异物可在手术中用磁铁吸出，非磁性异物则只能机械取出。铁质和铜质异物分别可引起铁锈症和铜锈症，引起眼内部发炎、损伤、青光眼、视神经萎缩而失明，所以一定要彻底取出。植物性异物常伴有大量真菌孢子，可引发眼内严重的感染，不取出有很大危险。如果是深层的清洁异物距离视神经过近，取出风险太大如果长期存留包裹，感染可能性减小，但长期下来仍存在一定风险，这就需要专业大夫来确定治疗方案。

（编者：谢立科　秦睿　程雪翔　袁航）

第十三章 全身疾病的眼部表现

眼虽小，但其构造却异常精细、复杂，有神经、血管系统、肌肉、复杂的屈光介质。此外，许多老年人常合并长期的全身性疾病，而全身性的疾病会在眼部有所表现，例如：从视网膜血管的粗细比率改变及硬化情况，可知高血压及动脉硬化的程度；如果视盘呈水肿现象，则可能是脑压增高的征兆；若眼球向外突出或眼皮退缩，需要排除甲状腺功能异常；若巩膜颜色由白变黄，需要排除肝胆病变。因此，定期眼科检查眼睛，不但对视力有所保障，也可对某些全身性疾病及时提出预警。

《审视瑶函·内外二障论》云："眼乃五脏六腑之精华上注于目而为明。"说明眼的结构及其功能都与五脏六腑精气密切相关。五脏六腑的功能失常，眼失去五脏六腑的精气的濡养，脏气若乱，目病即生。五脏六腑之精气皆为心所使，而目赖于脏腑精气滋养，因此人体脏腑精气的盛衰及精神活动状态均可反映于目，目为心之外窍，故现在许多心血管疾病可出现眼底的病变，常常严重影响视功能。肝所受藏的精微物质能上输至目，从而维持其视觉功能。如果肝脏发生病变，则可从眼部表现出来。肝胆病变的患者比如脂肪肝，巩膜颜色常常变黄。目得血而能视，而血液能在目络中有序运行有赖于脾气的统摄，若脾气虚弱，血液失去脾气统摄就可能导致出血，比如说眼底出血。肺之宣发与肃降，则精微敷布，玄府开通，目窍通利。此外，肺主表，肺之宣降有序，使目得卫气与津液的温煦濡养，而卫外有权，目亦不病。肺经风热可能导致角膜炎、结膜炎等。《证治准绳·杂病·七窍门》则谓瞳神"乃先天之气所生，后天之气所成，阴阳之妙用"，说明阴阳乃目视精明之基础，因此，肾所寓阴阳直接影响到眼的视觉功能。肾为先天之本，如果肾的功能出现异常，严重者出现肾病，会直接影响眼的功能，例如许多肾病患者患有反复发作的结膜炎等。所以在眼病的预防、治疗过程中，我们不能仅仅只关注眼局部，要结合中医整体审查的特点结合全身进行辨证论治。需要提醒大家的是，中医的五脏虽然与西医同名，但往往是机体功能的代表，与西医解剖学上的脏器并非完全一致，如中医的肝血虚，并非指西医的身体肝脏缺血。两者之间的联系是，当西医的脏器出现问题时，往往在中医的舌、脉、体征上有所表现，而有助于中医医生对此针对性的治疗，反之亦然。因此，很多患者听到医生说肝肾不足，就马上联想到自己肝肾功能出现问题是不对的，毕竟中医自古以来是没有生化检测的。

第一节　内分泌疾病

◎ 糖尿病

　　糖尿病导致的眼部并发症是造成中老年人失明的主要原因。糖尿病患者失明的比率约为一般人的 20 倍，糖尿病造成的眼部病变主要为视网膜病变、白内障、青光眼与视神经病变等。其中糖尿病性视网膜病变最为多见。

　　视网膜位于眼球最内层，是成像的部位。它上面密布着许多感光细胞，就像相机底片一样负责拍摄影像，然后，视网膜通过与之相连的视神经将图像传到大脑。视网膜上有许多毛细血管、小血管，在高血糖的作用下，最先出现改变的是毛细血管扩张、闭锁，管壁上形成小小的瘤样突起（毛细血管瘤）微血管瘤。微血管网功能的衰退使机体不得不生长出新的毛细血管来进行氧的交换，但这些新生血管非常脆弱，很容易发生渗漏或者出血。初次出血会很快被吸收，反复出血则难以消退。

581　糖尿病视网膜病变是怎么回事？

部分老年糖尿病患者会发现自身视力越来越模糊，经常有看不清楚东西、眼花的情况出现。其实这就是因为糖尿病导致的视网膜出现病变的情况，糖尿病患者患病时间较长时眼部多数会出现一定程度的病变，严重时还会导致失明等症状。

糖尿病主要是长期处于高血糖状态会造成微血管病变。早期的病理改变为毛细血管基底膜增厚，内皮细胞增生，毛细血管周细胞丧失；血管扩张导致的微动脉瘤和血管结构改变，血 - 视网膜屏障的损害、血管通透性增加，出现视网膜渗出、水肿等病理表现；随之毛细血管管腔狭窄甚至闭塞，血流改变，致使视网膜缺血缺氧，最终形成新生血管等增殖性改变。

582　糖尿病患者如何预防糖尿病视网膜病变的发生？

糖尿病是一种慢性的全身性的系统性的疾病，在没有出现糖尿病眼部并发症的时候，我们要严格控制血糖，对于同时有高血压、高血脂的患者我们要积极控制血压、血脂，这样才有可能避免糖尿病眼底病变的发生、发展。如果出现了糖尿病眼部病变，一定要找专科的眼科医生进行诊治，同时要请内分泌科的医生协助调整血糖。经过一系列的治疗有可能将这种致盲性的危险因素降到最低。此外，建议有糖尿病的患者要及早到眼底病科进行眼底的检查，一旦发现眼底早期的改变，应该及早进行干预。

583　糖尿病视网膜病变程度如何确定？分期如何？

糖尿病视网膜病变的分级见表 13.1。

表 13.1　糖尿病视网膜病变的分级

病变严重程度	散瞳后眼底镜所见
1 期　无明显 DR	无异常
2 期　轻度非增生性 DR	仅有微血管瘤
3 期　中度非增生性 DR	不仅有微血管瘤但病变轻于重度 DR
4 期　重度非增生性 DR	4 : 2 : 1 法则　具有下列任何一项： 4 个象限中任何一个象限有 20 个以上的视网膜内出血点 2 个以上象限有明确的静脉串珠样改变 1 个以上象限有明确的视网膜内微血管 异常（IRMA） 无增生性 DR 体征
5 期　增生性 DR	具有下列一项或多项： 新生血管形成 玻璃体出血 视网膜前出血

非增生性和增生性糖尿病视网膜病变也被称为非增殖性和增殖性，同时也可被称之为非增殖期、增殖期，此处分级来源于我国《糖尿病相关眼病防治多学科中国专家共识（2021 版）》。

（1）非增生型：这是视网膜病变发展的第一阶段。如果血糖控制不好，则视网膜血流不通畅，毛细血管瘤出现，血管破损，发生点状或小片状的出血。出血被吸收后遗留下小小的白斑。不过，以上这些病理变化都很轻微，不足以对视力产生影响。此时，若能重视血糖的控制，则可以阻止病情恶化。

（2）增生型前期：如果非增生型再不注意血糖的控制，病变就会进入增生型前期。血管瘤出血的面积和残留白斑的面积增大，常可以在眼底检查时发现棉絮状出血和白斑形成，会影响视力。这个阶段的治疗不能光靠血糖的控制。眼科医生常使用激光凝固法，使用激光阻止或减轻视网膜病变进一步进展。

（3）增生型：视网膜毛细血管中的血流更加不通畅，影响视网膜细胞的氧气和营养物质的提供。视网膜细胞为了获取足够的氧气和营养，会促使机体在视网膜和玻璃体之间，以及在玻璃体中产生众多的新生血管。这些新生血管不同于正常血管，通常又细又脆，血管壁极易受损。一旦发生破裂，就会引起大量出血（玻璃体积血），甚至增殖牵拉可能引起视网膜脱离。这样会严重影响患者的视力，甚至失明。

584　糖尿病视网膜病变严重的话会有什么后果？

糖尿病视网膜病变最严重的结果是失明。全球每年有 300～400 万人因此病失明，其致盲率比非糖尿病患者高 10～25 倍。糖尿病视网膜病在早期时，没有任何主观不适。因此，为及时发现该病，糖尿病患者应定期进行眼底检查。已经患有该并发症的患者，应定期检查。

585　糖尿病视网膜病变应该多久检查一次眼底？

根据糖尿病视网膜病变程度，检查时间分为：

没有视网膜病变——每 1～2 年 1 次。

轻度非增殖性糖尿病视网膜病变——每 9 个月 1 次。

中度非增殖性糖尿病视网膜病变——每 3～6 个月 1 次。重度非增殖性糖尿病视网膜病变——每 3 个月 1 次。

增殖性糖尿病视网膜病变——每 3 个月 1 次。

586　糖尿病视网膜病应该怎么治疗？

首先应该积极治疗原发病，即积极治疗糖尿病，使血糖控制在适当范围，同时还要控制好血压、血脂等全身其他慢性疾病。一般糖尿病患者相关检查项目的控制要求见表 13.2。

表 13.2　糖尿病患者相关检查项目的控制要求

检查项目		控制标准
血糖值（mmol/L）	空腹	4.4～7.0
	非空腹	10.0
糖化血红蛋白测定（%）		<7.0
总胆固醇（mmol/L）		<4.5

其次，遵循"早期、个体化、合理联合"的原则，根据不同患者的临床表现特点选择不同的治疗方法。

（1）药物治疗：①口服羟苯磺酸钙等药物保护血管内皮，抑制氧化应激及炎症反应，减少血-视网膜屏障的破坏。②口服胰激肽原酶等药物可以改善微循环，增加毛细血管血容量，改善视网膜血流，纠正缺氧。③中药制剂：芪明颗粒、双丹明目胶囊、银杏叶片和和血明目片等中药制剂对DR有辅助治疗作用，可按说明或遵医嘱服用。

（2）激光光凝：糖尿病视网膜重度非增殖期常采用激光凝固法。激光是目前糖尿病视网膜病变有效的治疗手段之一，是将激光束十分精准地瞄准需要治疗的部位，进行光凝固，防止视网膜缺血、新生血管增生视网膜脱离。在治疗时，患者只发觉有蓝光在眼前闪烁，一般不会感到明显疼痛。

前增殖期病变至增殖期病变初期，都适合采用激光凝固法治疗。

激光凝固法方便快捷，通常在门诊即可进行，无须住院。一般每周治疗 1 次，每次治疗前需要先放大瞳孔，1 小时后治疗。根据病情，通常每只眼需要分多次治疗。

激光凝固斑呈圆形，直径一般 0.2～0.5 毫米，每次光凝可在一只眼的视网膜上形成数百个凝固斑。全视网膜光凝可在视网膜内生成数千个凝固斑。

（3）玻璃体腔注射抗血管内皮生长因子生成药：近年来抗血管内皮生长因子生成药物（雷珠单抗、康柏西普、阿柏西普等）的出现，使糖尿病视网膜病变的治疗有了更多的选择，比如，激光联合上述药物玻璃体腔注射治疗，对控制黄斑水肿会有更好的效果；对已发生新生血管青光眼的病例，玻璃体腔药物注射可以为后续的全网膜激光治疗争取时间；有些糖尿病视网膜病变晚期，必须手术的病例，也可以先注射药物，然后再手术，这样可减少术中出血。

（4）玻璃体切除：如果非增殖型病情没有得到控制，就会进入增殖期，这是糖尿病视网膜病变最严重的程度。新生血管生长时，在眼底会形成一层叫增殖膜的组织，并一点点地蚕食玻璃体的"地盘"，由于这层膜与视网膜相连，牵张时可能引起视网膜脱离。

病变进入增殖期的后期，反复发生出血，并可能出现视网膜脱离，此时便要进行玻璃体手术。玻璃体手术是增殖期视网膜病变的基本手段，它可以清除玻璃体内的积血和混浊，为下一步激光光凝创造条件。对有明显增殖性改变的眼底，可以通过切除病变的玻璃体，消除新生血管生长的支架，切除机化的组织，松解对视网膜的牵引，促使视网膜复位。总之，罹患糖尿病的时间愈久，血糖控制越差，越容易发生严重的视网膜病变。糖尿病患者应每年定期做眼的检查，若有明显的黄斑部水肿或新生血管生成时，即应考虑进行视网膜激光治疗，如果发生玻璃体积血或视网膜脱离，则需进行手术。

587　为什么得了糖尿病会出现白内障、青光眼？

糖尿病可引起白内障和青光眼。

（1）白内障

白内障即晶状体混浊。晶状体是眼睛重要的折光系统，相当于眼内的凸透镜。晶状体平时浸泡在房水里，高血糖时，房水渗透压增高，导致晶体纤维肿胀、断裂、崩解，最终完全混浊。另一方面，白内障还和年龄密切相关，是机体老化的标志之一。糖尿病患者的白内障、高血糖和老龄等多种因素常常并存，共同导致发病。

糖尿病患者的白内障分为两种类型，一种是真性糖尿病性白内障，多发生在 30 岁以下病情严重的幼年型糖尿病患者，晶状体可在几周内全部混浊，进展迅速；另一种是糖尿病患者的老年性白内障。老年性白内障在糖尿病患者中的发病率高，年龄早，成熟也快。

糖尿病患者易患白内障的原因是：晶状体糖代谢主要是通过无氧酵解，己糖激酶在代谢中是一种起关键作用的酶。正常情况下，晶状体内的葡萄糖不足以产生很多的山梨醇；在血糖升高时，己糖激酶饱和，其活性降低，葡萄糖转化为 6 – 磷酸葡萄糖受阻；此时醛糖还原酶活化，葡萄糖还原为多元醇，山梨醇增高，由于糖醇在晶状体积聚，细胞内渗透性增高，致晶状体纤维肿胀最后混浊。

糖尿病性白内障的治疗前提也是控制糖尿病。若白内障成熟，影响视力，就需要手术治疗。术前必须使血糖及血压控制在一定水平，并治疗体内存在的感染病灶。白内障手术方法有几种，但原则都是摘除混浊的晶状体，植入人工晶体，让患者重现光明。

（2）青光眼

糖尿病可引起眼睛房水外流不畅，眼压升高，导致青光眼的发生；糖尿病患者血液循环障碍导致眼部血流减少，也容易诱发青光眼；在高血糖的状态下，晶体发生膨胀，虹膜向前移位，前房角变窄、部分或全部关闭，房水流出障碍，引起眼压升高诱发闭角型青光眼；最严重的是糖尿病视网膜病变引起视网膜组织缺氧，大面积毛细血管闭塞，产生具有活性的血管生成因子，刺激形成新生血管，还可跨越前房角，引发新生血管性青光眼。

与其他并发症不同的是，新生血管性青光眼一旦发生，即使好好地改善血糖，疗效也相对较差。药物控制眼压效果不明显的情况下，就需要激光或者手术治疗。

588　中医如何认识糖尿病视网膜病变？

消渴（即"糖尿病"）所致眼部并发症属中医学"消渴目病"，包括消渴内障、消渴翳障等。本病的主要病机是病久伤阴，阴虚燥热，虚火上炎，灼伤目中血络；消渴日久，耗气伤阴，气阴两虚，瘀阻于目；饮食不节，脾胃受损，气不摄血，血不循经，溢于络外，或水液外渗；消渴病久，肝肾亏虚，目失濡养；久病伤阴，阴损及阳，致阴阳两虚，寒凝血瘀，目络阻滞，痰瘀互结，最终均伤及于目。糖尿病视网膜病变为虚实夹杂、本虚标实的症候特点；气阴两虚始终贯穿于病变发展的全过程；气阴两虚，气虚渐重，燥热愈盛，内寒更著，瘀血阻络，阴损及阳，阴阳两虚是其主要证候演变规律；而阳虚是影响病情进展的关键证候因素。所以在日常生活中注意补气养阴是非常重要的。

589　中医如何治疗糖尿病视网膜病变?

消渴目病在中医上可以吃中药或者中成药，也可以通过针刺缓解眼部的症状。在辨证论治的过程中注重标本兼治，在益气养阴的同时，加减轻黄斑水肿的利水渗湿药。患者平时注意合理饮食、控制血糖、适当锻炼、起居有常有利于减缓疾病进展。辨证论治：①阴津不足，燥热内生证需要养阴生津，凉血润燥，方药为玉泉丸合知柏地黄丸加减。若眼底以微血管瘤为主，可加丹参、郁金、凉血化瘀；出血明显者，可加生蒲黄、旱莲草、牛膝止血活血，引血下行；有硬性渗出者，可加浙贝、海藻、昆布清热消痰、软坚散结。②气阴两虚，络脉瘀阻证需要益气养阴，活血通络，方药六味地黄丸合生脉散或优糖明Ⅰ号方加减。视网膜出血量多，可酌加三七、旱莲草、赤芍以增凉血、活血、止血之功；伴有黄斑水肿者，酌加白术、薏苡仁、车前子利水消肿；自汗、盗汗，加白术、牡蛎、浮小麦以益气固表。③脾失健运，水湿阻滞证需要健脾益气，利水消滞，方药补中益气汤加减。可加巴戟天、郁金、车前子补肾活血利水；棉绒斑多者，加法夏、浙贝、苍术以化痰散结；黄斑水肿重者，加茯苓、薏苡仁利水消肿。④肝肾亏虚，目络失养需要滋补肝肾，润燥通络，方药六味地黄丸加减。视网膜出血量多色红有发展趋势者，可合用生蒲黄汤；出血静止期，则可合用桃红四物汤。⑤阴阳两虚，血瘀痰凝证需要滋阴补阳，化痰祛瘀，方药偏阴虚者选左归丸，偏阳虚者选右归丸。临床病症纷繁复杂，要根据实际情况加减用药，老年人要根据专业医生的指导合理用药。酌加瓦楞子、浙贝、海藻、昆布软坚散结，三七、生蒲黄、花蕊石化瘀止血，菟丝子、淫羊藿补益肝肾而明目。

◎ 血脂异常和脂蛋白异常血症

血脂异常可见于不同年龄、性别的人群，随着年龄的增长血脂水平逐渐增高，至50～60岁达到高峰，几年来，由于人们生活习惯的改变以及各种因素的影响，许多老年人常常受到血脂问题困扰，人体各系统是一个整体，血脂的异常常影响眼睛，如眼部皮肤出现黄色瘤、角膜老年环和眼底改变等。

590 下眼皮有好多黄色的皮肤隆起是什么？

长期血脂异常的患者，这种体征很可能是黄色瘤，黄色瘤是一种异常的局限性皮肤隆起，由脂质局部沉积引起，颜色可为黄色、橘黄或棕红色，多呈结节、斑块或丘疹形状，质柔软，最常见于眼睑周围。提醒您尽早控制血脂，以免引起其他眼睛病变。

591 血脂异常在中医上有没有好的调养办法？

现在许多老年人都有血脂异常的问题，血脂异常不仅影响心血管系统，肝胆系统，也会反映在眼睛上，可能出现黄色瘤也可能出现眼底病变，在中医上讲究饮食有常，起居有常，建议吃一些化浊降脂的食物比如苹果、大蒜、洋葱等。具有化浊降脂功效的中药山楂、泽泻、何首乌等，中药要遵医嘱服用。

◎ 甲状腺相关眼病

甲状腺相关眼病，也称为 Graves 眼病（GO），是 Graves 病（GD）主要的甲状腺外在表现，是一种免疫系统攻击眼部的自身免疫性疾病。50%以上的甲状腺功能亢进症患者，会出现眼部病变，但甲状腺性眼眶病变发生的时机和严重程度，与甲状腺病症的病程并无直接相关。病理机制可能是甲状腺与眼睛有相似的特异性自身抗体所致。本病的主要临床表现为眼球突出、眼睑肿胀退缩、眼外肌增粗出现复视、暴露性角膜炎、青光眼，甚至造成视神经压迫视神经萎缩。

592 甲状腺相关眼病如何分类和分期？

GO 的严重程度参照欧洲 Graves 眼病专家组（EUGOGO）的分类标准，分为轻度、中重度和极重度 3 种类型，其中，轻度 GO 诊断标准为：（1）轻微眼睑退缩（<2 mm）；（2）轻度软组织受累；（3）眼球突出 <3 mm；（4）短暂复视或无；（5）人工泪液能缓解暴露角膜的不适。中重度 GO 诊断标准为：（1）眼睑退缩（≥2 mm）；（2）中度或重度软组织受累；（3）眼球突出 ≥3 mm；（4）不稳定的或持续的复视。极重度 GO 诊断标准为：并发视神经病变（DON）威胁视力，或并发角膜损伤，或合并其他不常见的并发症，如眼球半脱位、脉络膜损伤等。

用临床活动评分（CAS）来评估 GO 的临床活性，GO 按照评分高低分为活跃期和非活跃期，CAS 检查包括 7 项共 7 分，CAS 评分 ≥3 分时定义为活跃期。眼球突出 >2 mm、任意方向眼球运动极限降低 >8°、在 1～3 个月内视力下降 ≥1 Snellen 图表线，都有助于协助诊断 GO 在活跃期。

593 甲状腺相关眼病的眼部症状有哪些？

（1）眼球突出（表现为眼部干燥、沙砾感、畏光、流泪、视物模糊）；（2）眶周软组织炎症和充血（结膜充血、眼睑肿胀）；（3）眼外肌受累（眼球运动疼痛、眼球运动受限和复视）。

594 甲状腺相关眼病的西医如何治疗？

GO 的治疗方案应针对每位患者单独设计，每位患者都需戒烟并接受眼局部护理，同时治疗甲状腺疾病。常规眼部护理可使用人工泪液、戴太阳镜或让床头略微抬高入睡。夜间可使用眼膏在不完全闭眼的情况下保护角膜。轻度 GO 患者可通过服用抗甲状腺药物和人工泪液进行控制。对于那些有可能发生严重并发症的 GO 患者，如并发限制性斜视或 DON 者，在其发病前进行鉴别至关重要。甲状腺功能亢进患者使用 RAI 治疗并有 GO 危险因素或已有活跃期轻度 GO 者，可用糖皮质激素预防和治疗。不同类型的 GO 采用的治疗方案有所不同，主要包含眼部护理、药物治疗、放射治疗、康复手术等。

595　治疗甲状腺相关眼病有哪些手术适应证?

（1）治疗角膜暴露的手术适应证有：①各种原因引起的角膜暴露或睑裂闭合不全；②甲状腺相关眼病引起的睑裂增大；③眼眶术后防止结膜水肿等。

（2）治疗上睑退缩的手术适应证有：治疗上睑退缩的手术主要适应于甲状腺相关眼病引起的眼睑退缩。

（3）眼眶减压术的适应证有：①眼球前突所致的暴露性角膜炎、角膜溃疡或眼内炎；②肥大眼外肌在眶尖处压迫视神经，引起严重视神经病变，视野缺损，视力下降；患者不能接受严重的眼球突出，改善外观。

596　甲状腺相关眼病能进行放射治疗吗?

可以。放射治疗适用于初发期和活动期患者，对消除组织水肿，减轻压迫性视神经病变，提高视力有较好疗效。激素治疗无效或不良反应严重者也可使用。与激素联合使用也是目前常用的治疗方案。

597　中医如何认识甲状腺相关眼病?

该病归属中医"鹘眼凝睛"范畴，中医认为本病多因情志失调，气郁伤脾，运化失职，痰瘀互结；或热毒上壅，气血郁滞；或素体阴虚，或劳心过度，耗伤阴血，致阴虚阳亢，气血凝结日久而致眼突欲出。该病多责之于火、痰、瘀，治疗时常对症用药，主要治疗原则包括：疏肝健脾、清热解毒、化湿祛痰、疏经通络、益气养阴。①肝气郁滞可用柴胡疏肝散加减；②肝胆湿热可用龙胆泻肝汤加减③气血瘀滞可用祛积通络方加减；④气阴两伤可用沙参麦冬汤加减。中医针灸、刮痧、放血等外治法在本病治疗中亦有较好临床效果。

第二节　血管性病变

随着年龄的增长，人体的血管容易受到各方面的影响，出现各种问题。高血压、动脉硬化等心血管病变，常在眼睛出现对应性变化，若长期血压控制不佳或发生恶性高血压时，可能会造成视网膜缺血或出血、血管阻塞、视盘水肿、甚至视网膜脱离等情况；脑动脉阻塞、颅内出血等脑血管疾病可影响到视路，不同部位受到损害，其眼部表现也不尽相同；此外有肾脏疾病的老年人也可能出现眼部病变。

◎ 高血压

598　高血压患者为什么眼底会不好？

长期缓慢持续的高血压，可使视网膜动脉由功能性血管痉挛，逐渐发生管壁弥漫性细胞增生、弹力纤维增生、玻璃样变性，从而导致管径逐渐狭窄，发生慢性高血压视网膜病变；血压短期急剧增高，可引起视网膜及脉络膜血管失代偿，使血管壁细胞肿胀、破裂而渗透性增加，发生急性高血压病变。

高血压可导致眼底不同程度的病变，高血压Ⅰ期，眼底多正常。高血压Ⅱ期，眼底可见动脉变细，铜丝状或银丝状改变，动静脉交叉压迹等。高血压Ⅲ期，视网膜可有大面积水肿、多发性出血、黄白色的硬性渗出、棉絮斑等软性渗出，严重时视盘水肿。

599　高血压性视网膜病变有什么表现？

高血压性视网膜病变是因高血压引起的眼底病变，一般无明显症状，严重者可出现头痛、视物模糊、视物变小或变形，早期不影响视力，后期视力有不同程度的下降，属于高血压众多并发症的一种。高血压性视网膜病变分为两种：慢性型和急进型。年龄越大、病程越长，眼底改变发生率越高。老年人常见慢性高血压视网膜病变。

慢性型高血压视网膜病变主要是血管痉挛、变窄，渗出、出血和棉絮斑。根据严重程度，可以分为4级。

Ⅰ级：血管收缩、变窄，在动静脉交叉处透过动脉看不到下面的静脉血管。此时视力正常或减退，如果此时血压被迅速控制，则视网膜血管可以恢复正常。

Ⅱ级：动脉硬化，动脉出现"铜丝状"或"银丝状"反应，动静脉交叉征。此时会出现不同程度的视力减退。

Ⅲ级：在前两级基础上出现视网膜出血、渗出和水肿，微血管改变广泛。如果出血量多，进入玻璃体或黄斑，视力就会受到严重损害。

Ⅳ级：同时伴有视盘水肿。

高血压眼底病变分级可以说明高血压的进展程度，视网膜动脉的硬化程度同高血压患病时间成正比。视网膜出血、渗出和视盘水肿提示心、脑、肾等重要脏器的损害。

600　高血压性视网膜病变怎么治疗？

对症治疗，根本治疗在于早期控制高血压。可以玻璃体腔注射药物；可予维生素 B_1、维生素 C、维生素 E，芦丁，钙剂以及中医中药等治疗。如果有手术指征时可行手术治疗。

601　得了很长时间的高血压，如何预防高血压视网膜病变？

高血压视网膜病变严重者不仅会严重影响视力，而且还可能引起失明。主要通过以下几种方式进行预防：一、严格控制血压、血糖、血脂。二、加强体重管理。三、适当的体育锻炼。四、戒烟戒酒。五、合理饮食，避免高钠饮食。六、积极改善微循环，防治微血栓形成。七、定期到眼科检查眼底情况。

602　高血压视网膜病变的中医病因病机是什么？

高血压视网膜病变的病因病机可归纳为风、火、痰、虚四个方面。多因肝肾阴阳失调，阴虚阳亢；或肝阳亢盛，风火上攻，气血逆乱；或痰湿阻络，血不循经所致。

603　中医如何治疗高血压视网膜病变？

高血压视网膜病变的中医治疗需要在治疗高血压的基础上养肝明目。辨证论治：①肝阳上亢证需要平肝潜阳，天麻钩藤饮加减。阳亢化风者，加羚羊角粉、珍珠母以镇肝息风。②痰湿内胜需要祛痰降浊，方药半夏白术天麻汤加减。痰湿蕴结，加天竺黄、黄连以清热化痰；脾虚湿困者，加砂仁、藿香、焦神曲以健脾化湿。③瘀血阻窍证需要活血化瘀，方药为血府逐瘀汤加减。气虚明显，加黄芪、党参以补气活血；阳虚明显者，加仙茅以温阳化瘀；阴虚火旺者，加龟板、鳖甲以养阴清火。④肝肾阴虚证需要滋补肝肾，平肝潜阳，方药为杞菊地黄丸加减。心肾不交者，加阿胶、鸡子黄、酸枣仁、柏子仁等交通心肾，养心安神。⑤肾阳虚衰证需要温补肾阳，方药为济生肾气丸。此外，常用的中成药如松龄血脉康胶囊、天麻钩藤颗粒、养血清脑颗粒、六味地黄丸、金贵肾气丸等。中医治疗疾病注重整体观念和辨证论治，视网膜疾病要和全身因素联系起来，标本兼治。老年人要遵医嘱用药，不能私自用药。

604　高血压眼底改变的分类有哪些？

（1）Keither-Wagener-Barker 分类

Ⅰ：视网膜动脉轻微收缩及有些迂曲。患者高血压较轻。

Ⅱ：视网膜动脉有肯定的局部狭窄，有动静脉交叉征。患者血压较前升高，一般无自觉症状，心肾功能尚好。

Ⅲ：视网膜动脉明显局部收缩，并有出血、渗出及棉絮斑，即高血压性视网膜病变。多数患者同时有显著动脉硬化；血压持续很高，有心、肾功能损害。

Ⅳ：上述视网膜病变均较严重，并有乳头水肿，即高血压性视盘视网膜病变。有的还有 elschnig 斑。患者心、大脑及肾有较严重损害。

（2）Scheie 分类鉴于高血压性视网膜病变与视网膜动脉硬化的程度不一定平行，将视网膜动脉硬化及高血压性改变分别分级，各分为四级。

①高血压性改变

Ⅰ：广泛的小动脉狭窄，特别是小的血管，小动脉管径尚均匀，无局部狭窄。

Ⅱ：小动脉狭窄更明显，可有小动脉局部收缩。

Ⅲ：局部和弥漫的小动脉狭窄更为明显与严重，可能有视网膜出血。

Ⅳ：所有上述异常均可有表现，并有视网膜水肿、硬性渗出及视盘水肿。

②视网膜动脉硬化

Ⅰ：小动脉光反射增宽，有轻度或无动静脉交叉压迫征。

Ⅱ：小动脉光反射增宽及动静脉交叉压迫均较显著。

Ⅲ：小动脉呈铜丝状，动静脉交叉压迫征较明显。

Ⅳ：银丝状动脉，动静脉交叉压迫征更重。

◎ 动脉硬化症

动脉硬化包括老年动脉硬化、小动脉硬化、动脉粥样硬化三种。高血压和高胆固醇症是动脉硬化最重要的危险因素。其中老年动脉硬化眼底可表现为视网膜动脉普遍变细，颜色变淡，反光带增宽，动脉走行平直等。

605 动脉硬化症如何治疗？

应积极预防各种诱发因素，如高血压、高脂血症等；平时可选择服用维生素 C、维生素 E、曲克芦丁、丹参片、复方血栓通等药物以软化血管；合理饮食，少食含胆固醇高的食物。

◎ 脑动脉阻塞

脑动脉的某些部位阻塞可直接影响到视路，因损害的部位不同，其在眼部的表现也不同。

606　脑动脉阻塞是如何影响眼睛的？

脑动脉阻塞的不同，可出现不同眼部症状：

（1）颈动脉或颈内动脉狭窄或阻塞：可导致患侧眼痛、一过性黑矇或暂时性失明，诱发视网膜中央或分支动脉阻塞、新生血管性青光眼、缺血性视神经病变和眼缺血综合征等急性或慢性缺血性眼部病变。（2）大脑中动脉阻塞：可出现深度昏迷，清醒后有典型的"三偏"症状，即病变对侧偏瘫、偏身感觉障碍和病灶对侧的双眼同向偏盲，无黄斑回避。

（3）大脑后动脉阻塞：可发生共同性上转障碍、皮质盲或象限盲、黄斑回避，以及病灶对侧的同向偏盲。

（4）基底动脉阻塞：可表现为瞳孔缩小及动眼神经、外展神经和滑车神经麻痹等。

607　脑动脉阻塞出现症状如何治疗？

主要是改善脑部血液循环，可用溶栓剂、血管扩张剂或活血化瘀中药、针灸等治疗。颈动脉阻塞者，可考虑手术。

608　脑动脉阻塞出现眼部症状有没有中医调养办法？

脑血管疾病通常高血压、高血脂等有关，中医提倡在活血化瘀、调肝补肾的基础上进行辨证论治，建议找中医专家进行调理。

◎ 颅内出血

颅内出血主要包括蛛网膜下腔出血和脑出血，两者均可引起眼部不同程度病变。

609　蛛网膜下腔出血的眼部表现是怎样的？如何进行治疗？

因视神经、视交叉、动眼神经、外展神经、三叉神经等脑神经受压而出现视力下降及眼肌麻痹。眼底可见视网膜动脉变细，节段性收缩，视网膜静脉迂曲、扩张；视网膜水肿、出血，甚则视盘水肿等。治疗措施是控制脑水肿，解除血管痉挛，必要时手术治疗。

610　脑出血的眼部表现是怎样的？如何进行治疗？

双侧瞳孔不等大、扩大或缩小，眼位偏斜，眼球震颤。眼底视盘水肿，视网膜动脉痉挛、变细，视网膜水肿、出血，以及棉绒斑。治疗原则应降低颅内压，控制脑水肿，预防并发症，或及时手术。

◎ 肾脏疾病

在肾脏疾病中，急性肾小球肾炎和慢性肾小球肾炎导致眼部病变较为常见。其中急性肾小球肾炎多见于儿童和青少年，对于老年人我们更关注慢性肾小球肾炎。

611　慢性肾小球肾炎的眼部表现是怎样的？如何进行治疗？

多因为低蛋白血症引发眼睑水肿，严重贫血者可见球结膜水肿和球结膜下出血；眼底可见视盘充血、水肿，视网膜动脉痉挛、变细，静脉迂曲扩张，动静脉交叉征阳性，或呈弥漫性水肿、火焰状或片状出血，后极部有棉绒斑或星芒状硬性渗出。病情严重者，易引起视网膜脱离。治疗原则应以预防感染为主，避免使用损害肾脏的药物以及对症处理。

第三节　结缔组织及关节病变

结缔组织及关节病变多与免疫系统失调有关，包括类风湿关节炎、强直性脊椎炎、莱特症候群、贝西症候群、休格连症候群、全身性红斑性狼疮、皮肌炎、多发性动脉炎等。

612　结缔组织及关节病变会造成哪些眼病呢？

类风湿关节炎、强直性脊椎炎、莱特症候群、贝西症候群等常并发虹膜炎。休格连症候群常有明显的干眼、全身性红斑性狼疮、皮肌炎、多发性动脉炎等，常造成视网膜缺血栓塞与视盘水肿。

613　患了结缔组织病会引起哪些眼病？

结缔组织病常会影响到眼睛，如出现眼睛异物感、干涩、疼痛、畏光等干燥性角结膜炎。由于结缔组织病常常诱发自身免疫炎症反应，眼睛的葡萄膜（虹膜、睫状体、脉络膜）炎症也属于结缔组织病的一种，因此肢体关节发生炎症往往可以合并眼睛的葡萄膜炎的发生。另外结缔组织病与视神经炎也常常并存。

614　类风湿关节炎可以诱发哪些眼病？如何治疗？

类风湿关节炎是一种以多关节炎为主要表现的全身自身免疫性疾病。眼部有慢性结膜炎、角膜炎、巩膜炎、虹膜睫状体炎等表现。其中，虹膜睫状体炎有反复发作倾向，预后不良，久之可继发青光眼或并发白内障。

临床以治疗原发病为主，常用的药物有糖皮质激素；抑制类风湿的免疫药，如金诺芬、甲氨蝶呤、雷公藤及雷公藤总甙类药；非甾体抗炎药，如阿司匹林、吲哚美辛、布洛芬。此外，也可配服中药进行整体调理。眼部症状参照相关章节对症处理。

615　眼部炎症没有感染却反复发作是怎么回事?

这种情况我们一定要检查是否患有全身性免疫系统疾病,风湿免疫疾病大多都是全身性的,例如,干燥综合征会大多会引起眼睛的干燥,脊柱关节炎有30%的人也会以虹膜炎作为首发的症状;此外,像红斑狼疮之类的血管炎的病变会在眼睛发生视网膜血管炎,引起眼炎。风湿性疾病会引起葡萄膜炎,导致眼压突然间升高,导致青光眼。

616　什么是五轮学说?如何理解眼和五脏的关系?

眼与脏腑密切相关,脏腑的功能失调可以反映于眼部。根据"五轮学说",内眦及外眦的血络属心,称为"血轮";黑睛属肝,称为"风轮";白睛属肺,称为"气轮";瞳仁属肾,称为"水轮";胞睑属脾,称为"肉轮"。比如,目眦赤为心火。白睛赤为肺火,黄为湿热内胜。全目赤肿,是肝经风热。目清澈者为寒,目暗浊者为热。目眦淡白者是血亏目胞。目胞色暗晦,多属肾虚。

（编者：王影　张小艳　苗梦璐）

第十四章 眼肿瘤

617 眼睑肿瘤哪些是良性，哪些是恶性的呢？

眼睑肿瘤分为两种：良性和恶性。

（1）眼睑良性肿瘤常见的有：①血管瘤，多见于儿童，眼睑上出现红痣或者形状如桑葚样的肿物，用手指压迫有变小或变色的改变。②黄色瘤，指双眼上睑内眼角出现的橘黄色的斑块状，多见于血脂高的老年人。③色素痣，又叫黑痣，颜色、大小各异。

（2）眼睑恶性肿瘤多见于老年人，常见的有：①睑板腺癌，较多见，开始仅触摸到小硬结，逐渐扩大，穿破眼皮后露出黄白色的瘤体，或通过病理检查可确诊。②基底细胞癌，这种肿瘤先在眼睑上形成一个半透明的小肿块，慢慢长大，破溃成溃疡，引起感染和剧烈的疼痛。③恶性黑色瘤，生长在外眼角的较多，开始类似黑痣，但表面不平，容易出血，周围还会生长出许多小痣，很快变大并转移到其他器官，严重威胁患者的健康和生命。

618 各种眼睑肿瘤该怎么治疗？

手术是治疗眼部肿瘤的重要手段，必要时需要放射治疗、化学药物治疗与免疫治疗等，也是治疗肿瘤的有效方法。

619　得了眼部恶性肿瘤一定要摘眼球吗？

随着基础研究的深入，人们对癌症的认识已有长足的进展。癌变机制的研究不断深化，临床诊治手段也在日益前进中，基因诊断已获得应用，基因治疗也进入日程。摘除眼球将不再是治疗眼部恶性肿瘤的唯一方法，甚至未必是首选方法。各种保留眼球的治疗方法（如激光、光动力学、冷冻、温热放射性、同位素巩膜板局部敷贴、脉络膜肿物局部切除等）已广泛应用于临床。这不仅保全了生命，而且保存了眼球与视力，提高了生存质量，显示了令人鼓舞的治疗前景。

620　我得了眼睑基底细胞癌，听起来真可怕，会转移吗？

眼睑基底细胞癌为我国最常见眼睑恶性肿瘤，病程缓慢，极少转移。本病对放射线敏感，如能及早治疗，疗效可达 90% 以上。本病病因不明，长期日晒、放射线、外伤、应用某些腐蚀剂等均可诱发本病。本病多见于老年人，男性比女性多。

癌瘤初起时为小结节，表面可见小的毛细血管扩张。因富含色素，可被误认为色素痣或黑色素瘤，但它隆起较高，质地坚硬，生长缓慢，患者无疼痛感。病程稍久，肿瘤中央出现溃疡，其边缘潜行，形状如火山口，并逐渐向周围组织侵蚀，引起广泛破坏。罕有转移，如发生转移，最常转移至肺、骨、淋巴结、肝、脾和肾上腺。

本病对放疗敏感，应早期切除后再行放疗。由于癌细胞通常向四周浸润，超出临床上所见的边缘以外，因此手术切除范围应足够大，最好应用冷冻切片，监察切除标本的边缘。

621　以为是麦粒肿，怎么就诊断为眼睑皮脂腺癌了呢？

眼睑皮脂腺癌占我国眼睑恶性肿瘤的第 2 位，仅次于眼睑基底细胞癌。多发于中老年妇女。好发于上眼睑，病灶多 <1 cm，因为常被误诊为

慢性眼睑结膜炎、麦粒肿或睑板腺囊肿，没有及时正确诊断而延误就医。肿瘤生长迅速，扩散很快，容易转移，导致死亡。即使切除也常会复发。

本病常起源于睑板腺和睫毛的皮脂腺，如起自睑板腺，初起时为眼睑皮下小结节，与睑板腺囊肿相似，以后逐渐增大，睑板弥漫性斑块状增厚，相应的睑结膜呈黄色隆起。如起自皮脂腺，则为睑缘的黄色小结节，表面皮肤正常。当肿块逐渐增大后，可形成溃疡或呈菜花状。可向眶内扩展，侵入淋巴管并发生转移。

眼睑皮脂腺癌对放射线不敏感。早期局限时，手术切除预后较好。晚期已侵及邻近组织，手术后极易复发，需长期追踪，以排除复发或转移之可能。由于皮脂腺癌与睑板腺囊肿极相似，因此对老年人睑板腺囊肿应常规做病理检查，对切除后复发者更应警惕。

622　眼睑鳞状细胞癌该如何治疗？

本病多发生于中老年人，好发于睑缘皮肤黏膜移行处。生长缓慢，患者无疼痛感。

眼睑鳞状细胞癌开始时像乳头状，后来逐渐形成溃疡，边缘稍隆起，质地坚硬，可发生坏死和继发感染，不但向周围和深部侵蚀，还侵犯皮下组织、睑板、眼球眼眶和颅内。可经淋巴系统向远处淋巴结转移。

治疗应以手术为主，根据肿瘤大小，确定眼睑切除范围，再行放射治疗。

623　眼睑恶性黑色素瘤是什么？该怎么治疗？

眼睑恶性色素瘤是一种恶性程度高、发展迅速、容易向全身各处广泛转移的肿瘤。本病约占眼睑恶性肿瘤的1%。黑色素的组织来源可能有3种：①皮肤交界痣或复合痣恶变；②癌前期黑变病；③原发性黑色素瘤。

本病多见于老年人的睑缘部，部分患者由良性黑色素瘤恶变而成。一般患者仅有轻度的痒感，无其他感觉，往往容易被忽视。

本病对放疗和化疗均不敏感，治疗首选手术切除，切除的范围较其他眼肿瘤更大，通常要达到肉眼可见肿瘤边缘外 8 ~ 10 mm。

624　什么是结膜色素痣？会恶变吗？

本病是来源于神经外胚层的先天性良性错构瘤，极少恶变。

结膜色素痣是由于增多的黑色素细胞聚积成巢状或团状而形成的，约 1/3 缺乏色素，50% 以上的结膜黑色素痣可见囊肿样上皮包涵体。

本病多发于角膜缘附近及睑裂部的球结膜，呈不规则圆形，大小不等，境界清楚，稍隆起于结膜面。痣一般为黑色，深浅不一，有的为深黑色，有的为棕红色。青春期前的痣常不含色素。痣内无血管。出生时常不明显，青春期有生长趋势。很少恶变，如痣体突然变大且表面粗糙、有血管长入，提示有恶变的可能。

结膜色素痣的鉴别诊断：结膜色素痣要和后天原发性结膜黑变病相鉴别。后者又称癌前期黑变病，通常为单侧、不规则、扁平而弥散的色素沉着，一般在 30 岁以内发生，常有色素颜色变淡的趋势，有恶变可能。

本病一般不需治疗，如影响外观，可予以切除，但要注意切除彻底。切除时必须常规送病理检查，一旦发现有恶变，应给予广泛的彻底切除，以免复发。

625　什么是角结膜皮样瘤？如何治疗？

角结膜皮样瘤是一种类似肿瘤的先天性异常，在组织学上并非真正的肿瘤，而属典型的迷芽瘤。来源于胚胎性皮肤，肿物表面覆盖上皮，肿物内由纤维组织和脂肪组织组成，也可含有毛发与毛囊、皮脂腺、汗腺。病变一般侵及角膜实质浅层，偶尔可达角膜全层甚至前房内。

肿物多位于颞下方球结膜及角膜缘处，圆形，淡黄色，实性表面有纤细的毛发。肿物的角膜区前缘，可见弧形的脂质沉着带。少数病例角膜缘处可出现多个皮样瘤，甚至相互融合，形成环形皮样瘤。有时肿物可位于角膜中央，仅遗留周边角膜。偶可表现为 Goldenhar 综合征，即眼部有角膜皮样瘤、伴有耳部畸形、脊柱异常等三联征。

角结膜皮样瘤宜手术切除及施行板层角膜移植。常用半月形带角膜缘的板层移植片修复。位于角膜中央者要在出生后 6 个月之前手术切除，并做板层角膜移植术，以防弱视。手术时如果见皮样瘤组织已侵入全层角膜，则改做穿透性角膜移植。

626 以前眼睛做过手术，现在被诊断为虹膜囊肿，该怎么治疗？

虹膜囊肿是由于眼球穿孔伤或内眼手术后，结膜或角膜上皮通过伤口进入前房，种植于虹膜并不断增生所致。虹膜囊肿的病因有多种，包括先天性、外伤植入性、炎症渗出性和寄生虫性等，其中以外伤植入性最常见。虹膜囊肿可向后房伸展，于瞳孔区见到虹膜后有黑色隆起块，易被误诊为黑色素瘤。

原发性虹膜囊肿一般呈静止性，很少引起眼内其他结构的改变与视力障碍，多不需治疗。植入性虹膜囊肿容易引起继发性青光眼、并发性白内障与角膜失代偿，如有发生则需要用激光、放射或手术治疗。如果原发性虹膜囊肿引起弱视，也应尽早处理。

627 脉络膜血管瘤如何治疗？

脉络膜血管瘤为先天性血管发育畸形，伴有颜面血管瘤，或脑膜血管瘤、以及青光眼称 Sturge-Weber 综合征。多发生于年轻人。病变常从视盘及黄斑部附近开始，可为孤立性，表现为一个淡红色的圆形或近似球形隆起；也可为弥漫性，表现为广泛、弥漫、扁平、边界不清楚的番茄色增厚。易引起视网膜脱离而致视力高度减退，或并发顽固性青光眼而失明。超声波和荧光素眼底血管造影检查对诊断有较大帮助。可采用激光治疗。

628　脉络膜恶性黑色素瘤是什么？怎么治疗？

脉络膜恶性黑色素瘤是成年人最常见的眼内恶性肿瘤，多见于 50 ~ 60 岁的人群，常为单眼发病。主要起源于葡萄膜组织内的色素细胞和痣细胞。如肿瘤位于黄斑区，疾病早期即可有视物变形或低视力，如位于眼底的周边部则无自觉症状。

本病分为局限性及弥漫性两种。①局限性：临床多见，表现为凸向玻璃体腔的球形隆起肿物，周围常有渗出性视网膜脱离。②弥漫性：沿脉络膜水平发展，呈普遍性增厚而隆起明显，易被漏诊或误诊。易发生眼外和全身性转移，可转移至巩膜外、视神经、肝、肺、肾和脑等组织，预后甚差。可因渗出物、色素及肿瘤细胞阻塞房角，肿瘤压迫静脉或肿瘤坏死所致的大出血等引起继发性青光眼。在肿瘤生长中可因肿瘤高度坏死而引起眼内炎或全眼球炎，因此又被称为伪装综合征。

本病早期诊断较困难，必须详细追问病史、家族史，进行细致的全身和眼部检查。此外，还应行巩膜透照、超声波、荧光素眼底血管造影、CT及 MRI 等检查，以便做出诊断。

治疗：小的肿瘤可随访观察或做局部切除、激光光凝和放疗。眼球摘除术仍是主要的治疗选择，适用于肿瘤继续移植发展、后极部的肿瘤累及视神经、肿瘤较大已失明或继发青光眼、视网膜脱离等。

629　中医中药上有没有方法治疗肿瘤？

肿瘤的基本治疗原则：扶正祛邪，攻补兼施。根据患者的实际情况进行辨证论治：①气郁痰瘀证需要行气解郁，化痰祛瘀，方用越鞠丸合化积丸。②毒热壅盛需要清热解毒，抗癌散结，方用犀角地黄汤合犀黄丸。③湿热郁毒需要清热利湿，泻火解毒，方用龙胆泻肝汤合五味消毒饮。④瘀毒内阻证需要活血化瘀，理气散结，方用血府逐瘀汤或膈下逐瘀汤。⑤阴伤气耗证需要益气养阴，扶正抗癌，方用生脉地黄汤。⑥气血双亏证需要益气养血，扶正抗癌，方用十全大补汤。

（编者：张小艳　苗梦璐）

第十五章　老年眼病的护理和健康管理

眼睛是心灵的窗口，与每个人的日常生活息息相关，需要我们时刻用心呵护，保护眼睛免除病痛和伤害。生活中的很多细节往往被人们忽略，却是保护眼睛的关键措施。掌握这些关键点，对我们的眼睛健康大有裨益。

630　眼睛也会老化吗？

老化是每个生物都必然经历的过程，人也不例外，年纪越大，身体器官的老化就会越严重。眼睛也并不会一直保持年轻的状态，可能眼睛开始老化的时间比有些器官还要早，人们常说"花不花，四十八"，这其实是有科学依据的。大部分人在 40 岁左右就会出现眼睛的初老症状——老花。这是因为负责调节眼睛焦点的肌肉睫状肌老化，丧失了它原本的调节功能，让我们的眼睛看远看近的范围变小，无论是看太近的东西还是看太远的东西都会很模糊。尤其在看字的时候常常需要借助老花镜才能看清。

除了因为睫状肌老化导致的老花，还有其他很多眼组成部分老化导致的眼病，比如"青光眼"，"黄斑变性"，"眼底出血"都很容易在老年群体中发生。

631　上了年纪以后该怎么保护眼睛？

上了年纪以后，人们常会被"老花""飞蚊症""老年性白内障""青

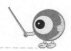

光眼""黄斑变性""眼底出血"等问题影响正常生活。为减轻眼部疾病带来的负担,在日常生活中,要注意全身整体的健康状况,合理饮食、保证充足的营养、保持良好的生活习惯,进行适当的体育运动、避免用眼过度、保持心情舒畅,避免情绪的大起大落。当然,定期进行健康检查也非常重要,这样才能早发现、早治疗。遇到问题,及时就医和治疗,是最好的办法。

632 保护眼睛该怎么吃?

(1)眼睛视网膜上的视紫质是由蛋白质合成的,催化这一反应发生的各种酶类也是蛋白质,蛋白质的缺乏,就会直接导致视力受损。多吃含优质蛋白质的食物,如瘦肉、鱼、乳、蛋和大豆制品等。

(2)维生素 A,是构成眼睛感光物质的重要原料,维生素 A 充足,可以使眼睛明亮有神;缺乏时,就会出现角膜上皮细胞脱落、增厚、角质化,原来清澈透明的角膜会变得像毛玻璃一样模糊不清。白内障、夜盲症等都会找上门来。含有维生素 A 较多的食物有动物肝、水果、蔬菜和胡萝卜等。

(3)β 胡萝卜素是一种高效的生物抗氧化剂,能够清除身体内自由基,具有一定的抗衰老功效。β 胡萝卜素在体内可以转化成维生素 A,对维持正常视力、预防一些退行性眼病有很大帮助。β 胡萝卜素最丰富的来源是绿叶蔬菜和黄色、橘色的水果,颜色越深,含量越高。如胡萝卜、菠菜、生菜、红薯、马铃薯、冬瓜、西兰花、哈密瓜等。

(4)β 胡萝卜素是一种脂溶性维生素,应该与至少含 3 克脂肪的食物一起食用,吸收更好。另外,为了能发挥更大的抗氧化的作用,可以与富含维生素 C 和维生素 E 等其他的重要抗氧化剂的食物一起使用。

(5)维生素 E,可以排除人体内不正常堆积的氧化物,类似于清道夫,从而避免了组织的破坏。一些植物的种子,如松果、核桃、花生等含有较多的维生素 E。

（6）维生素 C 摄入不足时，很容易发生白内障、角膜炎、眼内的各种组织也容易出血。富含维生素 C 的食物有柚子、番茄、枣、猕猴桃以及绿色蔬菜等。

（7）维生素 B_1、维生素 B_2 是参与视神经细胞代谢的重要物质，还具有保护眼结膜和角膜的作用。维生素 B_1、维生素 B_2 缺乏时，容易出现眼睛干涩、结膜充血、易疲劳等症状，甚至可能发生视神经炎等疾病。粗粮、豆类、花生等富含维生素 B_1。肝、蛋、乳和蔬菜等富含维生素 B_2。

（8）糖类虽然美味，还能为我们带来快乐的感觉，但是常吃甜食会影响眼睛的健康，身体摄入多余的糖，会诱发或者加重一些眼部疾病。除了糖果点心外，榴梿、车厘子、提子、火龙果、柿子、杧果、山竹等含糖量高的水果和精细粮食，都需要控制每天的摄入量。

633　阳光也会损伤眼睛吗？

阳光主要由可见光和不可见光组成，其中不可见光中的紫外线会对眼睛造成损伤。紫外线英文简称 UV，分为 UVA、UVB 两种，当我们直接接触阳光时，主要对眼睛造成伤害的就是 UVB，这种损伤分为急性与慢性两种。当人突然暴露在强紫外线下 3 ~ 6 小时，角膜就会受到损伤，这类损伤属于急性损伤，相当于紫外线直接灼烧角膜，伤害性极强，会让角膜的上皮细胞大片损伤、脱落，医学上称为"电光性眼炎"。而慢性损伤的情况，常常发生在人们没有做好预防措施，长时间暴露在充满紫外线的环境时。慢性损伤会直接导致视力下降，引发很多眼部疾病，比如白内障、角膜炎、视网膜黄斑退化性疾病。同时慢性损伤还会影响眼部外观，导致眼白赘肉增生。

634　怎样保护眼睛免于紫外线损伤？

紫外线并不只出现在晴天，阴天虽然会给我们阳光不足的感觉，但是紫外线作为不可见光，在阴天也不会缺席。当然紫外线最强烈的情况还是在晴天时。保护眼睛免除紫外线损伤，最重要的是不要受到紫外线的直接照射，也就是不要直视太阳。此外，我们也要尽量避免有害的紫外线照射进眼睛，佩戴遮阳伞、遮阳帽，都是抵挡紫外线损伤的好办法。值得一提的是，虽然现在很多人把太阳眼镜当作一种装饰，但是对抗紫外线的最佳武器还是防紫外线的太阳眼镜。

当我们选择太阳眼镜时，应该避免一些颜色深沉的镜片，比如亮红色、紫色，尽量选择茶色、淡绿色的镜片。因为太阳眼镜镜片颜色的深浅只会影响对可见光的吸收，而紫外线属于不可见光，想知道一副太阳眼镜能不能抵抗紫外线，不是看镜片的颜色而是它的材质。颜色过深的镜片具有一种欺骗性，让我们的眼睛产生一种现在处于昏暗环境中的错觉。当人眼在阴暗的环境下，瞳孔会自然扩大，如果又碰到镜片没有阻挡紫外线能力的情况，只会导致更多的紫外线进入眼睛，损伤视网膜。建议老年朋友外出时佩戴合格太阳镜，既遮挡紫外线保护眼睛，又不失风度。

635　如何缓解眼睛的疲劳？

适当地进行眼部的保健按摩，可以在一定程度上缓解视疲劳症状。每次根据情况约做 10 ~ 20 分钟。

（1）眼睛体操（约 3 分钟）：两眼紧闭，缓慢睁开，眨眼数次，轻轻转动眼球：头不动，眼睛尽量看向右侧，眼睛尽量看向左侧，眼睛尽量看向上方，眼睛尽量看向下方，双眼同时看向鼻子，每个位置停留 5 秒。眼睛转动一圈，闭目休息 1 分钟。

（2）挤压眼眶的凹陷处（约 3 分钟）：将双手洗干净，从上眼眶、内测眼角、下眼眶、外侧眼角按顺序，逐步慢慢地按压，以自感舒服的力度即可。注意不要挤压眼球。

（3）旋转颈肩部（约 3 分钟）：头向前，颈肩肌肉放松；缓慢地向右侧转头，边转，边做深呼吸；缓慢地向左侧转头，边转，边做深呼吸；缓慢地将头转向前方；缓慢地向上方转头，边转，边做深呼吸；缓慢地向下方转头，边转，边做深呼吸；缓慢地将头转向前方。每个部位停留 10 秒，重复 3 次。

（4）眼保健操：按揉攒竹穴：用双手大拇指按在眉头的攒竹穴上，其余手指放松抵在前额上，跟随口令按揉攒竹穴，每拍按揉一圈，共做四个八拍；按压睛明穴：用双手食指按在两侧睛明穴上，其余手指呈握空拳状态，跟随口令上下按压睛明穴，每拍按揉一圈，共做四个八拍；按揉四白穴：用双手食指分别放在两侧四白穴上，大拇指抵在下颌凹陷处，其余手指呈握空拳状态，跟随口令按揉四白穴，每拍按揉一圈，共做四个八拍；按揉太阳穴轮刮眼眶：用双手大拇指分别按在两侧太阳穴上，其余手指放松，伴随口令按揉太阳穴，每拍一圈，揉完四圈后，保持大拇指所在位置，用两手食指的第二关节内侧拍刮眉头至眉梢位置，每两拍刮一次，连续刮两次，做四个八拍；揉按风池穴：用双手食指和中指分别按在两侧风池穴上，其余手指自然弯曲，伴随口令按揉风池穴，每拍一圈，做四个八拍；揉捏耳垂脚趾抓地：用双手大拇指和食指捏住耳垂中心（耳穴中眼的对应位置），其余手指自然弯曲。伴随口令揉捏该穴，同时双脚脚趾做抓地运动，每拍一次，做四个八拍。

636　游泳之后为什么眼睛总是不舒服？

游泳池里的水，经常会加漂白粉等消毒剂来进行水质消毒，这些消毒剂，都是有轻度刺激性的，这种化学性刺激会引起非感染性的结膜炎，这就是为什么游泳后眼睛总是干涩、磨痛，甚至眼红、流泪、畏光。不过由于水里的消毒剂浓度比较低，一般对眼睛不会造成什么实质性的损害，眼睛干涩、磨痛的症状，只是因为眼睛受到了刺激，产生的不适症状。消毒剂的加入，可以抑制泳池水中的病菌，清洁水质，能有效减少传染性眼病的发生。但如果消毒不规范或存在罹患传染性结膜炎的游泳者，也可能造成游泳后结膜炎。在天然江河水里游泳，水质无法进行消毒，特别是城镇附近的河流、溪流，水被污染的可能性更大，游泳后发生细菌、病毒性结

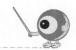

膜炎的危险性就更大了。

637　游泳时应该如何保护眼睛？

很多老年朋友特别注意锻炼身体，其中，游泳就是一种常见锻炼方式，那么，怎么样既锻炼身体，有保障安全？建议如下：

（1）在正规游泳馆游泳，避免在天然的江河湖海里游泳。

（2）患有高度近视的人不能头朝下跳水，这种俯冲以及进入水面后，我们头部、眼部受到的冲击，很容易引发视网膜脱离。

（3）游泳时，佩戴好泳镜，可以有效保护眼睛不受刺激。

（4）游泳以后，及时用干净水洗脸、洗澡。

（5）对经常发生结膜炎的人，在每次游泳以后，可以适当滴用抗生素类眼药水，具有一定的预防作用。

638　如何保持眼睛"干净卫生"？

眼睛是人体最重要的器官之一，注意用眼卫生，养成良好的卫生习惯，可以避免很多眼疾的发生。保持眼睛的"干净卫生"并非杀死眼表的一切细菌，而是保持眼表各种细菌的生态平衡，因此，长时间滴用"抗生素类滴眼液"来预防结膜炎的发生的做法实不可取。生活中应该注意做到以下几点：

（1）避免视疲劳的发生。包括看电视、电脑、手机的时间不宜过长，看书时环境光线明亮、柔和，坐姿正确。

（2）保证有足够的室外活动时间。阳光强烈时佩戴遮阳眼镜。

（3）不用手揉眼睛，家庭成员之间不混用毛巾。定期进行毛巾、枕巾清洁、消毒。

（4）避免刺激性液体、气体接触眼睛，包括沐浴液、洗发液、化学试剂等。

639　中医有什么保养眼睛的方法?

（1）闭目放松法：静心、闭目片刻，以两掌搓热，轻捂双眼，全身肌肉尽量放松，保持 30 秒钟后，睁眼闪眨数次。每天做 3~5 次。

（2）入静养目法：端坐，全身放松，眼微闭，双手平放膝头，"我在气中，气在我中，天人合一，气为我用"，静想 15 分钟，慢慢睁开眼睛，均匀缓慢地做深呼吸，三息后，气沉丹田。每天早晚各做一次。

（3）远眺法：每天晨起，在空气新鲜处闭目，眼球缓慢转动 5 圈，然后睁眼，极目远眺。

（4）中药泡脚法：按医嘱泡脚时用多种中草药配制成药液，加热后浸泡足部 15~30 分钟，同时还可以按摩足底。

（5）中药熏蒸：遵医嘱开取中药，进行配伍蒸煮后，趁热用蒸汽在眼局部或全身进行熏疗，或者等待中药变温后用药液擦洗。但在进行熏蒸时要注意温度适中，熏蒸位置和蒸汽保持适度距离，避免烫伤，若皮肤有破溃，不推荐使用此法。熏蒸温度一般 50~70 ℃，熏洗温度 40 ℃以下。

（6）耳穴贴压：按医嘱用带有王不留行籽的胶布贴压在耳部穴位，刺激阳性反应点，每天按压局部穴位 2~3 次，每次 2~3 分钟，按医嘱更换。

（7）穴位按摩：对眼周的穴位睛明、攒竹、丝竹空、承泣、四白进行按摩，每天 2~3 次，每个穴位 1~2 分钟。

（8）灸法：按医嘱用燃烧的灸绒或灸条对体表穴位进行直接或间接的温熨或烧灼。（在医生指导下进行）

（9）头面部刮痧：按医嘱对眼周、头颈部、背部进行刮痧，刮痧前先把刮痧油均匀涂抹到要刮痧的部位，刮痧后多喝温水，注意避风。（在医生指导下进行）

中医药有好几千年历史，为保护人们身体健康不乏好方法。以上建议，老年朋友不妨试试。

640　你会用眼药吗?

我们日常生活中，总会遇到需要用滴眼液或者眼膏等药物的情况，但是你真的会使用它们吗? 应用的时候又有哪些你没有注意到的细节呢?

（1）眼药是有有效时限的。首先，在使用药物前我们应该先检查有效日期，过期药品当然是不能使用的。滴眼液和眼膏在开封之后，应该尽快用完，最多不要超过 1 个月，因为药物中添加的少量防腐剂和其他负责稳定药物的有效成分，在开封后与氧气接触，部分成分就会变得不稳定、被氧化，失去原有的作用，甚至会诱发过敏、刺痛等不良症状。而且，药物在多次反复使用的过程中，可能会滋生细菌，进一步导致有效成分变质。还有一些特殊的药物，其中有效成分与氧气长时间接触后就会失活，比如小牛血去蛋白提取物眼用凝胶，开封之后连续使用 1 周就建议更换。

（2）一定要对症下药。所有的眼药水、眼药膏等药物，都应该遵从药品说明书或者在医生的指导下使用，不能根据自己的判断随意使用，更不能在觉得一种药物应用“有效”后，就连续不断地长期使用。使用药物都是有针对性的，很多药物是不能长期使用的。例如，抗生素类、抗病毒类、抗真菌类眼药水。当我们的眼睛被细菌、病毒、真菌等侵害后，就会“发炎”，这时我们应用的眼药水是一一对应的，细菌感染时，应用抗生素类的眼药水，可以抑制或杀灭致病菌，从而消除眼睛炎症，但是用错了药，就会适得其反。一般眼睛的炎症消除后，无须长期滴用，因为长期使用会出现药物不良反应，产生耐药性，还会破坏我们自身结膜囊内的“生态环境”，将一些有益菌一同清除掉，会导致菌群失调。再比如，激素类眼药水，用来治疗虹膜睫状体炎，效果是非常好的。但是应用的频次，时间都是需要医生严格把控的。因为，激素类眼药水属于免疫抑制药物的一种，不当的使用会对机体的抵抗力有所抑制，容易导致眼内细菌、病毒、真菌的感染和发展，激素性青光眼的发生也是与激素类眼药水应用不当密切相关的。

（3）保存眼药的正确方法。在所有眼药水的药品说明书上都会明确标注该药物需要如何保存。一般来说，眼药水放置在常温、阴凉、干燥处即可，高温、湿度过大或阳光直射都可能导致药物有效成分的失活。药物的外包装可以扔掉，但药物的盖子需要改好。一些特殊的药物，其中存在一些遇到阳光就会分解的不稳定成分，需要放在黑袋中避光保存，比如曲伏前列素滴眼液。有些眼药水需要在 4 ℃冰箱里低温保存，比如重组牛碱性成纤维细胞生长因子滴眼液，这类药物中含有一些生长因子类物质，可以促进细胞再生，低温保存可以保持生长因子的活性。

（4）滴眼液的用法：首先要洗净双手。滴药时取仰卧位或者坐位，头略微后仰，眼向头顶方向注视，操作的人用手指或棉签向下拉开下睑，充分暴露下结膜囊，取滴眼液，先弃出一滴后，将药物滴入结膜囊内，滴入一滴即可，将上睑稍提起，轻轻闭眼 2 ~ 3 分钟，使整个结膜囊内充盈药水。滴眼药时，不要将药物直接滴在角膜上，这样会因角膜感觉敏感引起反射性闭眼，将眼药挤出，也会损伤角膜。滴药时滴管应距眼 3 cm，不要触及睫毛，避免污染药品或碰伤眼球。如同时应用两种或其以上滴眼液，两种药物应间隔 5 ~ 10 分钟。一些特殊药物（如抗生素类滴眼液、阿托品滴眼液、毛果芸香碱滴眼液等），滴完后需要用棉球压迫大眼角部位的泪囊区 3 分钟，避免药物经泪道流入鼻腔被吸收入血液，引起不良症状。

（5）眼膏的用法：涂眼膏时，与滴眼液类似，操作者将药膏直接挤入下结膜囊内即可，用量适中（一般绿豆大小，或者约 0.5 cm 的细长条），随着闭眼的动作，药膏会逐渐匀布整个结膜囊。也可以借助干净的玻璃棒，用玻璃棒蘸取少许眼膏后，平行于眼睛的方向，从侧面将玻璃棒置于下结膜囊内，闭合眼睛并抽出玻璃棒。眼药膏一般在睡前涂用，起床后需要擦拭干净。

641　你会热敷眼睛吗？

眼部热敷可以帮助疏通经络、宣畅气血、消肿散瘀。干眼症、霰粒肿、较长时间的结膜下出血等等，都可以自己在家里做热敷，能够有效缓解不适症状。

具体方法有干热敷法和湿热敷法两种。

（1）湿热敷法：准备 60～80 ℃热水，浸湿干净的毛巾或纱布后拧干，用手掌测温，以不烫手为原则，趁热盖在眼部，当毛巾转凉后，及时更换热毛巾，每 3～5 分钟更换一次，每次 15～20 分钟，每天 2～3 次，可在热敷垫上加盖一层干棉垫延长保温时间。热水也可以换成特殊调配的中药熬制的药水，起到具有针对性的药理作用。

（2）干热敷法：将纱布或毛巾裹在热水袋或装满热水（一般水温为 60～70 ℃）的玻璃瓶子外面，直接放于眼部。每天热敷 3～4 次，每次敷 15～20 分钟。要注意检查热水袋有无漏水，避免热水袋直接接触皮肤。

642　眼睛进入异物后该怎么处理？

当眼睛进入异物后，一定不要用力揉眼，首先应当找到异物在眼睛的哪个位置，然后扒开眼睛，用纱布的棱角或湿棉签轻轻将异物擦掉。如果经过几次轻轻擦拭后异物仍在眼中，应及时去医院进行处理。

643　眼睛干涩痛怎么办？

如果眼睛经常感到干涩痛，那就要注意是不是得了干眼，不是很严重的话，可以从改变居住的环境、用眼的习惯、生活习惯几个方面去进行调理。

（1）改善居住环境：减少开空调时间，每天开窗 2～3 次，每次开窗时间不少于 30 分钟，在房间内添置绿植和加湿器。

（2）改变用眼习惯：减少看电子产品的时间，增加眨眼次数，定时远眺，坚持做眼保健操，外出时佩戴护目镜，避免太阳对眼睛的直射。

（3）坚持健康生活习惯：不吸烟饮酒，早睡，避免负性情绪。

（4）多食用花生油、葵花油、动物油、牛奶、蛋类、菠菜、胡萝卜、西红柿等，不吃辛辣、刺激类食物，多喝水，尽量不喝浓茶、咖啡等饮料。

644 老年人眼部手术前后怎么护理？

老年人也常因眼部疾病需做眼部手术，如老年性白内障、青光眼、眼底病手术等，所以术前术后护理很重要，可以减少并发症，促进疾病的康复，注意配合以下方面：

（1）手术前护理：不要紧张，保持心情愉快。注意保持个人卫生如洗澡、洗头，换洗清洁衣物。进食清淡饮食，防止过饱，保持大便通畅。按医生吩咐用药。

（2）术后护理：注意安心静养，不要用力揉眼，保持术眼清洁，二周内眼部不触生水。饮食的宜清淡易消化，避免食用辛辣刺激海腥类的食物，保持大便通畅。白内障术后防止弯腰低头取重物或剧烈运动等，避免碰撞术眼等。遵守医生的医嘱注意特殊的体位和用药，按时到医院复查。

645 近视的人年纪大了也会老花吗？

大家都知道近视的人虽然看不清远处的东西，但是可以看清近处的东西，而老花的人看不清近处的东西，那是不是可以理解为近视的人老了以后就不会近视呢？结果非常遗憾，近视的人在上了年纪以后也不能逃开老花的"命运"。真实的情况很可能是，近视的老花眼看远处时会用到自己原有的近视镜，但是看近处的时候就需要把近视镜摘下来，有时可能还需要戴上老花镜。无论近视还是远视在上了年纪以后，随着晶体弹性慢慢下降，都会出现老花眼，最好的解决方式就是佩戴老花眼镜。年轻时没有近视的人更需要注意，可能佩戴老花镜的时间比年轻时有近视的人还要早。

646 眼睛需要"洗澡"吗？

洗澡可以将附着在皮肤表面的病毒和细菌冲走，让我们的身体变得干净健康，那眼睛也需要像身体一样定时洗一洗吗？需要购买专门的洗眼液来清洗吗？其实，眼睛有自己专门的清洁方式，不需要我们动手去清洗它，更不需要特意购买洗眼液来进行清洁。在眼睛受到外界异物污染刺激的时候，眼泪就会立刻分泌，并在 0.1 秒内生成溶菌酶，对眼睛进行彻底的清洁并稀释毒物。眼泪水含有二十多种蛋白成分、十多种氨基酸和二十种以上的酶，是最好的眼部清洁和保护液。市面贩售的洗眼液有些生产厂家是化妆品公司，但是即使是医药公司生产的洗眼液也并不推荐购买，对眼睛产生的刺激和伤害可能超出了原本需要的清洁效果得不偿失。有些人用完洗眼液，看到洗眼液上有漂浮的絮状物，以为那是眼睛里被洗出来的脏东西，但其实那只是眼睛上的黏蛋白。眼睛比我们想象中要更干净，不必特意去清洗它。

647　蓝光对眼睛有伤害吗？

蓝光根据波长的不同可以分为长波蓝光和短波蓝光两种，长波蓝光对人体有益，可以帮助我们舒缓情绪，促进睡眠，所以长波蓝光又被称为有益蓝光。短波蓝光则会影响我们的睡眠，伤害我们的眼睛，所以短波蓝光又被称为有害蓝光。所以不能用一成不变的角度去看待蓝光，它既可以是蜜糖也可能变成砒霜。我们能做的就是尽量避免接触短波蓝光。

648　需要使用防蓝光眼镜吗？

当我们暴露在光线下时，我们就在接触蓝光。无论是自然的阳光还是屏幕发出的光，都包含蓝光。阳光中包含的短波蓝光要多于屏幕中的短波蓝光，但是我们一般不会长时间直视阳光，所以更多情况是看屏幕时接触到短波蓝光对眼睛的伤害。但是短波蓝光真正对眼睛造成不可逆性伤害要符合两个条件：一个是长时间照射；另一个是高强度照射。在眼科临床工作中，还没有蓝光造成眼损伤的情况。生活中适合佩戴蓝光眼镜的人群主要有两类：第一类是有干眼症状而且需要长时间在屏幕前工作的人群，这类人群可以在室内工作时佩戴防蓝光眼镜；第二类是已经有眼病的人群，比如接受了人工晶体植入手术的人群、老年眼底黄斑区抗氧能力下降的人。

649　该怎么正确清洁眼镜呢？

眼镜戴久了可能会发现镜片上有很多划痕，这其实是清洁眼镜方法不当造成的。我们常习惯用纸巾、眼镜布或者衣角反复摩擦镜片，这样看似眼镜变干净了，但实际上那些肉眼不易发现的灰尘颗粒，会悄悄地在眼镜上留下一道道的划痕。正确的清洁眼镜的方法是将眼镜放在流动的水下，把镜片上残留的灰尘颗粒冲走，再用中性的洗涤剂轻轻揉搓镜片和鼻托，用较小的水流冲洗眼镜，这样就可以减少大滴的水珠挂在镜片上的情况。随后把洗好的眼镜放在纸巾上面，用纸巾轻轻吸走残留在镜片和镜框上的水渍。不能等到水慢慢晾干，因为水渍也有侵蚀镜片的可能。

650　倒睫该怎么处理？

倒睫就是倒着向眼睛里面长的睫毛，倒睫很容易在内眼角的位置出现，不用数量的倒睫对眼睛的影响不同，处理的方法也不太一样。如果眼睛里只有一两根倒睫，可能只会导致眨眼的时候会有轻微的不适，这种情况下只需要每天用睫毛夹轻轻地把倒睫向外夹翘就可以了，千万不能自己用手拔掉，这样既有感染的风险，也有可能会长出新的更硬更戳眼睛的倒睫。如果眼睛里的倒睫有五到六根，这时它可能会导致眨眼更加频繁，眼睛发红流泪的情况增多，那么我们就要提高警惕，这是倒睫已经引发角膜炎了，一定要去专门医院及时就医，让医生根据严重情况判断，是不是需要用专业工具把倒睫全部拔除还是把睫毛烫翘。如果眼中有十多根倒睫还伴随着眼皮向眼睛内部翻的情况，那就是睑内翻引发的倒睫了，这种情况下要在综合考虑自身年龄和内翻程度后，选择要不要进行睑内翻手术，这种手术类似于双眼皮手术，做完以后内翻的眼皮就会向外翻，倒睫自然就会跟着向外翻。

651　眼皮跳是怎么回事？

人们常说"左眼跳财，右眼跳灾"，但是引起眼皮跳真正的原因是什么呢？眼皮跳在眼科专业又被称为眼睑痉挛，造成眼睑痉挛的原因有很多，熬夜疲劳、角结膜炎、面瘫前兆等等，无论是哪种原因引发的眼睑痉挛，如果出现眼皮持续跳动，休息后无法缓解，随着时间推移越来越严重的情况，一定要及时去医院就医。

652　为什么戴过眼镜后再摘下来时没有之前看得清楚了？

戴过眼镜的人可能都会有这种经历，虽然戴眼镜前看东西不太清楚，但是戴过眼镜以后，再摘下眼镜去看东西，看到的会比之前更加模糊。这难道是因为戴了眼镜会让视力越来越差吗？其实事情的真相并不是这样的。我们之所以会有这样的感觉，完全都是对比产生的结果。没戴眼镜前，为了看清东西我们眼睛的睫状肌会调节自己的紧张度，戴上眼镜后，镜片会帮助我们看清东西，睫状肌就不用处于紧张的状态下了，而当我们摘掉眼镜后，眼睛的睫状肌不能立刻恢复到原来没戴眼镜时的紧张状态，所以就会出现看东西比以前更加模糊的情况。有过了视物清晰的体验，再回到原来的状态，这种强烈的对比也会让我们觉得看东西没有之前清楚了。

653　眼睛痛和眼压高有什么联系？

眼压高会导致眼睛胀痛，但是并不是眼睛胀痛就说明眼压高，如果怀疑眼压高应该到医院进行检查，正常的眼压范围是 10 ~ 21 mmHg，如果测量后眼压在正常值范围之内，但是仍然感到眼睛胀痛，很有可能是干眼导致的，不过干眼导致的眼痛，痛感偏向于刺痛和涩痛，和胀痛有一定的区别。如果测量出的眼压稍稍超过正常值，需要进行重复测量，因为人的眼压在一天中是有波动的，这种波动是正常的，而且测量仪器的不同也会影响眼压值。如果眼压在重复测量的情况下仍然超出正常值，这时就需要去医院进行视野检查和视神经等检查，确定病情进行相关治疗。如果眼压超过正常值，甚至高于 30 mmHg，或者 24 小时动态眼压波动大于 8 mmHg，特别是家中有直系亲属有青光眼的情况，那就要高度警惕是不是青光眼了。

654　去做眼睛体检有什么注意事项吗？

我们每年最好都为眼睛做一次体检，那去进行一次全面的眼睛体检有哪些需要特别注意的事呢？进行眼睛体检首先要预约，很多医院都有公众号，可以在手机上选择线上预约，如果没有视光学专科可以预约眼科普通门诊的号。如果不是 OK 镜复查，去体检前就不必要佩戴隐形眼镜了。还有在去医院时最好不要选择自驾的方式，如果检查时需要散瞳，那回去的时候可能会看不清路，影响安全。

随着经济水平的提升、我国人口结构的改变，致盲性眼病疾病谱随之发生了很大改变，已由过去的沙眼传染性眼病转变为以白内障、青光眼、视网膜疾病、角膜病等为主的代谢性和与年龄相关性非传染性眼病。眼睛是人的第二生命，人获得的信息 85% 以上都是通过视觉信息获得的。我国"十四"五规划提出，要加强老年眼病的防治，减少失明，就要进行临床科学研究。中医有自己的优势，西医有自己的长处，很多眼病需要先通过西医的手术治疗，当不方便手术，或者用西医治疗副作用太大、风险过高时，用中医中药的方法作为补充替代，疗效更佳。下面以几种常见的致盲性眼病举例说明。

1. 白内障

致盲性眼病通过正确的治疗是能够复明的，最有代表性的是白内障，它是由玻璃体浑浊导致晶状体不同部位屈光度不同，出现视力障碍。古人把白内障称作"圆翳内障"。我们的瞳孔是圆的，看到眼睛里长了白色圆圆的东西，就是白内障。目前，白内障的治疗先通过手术，将混浊晶状体核排出，同时植入人工晶，全程矫正视力，再用中药调节恢复功能。

针对早期患者，一般是口服中药，或者外用眼药，看东西清亮了，少部分患者晶体的浑浊度一定程度减轻了。中医讲究辨证论治，整体观念。临床上，老年性白内障发病率最高，中医认为是肝肾亏虚，或脾气亏虚所致，因此要用补益肝肾的方式，如杞菊地黄丸，明目地黄丸；脾气虚者，可用归脾汤、参苓白术散，特别是老年人伴有气虚、乏力、饮食不佳者效果明显。此外，还可以选择针灸治疗，可选承泣、四白、瞳子髎、太阳、阳白、翳明、光明等穴位进行针刺治疗。

2. 青光眼

青光眼是导致人类失明的三大致盲眼病之一，"早期诊断、早期治疗"是防止失明的关键。中医对于不同类型的青光眼，称为"五风内障"，分别为"青风内障"，"绿风内障"，"黑风内障"，"乌风内障"，"黄风内障"。其中"绿风内障"，瞳色呈淡绿色，相当于今天的急性闭角型青光眼，症状最重，患者常伴有眼痛、恶心、呕吐、头疼、看不见东西等症状，首选手术治疗，术后的治疗和恢复需要用中医药，针灸治疗和离子导入是一大特色，能够更快地修复视神经，提高视力。

唐代《外台秘要》所载"绿翳青盲"即指此病，认为其由"内肝管缺，眼孔不通"所致，针灸取穴采取眼局部穴位配合全身穴位，兼顾眼与全身症状治疗。比如睛明、太阳、球后、鱼腰、丝空竹等，既可疏通局部经气，又可清除眼部郁热；肝肾虚者加三阴交；脾胃虚弱加足三里；眼压过高加太冲，疏调眼部气机。

中药离子导入，是传统中医疗法与现代技术结合的产物，运用电学的原理，将中药分解成离子，经过皮肤汗腺导入人体，通过活血通络、改善眼部微循环，达到治疗疾病的目的。离子导入还适用于视神经疾病、干眼症、视疲劳、近视、眼底出血等眼疾，需要由理疗师指导治疗。

3. 糖尿病引起的视网膜病变

目前，因糖尿病引起失明的患者非常多，约占所有失明患者的25%。实际上，糖尿病引起的视网膜病变可防、可治、并不可怕。这些患者早期表现眼底有小出血点，或微血管瘤。前期的西医治疗包括激光、抗血管内皮生长因子用药，去除玻璃体手术等。在临床中，采用中西医结合的方法，优于单纯西医治疗，有利于防止失明、再出血，改善全身症状。

按照中医理论，糖尿病伴有眼病的患者症状很有规律性，早期为阴虚，然后转为气虚，随后变为气阴两虚，最后为阴阳两虚。患者一旦出现阳虚，常有怕冷、手脚冰凉、小便多、腰疼等症状，是病情加重的信号，需要引起重视。阴虚、肝肾亏虚者用六味地黄丸、右归丸，可加熟地、麦冬、桑葚、枸杞子；气虚者用补中益气丸；气阴两虚者可用生脉饮、八珍汤，可加黄芪、党参、太子参；肝肾阴虚者用杞菊地黄汤，脾肾阳虚者用肾气丸加减，或在此基础上加肉桂等。早期出血时不主张用针灸，出血两周稳定后可做理疗、离子导入等方法。

中医还有一种皮内针（埋针）的疗法，类似小图钉，用胶布贴在眼周的穴位上，细针刺入皮下，通过弱且长时间的埋藏，调整经络脏腑，达到防治疾病的目的。此法还可以治疗眼底血管病变、视网膜、视神经病变、干炎症、近视、也可以用梅花针和电针来治疗。

4. 视网膜静脉阻塞

视网膜静脉阻塞是全球第二高发的视网膜血管疾病，常导致视力丧失，影响超过1600万人。其发病与糖尿病、高血压、高血脂等慢性代谢疾病有关，表现为眼底出血，淤血聚集在视网膜上。西医的治疗办法主要有打抗血管内皮生长因子药、激光治疗、皮质类固醇、玻璃体手术，中医可用口服中药、辅助中药熏蒸、离子导入，进行全身调整。

中医认为，"络损积阻"是该病的致病机理，治疗上主张"祛积通络"。药方由桃仁、红花、生地黄、当归、鸡内金、法半夏、陈皮、茯苓、三七粉、防风等药物组成，桃仁、红花，法半夏祛瘀化痰为君；三七、茯苓为臣，助君药活血祛痰，利水通络明目；当归、生地黄滋阴养血和血；陈皮有理气之功；鸡内金消散诸般积滞，防风引诸药上行，为佐使之用。中药熏蒸是把药包放入锅中用水蒸热，让患者闭目靠近药包熏蒸的一种物理、化学疗法，这种方法操作简单，患者在家也可操作。

　　中西医联合治疗视网膜静脉阻塞，可缩短病程，在促进黄斑水肿减退、视功能恢复、全身情况改善等方面较单纯西医治疗优势明显。比如分支静脉阻塞国外的治疗标准是打 9 针抗血管内皮生长因子药，配合中医药治疗，打 2~3 针就够了。

　　5. 老年性黄斑变性

　　黄斑人人都有，它是位于视网膜后极部的一椭圆形区域，直径约 1~3 毫米。黄斑部发生的疾病统称为黄斑病变，多为老年性退行性疾病，是引起失明的一大病因。目前，国际上尚没有治疗黄斑病变的特效药物，西医通常用复合维生素、抗氧化剂、止血药等进行维持治疗，有一些病变可采取手术。

　　中医认为，老年性黄斑变性的致病机理是肝肾亏虚，脾气亏虚，需要辩证治疗，主要中成药有六味地黄丸加减，归脾汤加减，如果早期伴有出血或水肿，会配上止血、活血、利水，软睛、散结的中药，如三七、片仔癀、红花、桃仁、白茅根、仙鹤草、丹参、葛根等，后期出血吸收水肿消退后，视力不好，可用补益肝肾通络明目的药，如明目地黄汤，杞菊地黄汤，二至丸（女贞子、旱莲草）、十籽明目汤（枸杞子、菟丝子、车前子、覆盆子、五味子等）。

　　6. 干眼症

　　我国有月 3 亿干眼病患者，中医学中，干眼属于"白涩症""神水将枯""神水枯卒"等范畴，多表现为眼睛干燥、有异物感，炎症，严重者可致盲。目前，国际上治疗干眼症主要用人工泪液，中医治疗干眼症、可以通过眼部周围、脸部、头部的刮痧治疗，舒经活络，促进血液循环，效果显著。此外，还可以用雷火灸，利用药物燃烧时的热量，局部皮肤腠理开放，药物透达相应的穴位，起到舒经活络、消肿止痛、温经散寒、扶正祛邪的目的。雷火灸可以治疗干眼症、近视、视神经疲劳、视神经萎缩等症，需要专业医师操作，以避免烫伤，体质虚弱或神经衰弱的患者，治疗时火力不宜过大。

655　如何预防眼疾？

为了避免失明，拥有 30 多年临床经验的本书主编谢立科院长总结了一首护眼诗："遮住左眼右眼看，遮住右眼左眼看，简单动作很重要，视觉异常早知道。"遮住一个眼睛，用单眼看，如果看东西模糊、变形，或者变色，这是提示眼睛病变的关键信息，必须尽快就医。"如果六七成的大众能用这种简单的方法自我检查，能及时发现和更早治愈很多眼科疾病。"

眼病的防治一定要"早预防，早治疗"，最好养成定期眼科体检的习惯。老年人，每年要做常规眼科体检，包括视力、色盲、裂隙灯检查、眼底镜检查、眼压检查、屈光度检查等，对视力保护有极大好处。

对于中医眼睛保护的方法，可以每天练习顺时针或逆时针旋转眼球，也可以做眼睛保健操，早晚洗脸用冷热水毛巾各敷眼部 5 分钟，能刺激眼部血液循环，推迟视功能老化。平时还可吃些护肝肾、健脾、清火的食物，比如猪肝、胡萝卜、茯苓山药粥、枸杞菊花茶等。

◎ 长生久视伴一生

常言道人老先老眼。随着年龄的增长，身体素质逐渐开始下降，而眼睛是人体诸多器官中首先老化的器官之一。从 40 岁开始根据体质不同会渐渐出现老花眼，这是人们步入中老年后必然出现的视觉问题。

除了老花眼外，随着年龄增长眼球及整个视觉系统都会有组织结构和功能上的变异从而出现老年眼病。全身性疾病，如高血压、糖尿病等，也是导致老年眼病的原因之一，这些全身性疾病均会引起眼底的改变，从而引起视物模糊。

656　老年人应该如何延缓岁月对于眼睛的摧残？

（1）首先有全身性疾病的老年人要控制好自己的血压、血糖等；没有这些疾病的老人也不能放松警惕，需定期体检，做到早发现早治疗，以防它们影响眼底导致视力丧失。

（2）进行适当的体育锻炼。根据美国眼科协会（AAO）的研究数据，定期运动，比如步行，可以将年龄相关性黄斑变性（AMD）的风险降低多达70%。

（3）在紫外线强的地方活动时戴好太阳镜，保护眼睛免受紫外线的伤害，这将有助于降低白内障、结膜黄斑以及其他眼病的风险。

（4）尽量不要吸烟。吸烟是引起全身多种疾病的原因之一，同样在眼健康方面，吸烟的人更容易患年龄相关性黄斑变性、白内障，葡萄膜炎和其他眼病。

（5）保持心情舒畅。中医认为"肝开窍于目"，肝主疏泄、主情志，心情舒畅肝气调达，有助于气血的运行，使眼睛看东西更清楚、明亮。

（6）健康饮食。大量研究表明，抗氧化剂可能会降低白内障的风险，可适当多吃水果和绿叶蔬菜，其中猕猴桃、葡萄、西瓜、橘子等富含维生素C的水果是最为有效的预防性食品；吃含胡萝卜素多的食物，如胡萝卜、南瓜、番茄等可预防夜盲症；吃含维生素A多的食物，如动物肝脏、黄油、牛乳等可维持角膜正常。

（7）中药代茶饮。菊花、决明子、菊花均具有明目的功效，其中菊花还可平抑肝阳，决明子清肝泻火、润肠通便，枸杞可补益肝肾，三种中药搭配使用清中有补，不仅可以明目，还可帮助控制血压、血脂。但需注意决明子有润肠通便的功能，平时易腹泻的老人不宜服用。

（8）穴位按摩。可选用以下几个穴位：

1）睛明：位于目内眦角稍上方凹陷处；可改善视疲劳、降低眼压。

2）攒竹：在面部，眉头凹陷中；可消除眼部水肿，改善眼睑跳动、视物模糊等不适感。

3）丝竹空：位于眉梢凹陷处；可改善眼红眼痛、目眩等症状。

4）太阳：在颞部，眉梢与目外眦之间向后约一横指的凹陷处就是太阳穴；主治眼红、眼胀、眼痛、眼睛干涩。

5）球后：在面部，当眶下缘的外 1/4 与内 3/4 交界处；可治疗一切眼部疾病。

6）鱼腰：位于眉毛正中；可改善视疲劳、眼痛、眼胀等症状。

7）四白：位于人体面部，瞳孔直下，当眶下孔凹陷处；能提高眼睛机能，可缓解眼睛干涩、提高视力。

8）瞳子髎：位于面部，目外眦外侧凹陷中；可治疗目赤肿痛、角膜炎、视神经萎缩等。

人无法抵挡岁月的脚步，但是可以尽自己的努力预防疾病的发生、改善已有的症状，在老年时期同样有高质量的生活！

（编者：黄少兰　张翘楚）

熬夜看手机当心眼中风

近来，在眼科门诊发现了几位特殊患者，由于最近热点新闻比较多，因此熬夜看手机，睡一觉起来，就看不见东西了，来门诊就诊一看是"眼中风"了。

什么是"眼中风"？"中风"一词主要源于脑中风，即脑梗，包括缺血性和出血性脑中风。最近几年，中风一词引入眼科称为眼中风，主要包括缺血性眼病指视网膜动脉阻塞，出血性眼病指视网膜静脉阻塞。并且眼中风越来越受关注。眼中风是眼科临床急症之一，其中视网膜动脉阻塞危害更严重，失治误治往往导致失明。视网膜缺血时间越久视功能危害越大。缺血超过 90 分钟，视网膜光感受器组织损害不可逆；缺血超过 4 小时，视网膜就会出现萎缩，即使恢复了血供，视力也很难恢复。视网膜动脉阻塞危害性大，如不及时治疗，眼底细胞死亡，视神经会萎缩，眼睛就彻底失去了光明。

视网膜动脉阻塞有三种。第一种是视网膜中央动脉阻塞，这种情况下患者的视力会非常差，甚至只能看到光感。第二种是视网膜的分支动脉阻塞，主要表现为视力下降，但下降的程度不会像第一种那么严重，主要表现为视野缺损。第三种是睫状动脉阻塞，视力下降程度相对较轻微，经过治疗后一般视力会一定程度恢复。在夜间熬夜用眼过多，如果出现突然间看东西模糊，过几分钟又好转的情况，即一过性黑矇，一定要重视，这提示视网膜血管的功能不好，容易发生血管堵塞。对于视网膜动脉阻塞，要尽快治疗，最好在 2 小时内、最迟不超过 4 小时接受治疗，最好尽早做介入治疗，尽可能保住视力，这一部分患者是栓子真正堵塞了视网膜动脉。但临床上为什么有些视网膜动脉阻塞患者，阻塞了好几天，去医院治疗仍然取得了比较好的疗效，这是因为栓子阻塞的部位、程度不一样，另外约30% 动脉阻塞患者是由于血管功能性改变所致，这种情况下中西医结合治疗是有效的。

视网膜静脉阻塞，它不像动脉阻塞那样一下子就看不见了，主要表现为视网膜出血即眼底出血，并由此导致黄斑水肿和视网膜缺血。这也是这个病常见的并发症：黄斑水肿，表现为视物模糊、视物变形或注视点黑影等；黄斑缺血表现为视物模糊、视野缺损。另外新生血管性青光眼，表现为眼红眼痛，眼压增高，情况严重时甚至眼球都保不住。

那么，想要预防"眼中风"，平时生活要注意些什么呢？

1. 养成良好的作息和用眼习惯。建议避免熬夜工作，在昏暗环境下不要看手机，控制手机的亮度和距离，在夜间用眼尽量打开背景光，同时要控制用眼时间，合理休息，不要长时间保持躺着歪着的姿势看手机。

2. 调畅情志。长期工作生活压力太大，频繁熬夜、喝酒，身体内分泌紊乱，情绪波动不稳定，容易刺激血管收缩，导致血管阻塞。因此，调畅情志是非常必要的。而调畅情志的方法可以是听舒缓音乐、适当的户外活动、避免不良情绪对人的影响等。

3. 积极控制全身基础疾病。高血糖、高血压、高血脂容易损伤血管，促进血栓形成，增加眼中风概率。所以，有基础疾病的患者应积极治疗基础疾病，注意合理饮食，减少高糖、高油脂、高热量的食物摄入。尽可能避免血糖、血压、血脂等较大的波动。研究表明吸烟会导致血液高凝，进而出现血管堵塞。因此，戒烟也是有必要的。

4. 顺应天气变化，适寒温。四时季节更替，天气温度不断变化。在不同的季节，血管的状态不一样。如夏天炎热的季节，血管扩张；冬天寒冷的季节，血管收缩容易痉挛。所以，在冬季容易出现视网膜血管阻塞。在冬天，应该注意做好保暖工作，避免着凉。目前正值春季，温度时高时低，因此应适度增减衣服，特别是年老体弱者。

1. 何谓膏方？

在眼科门诊，经常有老年朋友询问中药膏方。究竟什么叫膏方？膏的含义较广：如指物，以油脂为膏；如指形态，以凝而不固称膏；如指口味，以甘美滑腴为膏。如指内容，以为物之精粹，如指作用，以滋养膏润为长。膏剂有外敷和内服两种，眼科外用膏剂最常见的是眼膏。内服膏剂，特称为膏方。在古代，膏方往往是达官贵人才能享受之上等品，如《慈禧光绪医方选议》有内服膏滋方近30首。中医认为，膏方是一种具有高级营养滋补和预防、治疗综合作用的成药。因此常被用于预防和治疗慢性眼病，如白内障、黄斑变性、糖尿病视网膜病变、干眼等，以及视物模糊等症状眼病。

2. 膏方分哪几类？

根据制作过程是否加入蜂蜜将膏方分为清膏和蜜膏，中药煎煮浓缩后直接制作膏者为清膏，收膏时加入蜂蜜称为蜜膏，又称"膏滋"，后者尤其适合年老体弱、有慢性眼病，便秘患者。根据膏方中是否含有动物胶或胎盘、鹿鞭等动物药，可将其分为素膏和荤膏，素膏由中草药组成，不易发霉，四季均可服用；荤膏中则含有动物胶（药），多属温补之剂，但不宜久存，一般冬季服用。中国民间素有冬令进补的习惯，有道是"三九补一冬，来年少病痛"，"冬令进补，来春打虎"，因此很多老年人喜欢冬季服用膏方。

657　哪些情况适合服用膏方？

1. 慢性患者的进补：原来患有慢性眼病，如老年性白内障，虽然白内障手术是主要治疗手段，但老年人往往脾胃肝肾亏虚，导致视物模糊，特别是一些早期白内障患者，或者不适合于手术患者，膏方可以改善视觉质量，改善视物模糊等表现。

2. 亚健康者的进补：很多老年人年轻时工作生活压力和劳动强度很大，精神压力透支，长期不足的睡眠及休息，均可造成人体的各项正常生理机能大幅度变化，抗病能力下降，从而使机体处于亚健康状态，看东西模糊，眼睛干涩，流泪不适等，这就非常需要适时进行全面整体的调理，膏方疗法就是最佳的选择，膏方保存期长，适合较长时间服用。

3. 老年人的进补：对于老年朋友来说，脾胃主全身元气，脾胃虚弱，元气不足，就容易造成衰老，若脾胃能吸收饮食中的营养，充分滋养全身脏器及皮肤腠理，当脾胃正常运化时，全身的营养不断得到补充，人的生命力随之增强，脸部就会红润，眼病皮肤就会充满光泽和弹性，所谓脾胃为后天之本。老年人肝肾不足，肾为先天之本，因此年老容易患眼底疾病，如年龄相关性黄斑变性，玻璃体混浊等，适时进补，补充肝肾之不足，有利于增强抗衰老能力，达到耳聪目明。

（编者：谢立科　陈子扬）